Klinische Prüfung von Medizinprodukten

Klinische Prüfung von Medizinprodukten

Jetzt diesen Titel zusätzlich als E-Book downloaden und 70 % sparen!

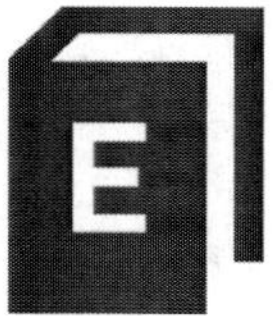

Als Käufer dieses Buchtitels haben Sie Anspruch auf ein besonderes Kombi-Angebot: Sie können den Titel zusätzlich zum Ihnen vorliegenden gedruckten Exemplar für nur 30 % des Normalpreises als E-Book beziehen.

Der BESONDERE VORTEIL: Im E-Book recherchieren Sie in Sekundenschnelle die gewünschten Themen und Textpassagen. Denn die E-Book-Variante ist mit einer komfortablen Volltextsuche ausgestattet!

Deshalb: Zögern Sie nicht. Laden Sie sich am besten gleich Ihre persönliche E-Book-Ausgabe dieses Titels herunter.

In 3 einfachen Schritten zum E-Book:

❶ Rufen Sie die Website **www.beuth.de/e-book** auf.

❷ Geben Sie hier Ihren persönlichen, nur einmal verwendbaren E-Book-Code ein:

31856CCK80K350F

❸ Klicken Sie das „Download-Feld“ an und gehen dann weiter zum Warenkorb. Führen Sie den normalen Bestellprozess aus.

Hinweis: Der E-Book-Code wurde individuell für Sie als Erwerber dieses Buches erzeugt und darf nicht an Dritte weitergegeben werden. Mit Zurückziehung dieses Buches wird auch der damit verbundene E-Book-Code für den Download ungültig.

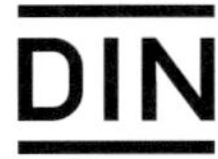

Petra Roos-Pfeuffer,
Monika Krauß-Lauth

Klinische Prüfung von Medizinprodukten

Kommentar zu DIN EN ISO 14155

4., überarbeitete und aktualisierte Auflage 2024

Herausgeber:
DIN Deutsches Institut für Normung e. V.

Beuth Verlag GmbH · Berlin · Wien · Zürich

Herausgeber: DIN Deutsches Institut für Normung e. V.

© 2024 Beuth Verlag GmbH
Berlin · Wien · Zürich
Am DIN-Platz
Burggrafenstraße 6
10787 Berlin

Telefon: +49 30 58885700-00
Internet: www.beuth.de
E-Mail: kundenservice@beuth.de

Titelbild: © Adisak, Nutzung unter Lizenz von stock.adobe.com

Satz: Beuth Verlag GmbH, Berlin

Druck: Print Group, Szczecin

Gedruckt auf säurefreiem, alterungsbeständigem Papier nach DIN EN ISO 9706

ISBN 978-3-410-31856-9
ISBN (E-Book) 978-3-410-31857-6

Autorenporträts

Petra Roos-Pfeuffer ist seit 2002 als Dezernentin in einer Überwachungsbehörde tätig. Zuvor arbeitete sie im Hessischen Sozialministerium im Bereich Medizinprodukte, Röntgenstrahlenschutz und biologische Arbeitsstoffe. Sie ist Diplom-Ingenieurin (FH) für technisches Gesundheitswesen und erlangte Erfahrungen mit dem Einsatz und der Anwendung von Medizinprodukten als Krankenschwester insbesondere in der Intensivmedizin. Zu ihren derzeitigen Aufgaben zählen u. a. die Überwachung klinischer Prüfungen, die Beratung von Rechtsunterworfenen sowie anderen Behörden zu den Themen Medizinprodukterecht, Konformitätsbewertungsverfahren, Qualitätssicherung, klinische Bewertungen und klinische Prüfung von Medizinprodukten.

Monika Krauß-Lauth ist seit 2002 in einer Arbeitsschutzbehörde tätig. Nach ihrem Diplom-Ingenieur-Studium (FH) im Bereich Physikalischer Technik war sie unter anderem bei verschiedenen Medizinprodukteherstellern im Bereich der Technischen Dokumentation und im Qualitätsmanagement tätig. An der Friedrich-Alexander-Universität in Nürnberg absolvierte sie 2018 den Master in Health und Medical Management. Ihre Masterarbeit befasste sich mit den Auswirkungen der MDR seit deren Einführung im Jahre 2017 und mit den zukünftigen Chancen und Risiken, die die MDR beinhaltet. Zu ihren derzeitigen Aufgaben zählen u. a. die Überwachung klinischer Prüfungen mit aktiven Medizinprodukten, die nationale und internationale Gremienarbeit in diesem Bereich sowie die Durchführung von internen und externen Schulungen im Bereich der klinischen Prüfungen.

Vorwort

Medizinprodukte dürfen nur unter der Voraussetzung in Verkehr gebracht werden, dass ihre Leistungsfähigkeit, Wirksamkeit und ihre Sicherheit in einer klinischen Bewertung anhand von klinischen Daten belegt wurden. Eine Möglichkeit zur Erhebung dieser klinischen Daten ist die Durchführung einer klinischen Prüfung.

Die Norm DIN EN ISO 14155:2021-05 „Klinische Prüfung von Medizinprodukten an Menschen – Gute klinische Praxis“ stellt einen Standard zur Durchführung klinischer Prüfungen von Medizinprodukten dar. Die Einhaltung dieser Norm dient zum einen der Sicherheit der Prüfungsteilnehmer, des Anwenders oder anderer Personen bei der Durchführung der klinischen Prüfung, zum anderen wird die Qualität der erhobenen klinischen Daten sichergestellt. Sie lehnt sich an die entsprechenden Regelungen für die klinische Prüfung von Arzneimitteln an und baut so auf ein bereits vorhandenes Grundverständnis bei den Planern und Durchführenden auf.

Dieser Kommentar berücksichtigt das ab dem 26. Mai 2021 geltende Europäische Recht der VERORDNUNG (EU) 2017/745 über Medizinprodukte (Medical Device Regulation – kurz MDR) sowie das Gesetz zur Durchführung unionsrechtlicher Vorschriften betreffend Medizinprodukte vom 28. April 2020.

Er richtet sich an Sponsoren sowie Durchführende von klinischen Prüfungen von Medizinprodukten in Deutschland und soll die Regelungen dieser Norm praxisnah erläutern. Da es in Europa und Deutschland rechtliche Vorschriften für die klinische Prüfung von Medizinprodukten gibt, deren Einhaltung auch in der DIN EN ISO 14155:2021-05 gefordert werden, stellt dieser Kommentar die jeweils relevanten Vorschriften des Rechts den Regelungen dieser Norm gegenüber. Größtenteils stehen die Regelungen dieser Norm in Einklang mit den rechtlichen Vorschriften, weichen jedoch an einigen Stellen voneinander ab. Die rechtlichen Vorschriften haben bei Abweichungen immer Vorrang vor den Regelungen dieser Norm.

Es ist die Aufgabe des Sponsors, die jeweils für seine klinische Prüfung gültigen Regelungen und Vorschriften zu identifizieren und für deren Einhaltung Sorge zu tragen. Aber auch die Durchführenden müssen die regulatorischen Anforderungen kennen sowie einhalten, um eine klinische Prüfung ordnungsgemäß und rechtskonform durchführen zu können.

Der Kommentar soll einen Gesamtüberblick über alle regulatorischen Vorgaben für klinische Prüfungen ermöglichen, dabei helfen, die anzuwendenden

Regelungen zu erkennen, und praxisnahe Hinweise geben. Er allein kann nicht das Wissen vermitteln, welches man für die Planung und Durchführung einer klinischen Prüfung benötigt, da hierzu tiefergehende Kenntnisse erforderlich sind. So kann dieser Kommentar z. B. einen Prüferkurs über klinische Prüfungen von Medizinprodukten nicht ersetzen, aber das dort erworbene Wissen unterstützen und präsent halten.

Ein besonderer Dank gilt Frau Magister Brigitte Gambs-Zerling von „Sprachen Gambs-Zerling“, die uns viele nützliche Hinweise und Anregungen hinsichtlich der praktischen Umsetzung in Unternehmen, die klinische Prüfungen mit Medizinprodukten durchführen, gegeben hat.

Inhaltsverzeichnis

1 Einführung in die Norm

Medizinprodukte unterliegen der europäischen VERORDNUNG (EU) 2017/745 DES EUROPÄISCHEN PARLAMENTS UND DES RATES vom 5. April 2017 über Medizinprodukte (Medical Device Regulation – MDR)[1]. Diese in Europa nach dem 26.05.2021 unmittelbar geltende Verordnung wird in Deutschland durch das Gesetz zur Durchführung unionsrechtlicher Vorschriften betreffend Medizinprodukte vom 28. April 2020 (MPDG) mit national geltenden Vorschriften ergänzt.

Durch die CE-Kennzeichnung, die Medizinprodukte tragen müssen, soll der freie Warenverkehr von sicheren, wirksamen und leistungsfähigen Medizinprodukten im europäischen Wirtschaftsraum gewährleistet werden. Mit der CE-Kennzeichnung darf ein Medizinprodukt nur versehen werden, wenn es die grundlegenden Sicherheits- und Leistungsanforderungen einhält und ein für das Medizinprodukt vorgeschriebenes Konformitätsbewertungsverfahren durchgeführt wurde. Das Konformitätsbewertungsverfahren ist kein staatliches Zulassungsverfahren, sondern wird vom Hersteller des Medizinproduktes ggf. unter Beteiligung einer Benannten Stelle durchgeführt. Dabei hat der Hersteller eine klinische Bewertung durchzuführen, die sich auf klinische Daten aus der Literatur oder aus einer klinischen Prüfung des Medizinproduktes stützt.

Die Norm DIN EN ISO 14155:2021-05 „Klinische Prüfung von Medizinprodukten an Menschen – Gute klinische Praxis"[2] wurde am 2. Mai 2020 vom Europäischen Komitee für Normung – CEN – angenommen und im Mai 2021 vom Deutschen Institut für Normung (DIN) in deutscher Sprache ohne Änderungen veröffentlicht. Sie legt die Anforderungen an klinische Prüfungen von Medizinprodukten fest, wobei Regelungen für die Planung, die Vorbereitung, die Durchführung und die Beendigung der klinischen Prüfung getroffen werden.

Wie aus dem Titel hervorgeht, stellt diese Norm die gute klinische Praxis dar. Im Arzneimittelrecht gibt es die gute klinische Praxis, häufig auch als „Good Clinical Practice (GCP)" bezeichnet, schon lange. Bereits 1977 führten die USA und 1991 die Europäische Gemeinschaft die GCP-Regeln für Arzneimittelprüfungen ein. Sie stellen nach ethischen und wissenschaftlichen Gesichtspunkten den Schutz der Prüfungsteilnehmer in den Vordergrund und damit auch die Qualität der Prüfungsergebnisse sicher. Durch die 12. Novelle des

1 Medical Device Regulation (MDR) [8]

2 DIN EN ISO 14155 [3]

Arzneimittelgesetzes im Jahre 2004 wurde die Einhaltung der GCP-Regeln verbindlich im deutschen Arzneimittelgesetz verankert.

Die vorliegende DIN EN ISO 14155 führt die schon in der Vorgängernorm festgelegte gute klinische Praxis bei klinischen Prüfungen von Medizinprodukten fort, vertieft dabei einige Aspekte und passt die Anforderungen im Bereich der klinischen Prüfung von Arzneimitteln und Medizinprodukten weiter an. Dabei wurden jedoch die Unterschiede zwischen Arzneimitteln und Medizinprodukten (z. B. Anwendung durch nichtärztliches Personal, Instandhaltung, Anwendung über Jahre) berücksichtigt. Diese weitergehende Angleichung der beiden Regelungsbereiche führt mit den immer noch bestehenden Unterschieden oft zu rechtlichen Verwirrungen in der Praxis. Zu diesen Abweichungen gehört beispielsweise die Definition von unerwünschten Ereignissen.

Während die Regelungen der guten klinischen Praxis bei Arzneimittelprüfungen gemäß § 40 Abs. 1 Satz 1 Arzneimittelgesetz verbindlich anzuwenden sind, ist die Anwendung der DIN EN ISO 14155 bei klinischen Prüfungen von Medizinprodukten nur bei einem Teil der Prüfungen zwingend.

Die DIN EN ISO 14155:2021-05 konkretisiert die Anforderungen an klinische Prüfungen von Medizinprodukten. Sie wendet sich an Hersteller von Medizinprodukten, die im Rahmen ihrer klinischen Bewertung darüber entscheiden müssen, ob und wie eine klinische Prüfung durchzuführen ist. Diese Norm hilft Herstellern, den zeitlichen und finanziellen Aufwand abzuschätzen, um so den Fortgang des Konformitätsbewertungsverfahrens sicherzustellen.

Verantwortliche und Prüfer an den Prüfstellen sollen sich anhand dieser Norm einen Überblick über die zu erwartenden Aufgaben und Verpflichtungen bei einer klinischen Prüfung von Medizinprodukten verschaffen, um so über eine Teilnahme entscheiden zu können. Der Aufwand für die Prüfstellen kann bei klinischen Prüfungen von Medizinprodukten unter Umständen höher sein als bei einer klinischen Prüfung eines Arzneimittels. Medizinprodukte müssen ggf. instandgehalten, technischen Prüfungen unterzogen oder hygienisch aufbereitet werden. Zudem bedürfen sie gegebenenfalls aufwendiger Installationen (elektrisches Netz, Wasseraufbereitung) sowie Schulungen oder Einweisungen des Personals.

Dieser Kommentar soll die Regelungen der DIN EN ISO 14155:2021-05 übersichtlich darstellen und praxisnahe Hinweise geben sowie eine Verbindung zu regulatorischen Anforderungen herstellen. Auf bestehende Abweichungen wird explizit hingewiesen. Dabei konzentriert sich der Kommentar auf klinische Prüfungen von Medizinprodukten, die in den Regelungsbereich der europäischen Verordnung über Medizinprodukte (MDR) sowie des

Medizinprodukterecht-Durchführungsgesetzes (MPDG) fallen. Andere Studienformen, wie Grundlagenforschung, Vergleichsprüfungen oder Wirtschaftlichkeitsstudien, werden nur am Rande erwähnt.

1.1 Klinische Prüfung von Medizinprodukten – rechtliche Aspekte

Die vorliegende Norm behandelt klinische Prüfungen von Medizinprodukten. Rechtliche Vorschriften zu Medizinprodukten sind einheitlich in Europa geregelt durch die

VERORDNUNG (EU) 2017/745 DES EUROPÄISCHEN PARLAMENTS UND DES RATES vom 5. April 2017 über Medizinprodukte, zur Änderung der Richtlinie 2001/83/EG, der Verordnung (EG) Nr. 178/2002 und der Verordnung (EG) Nr. 1223/2009 und zur Aufhebung der Richtlinien 90/385/EWG und 93/42/EWG des Rates.

In dieser europäischen Verordnung, die auch Medical Device Regulation (MDR) genannt wird, werden Regeln für das Inverkehrbringen, die Bereitstellung auf dem Markt, die Inbetriebnahme sowie die klinische Prüfung von Medizinprodukten und deren Zubehör in der Europäischen Union festgelegt. Die Verordnung gilt in allen Staaten der Union unmittelbar; d. h. sie muss nicht in nationales Recht umgesetzt werden. In einigen Bereichen (wie auch bei klinischen Prüfungen) enthält die MDR Ermächtigungen, für die Staaten weitergehende Regelungen zu treffen. Diese Ermächtigung hat Deutschland mit folgendem Gesetz wahrgenommen, welches letztendlich das Medizinproduktegesetz ersetzen wird:

Gesetz zur Durchführung unionsrechtlicher Vorschriften betreffend Medizinprodukte (Medizinprodukterecht-Durchführungsgesetz – MPDG) vom 28. April 2020[3]

In Kapitel 4 des MPDG finden sich ergänzende Vorschriften für klinische Prüfungen von Medizinprodukten. Sowohl die MDR als auch das MPDG treten mit Ausnahmen am 26. 05. 2021 in Kraft. Zu den Ausnahmen zählen die Vorschriften, die eine funktionsfähige europäische Datenbank für Medizinprodukte (EUDAMED) voraussetzen. Dies betrifft z. B. im Bereich der klinischen Prüfung den Antrag auf Genehmigung einer klinischen Prüfung, der über die EUDAMED zu stellen ist. Bis zur Funktionsfähigkeit ist das Deutsche Medizinprodukteinformations- und Datenbanksystem (DMIDS) zu verwenden.

3 MPDG – Medizinprodukterecht-Durchführungsgesetz [5]

Ein Medizinprodukt darf nur in den Verkehr gebracht werden, wenn der Hersteller in einem Konformitätsbewertungsverfahren nachgewiesen hat, dass das Produkt die einschlägigen Anforderungen der MDR erfüllt (Art. 5 Abs. 1 MDR). Wurde der Nachweis erbracht, stellt der Hersteller eine EU-Konformitätserklärung aus und versieht das Produkt mit der CE-Kennzeichnung.

Zu den einschlägigen Anforderungen gehören die in Anhang I MDR festgelegten grundlegenden Sicherheits- und Leistungsanforderungen. Diesen muss das Produkt unter Berücksichtigung seiner Zweckbestimmung genügen.

Die grundlegenden Sicherheits- und Leistungsanforderungen umfassen Anforderungen zu Eignung, Sicherheit, Leistung, Nutzen und Risiko des Produktes sowie die Forderung nach einem Risikomanagementsystem und der Einhaltung der Sicherheitsgrundsätze. In den grundlegenden Sicherheits- und Leistungsanforderungen ist festgelegt, dass ein Medizinprodukt bei der vorgesehenen Anwendung weder den Gesundheitszustand noch die Sicherheit der Patienten, der Anwender oder gegebenenfalls Dritter gefährden darf. Dabei müssen etwaige Risiken im Zusammenhang mit der vorgesehenen Anwendung des Medizinproduktes sowohl in Relation zum Nutzen für den Patienten vertretbar als auch mit einem hohen Maß an Gesundheitsschutz und Sicherheit vereinbar sein. Unerwünschte Nebenwirkungen dürfen unter Berücksichtigung der vorgegebenen Leistung keine unvertretbaren Risiken darstellen.

Der Hersteller hat in einem systematischen und geplanten Prozess kontinuierlich klinische Daten zu seinem Medizinprodukt im Hinblick auf die grundlegenden Sicherheits- und Leistungsanforderungen zu sammeln, zu analysieren und zu bewerten. Diesen Prozess, der für jedes Medizinprodukt vorgeschrieben ist, nennt man klinische Bewertung.

Die klinische Bewertung soll den Nachweis erbringen, dass die einschlägigen grundlegenden Sicherheits- und Leistungsanforderungen bei normaler bestimmungsgemäßer Verwendung des Produktes eingehalten werden. Weiter müssen die unerwünschten Nebenwirkungen und die Vertretbarkeit des Nutzen-Risiko-Verhältnisses beurteilt werden. Die klinische Bewertung erfolgt auf der Grundlage klinischer Daten, die aus folgenden Quellen stammen (Art. 2 Nr. 48 MDR):

- klinische Prüfungen des betreffenden Produktes,
- klinische Prüfungen oder sonstige in der wissenschaftlichen Fachliteratur wiedergegebene Studien zu gleichartigen Produkten,

- in nach dem Peer-Review-Verfahren überprüfter wissenschaftlicher Fachliteratur veröffentlichte Berichte über Sonstige klinische Erfahrungen entweder mit dem betreffenden Produkt oder einem gleichartigen Produkt oder
- klinisch relevante Angaben aus der Überwachung nach dem Inverkehrbringen, insbesondere aus der klinischen Nachbeobachtung nach dem Inverkehrbringen.

Der Umfang des klinischen Nachweises muss den Merkmalen des Medizinproduktes und seiner Zweckbestimmung angemessen sein und ist vom Hersteller zu begründen. Zunächst ist zu prüfen, ob die klinischen Daten aus der Literatur ausreichend sind (siehe DIN EN ISO 14155, Kapitel 1). Hierbei ist zu beachten, dass die klinischen Daten nur verwendet werden dürfen, wenn die Gleichartigkeit in Bezug auf technische, biologische und klinische Merkmale, zwischen dem Prüfprodukt und dem Vergleichsprodukt, nachgewiesen werden kann. Dabei muss der Sponsor nachweisen, dass er einen ausreichenden Zugang zu den Daten des Vergleichsproduktes hat, um die Gleichartigkeit belegen zu können.

HINWEIS 1

Die Belege der Gleichartigkeit wird der Sponsor gut bei eigenen Vergleichsprodukten erbringen können, bei Konkurrenzprodukten dürfte sich dies schwierig gestalten.

Nachweis zur Gleichartigkeit: Anhang XIV Teil A Nummer 3 MDR

Die MDR fordert zu jedem Medizinprodukt eine klinische Bewertung und hat hierzu folgende Leitlinien erlassen.

HINWEIS 2

MDCG 2020-05 „Guidance on clinical evaluation – Equivalence“[4]

In diesem Dokument geht es um die technischen, biologischen und klinischen Betrachtungen zur Gleichheit der Medizinprodukte. (Vorgängerdokument: MEDDEV 2.7.1 „Clinical evaluation: A Guide for manufacturers and notified bodies“)

4 Guidance on clinical evaluation – Equivalence [12]

MDCG 2020-06 „Guidance on sufficient clinical evidence for legacy devices"[5]

Dieses Dokument beschreibt die klinische Bewertung von (älteren) Medizinprodukten aus dem eigenen Bestand.

MDCG 2020-13 „Clinical evaluation assessment report template"[6]

Vorlage für Auditoren zur Beurteilung der klinischen Bewertung.

Anhand der klinischen Daten muss der Hersteller die klinische Bewertung während des gesamten Lebenszyklus des Medizinproduktes, also auch nach dem Inverkehrbringen, auf dem neuesten Stand halten. Hierzu hat er neben den Erkenntnissen aus dem Vigilanzsystem und dem Risikomanagement alle klinischen Daten proaktiv zu sammeln und zu bewerten (Anh. XIV, Teil B, Nr. 5 und 6 MDR).

Sind die so gesammelten klinischen Daten nicht ausreichend, muss der Hersteller prüfen, welche Art der klinischen Prüfung notwendig ist. Die MDR sieht drei Arten von klinischen Prüfungen vor, die in den Artikeln 62, 74 und 82 beschrieben sind. Die vorliegende Norm sieht diese Systematik nicht vor, sondern stellt in Anhang I die Arten von klinischen Prüfungen in den Stadien der klinischen Entwicklung dar und gibt Hinweise zu den anwendbaren Grundsätzen.

Im Annex I dieses Kommentars findet sich eine Übersicht der für die verschiedenen Arten von klinischen Prüfungen geltenden Vorschriften des Medizinprodukterechts.

1.2 Entwicklung der Norm

Erste Ansätze, die klinische Prüfung von Medizinprodukten normativ zu regeln, erfolgten bereits 1993 in der Norm DIN EN 540:1993-07 „Klinische Prüfung von Medizinprodukten an Menschen", welche im Jahr 1998 einmal berichtigt wurde. Im Jahre 2003 wurde die DIN EN 540 durch die Norm DIN EN ISO 14155 in zwei Teilen ersetzt:

- DIN EN ISO 14155-1:2003-09 „Klinische Prüfung von Medizinprodukten an Menschen – Teil 1: Allgemeine Anforderungen" und
- DIN EN ISO 14155-2:2003-09 „Klinische Prüfung von Medizinprodukten an Menschen – Teil 2: Klinische Prüfpläne".

5 Guidance on sufficient clinical evidence for legacy devices [13]

6 Clinical evaluation assessment report template [16]

Mit EN ISO 14155 (alle Teile) lag erstmals ein von der Internationalen Organisation für Normung (ISO) erarbeitetes Dokument vor, das mit wenigen Ausnahmen weltweit anerkannt wurde. Diese Norm wurde 2009 mit den informativen Anhängen ZA und ZB hinsichtlich des Zusammenhangs zwischen der Europäischen Norm und den Grundlegenden Anforderungen der EG-Richtlinie 93/42/EWG über Medizinprodukte auf den Richtlinienstand vom 5. September 2007 aktualisiert. Ziel war dabei, ein Mittel zur Erfüllung der grundlegenden Anforderungen der Richtlinien 93/42/EWG über Medizinprodukte sowie der 90/385/EWG über aktive implantierbare Medizinprodukte bereitzustellen.

Mit der Norm EN ISO 14155:2011-10 wurde diese Norm in zwei Teilen wieder zusammengefasst und eine erste Angleichung an die gute klinische Praxis für Prüfungen von Arzneimitteln vorgenommen. Die Harmonisierung der EN ISO 14155:2011-10 erfolgte durch Veröffentlichung der Fundstellen (Bezeichnung der Norm) im Amtsblatt der Europäischen Gemeinschaft 2012/C 123/02 vom 27. April 2012. Die deutschsprachige Ausgabe erschien als DIN EN ISO 14155:2012-01.

Die nunmehr vorliegende EN ISO 14155:2020-08 wurde im Rahmen eines von der Europäischen Kommission erteilten Normungsauftrags erarbeitet, um ein freiwilliges Mittel zur Erfüllung der grundlegenden Anforderungen der Richtlinie 93/42/EWG und der Richtlinie 90/385/EWG des Rates bereitzustellen. Erarbeitet wurde die vorliegende EN ISO 14155 vom ISO/TC 194 Biological and clinical evaluation of medical devices, in Zusammenarbeit mit dem Europäischen Komitee für Normung (CEN), Technisches Komitee CEN/TC 206 „Biologische und klinische Beurteilung von Medizinprodukten“ in Übereinstimmung mit der Vereinbarung über technische Kooperation zwischen ISO und CEN (Wiener Vereinbarung).

Die Norm DIN EN ISO 14155:2021-05 ist die korrigierte Fassung von DIN EN ISO 14155:2020-12, die die harmonisierte Norm DIN EN ISO 14155:2012-01 ablöst. Diese legt die gute klinische Praxis bei klinischen Prüfungen von Medizinprodukten fest. Dabei unterscheidet sich die aktuelle Fassung von der aus dem Jahr 2012 dahingehend, dass neben einigen neuen Definitionen *[3]* im Anschluss eine Zusammenfassung der Prinzipien der guten klinischen Praxis *[4]* aufgenommen wurde. Weiter wurde neu darauf hingewiesen, dass die klinische Prüfung in einer öffentlich zugänglichen Datenbank registriert werden muss *[5.4]*. Es wurde das klinische Qualitätsmanagement *[9.1]* und das risikobasierte Monitoring *[6.7]* eingeführt. Als Anlagen wurden die statistischen Betrachtungen *[Anhang A]*, ein Leitfaden für die Ethik-Kommissionen *[Anhang G]* und für Audits *[Anhang J]*, die Einbeziehung des Risikomanagements *[Anhang H]* sowie die Stadien der klinischen Entwicklung *[Anhang I]* neu aufgenommen.

1.3 Inhalt der Norm

DIN EN ISO 14155:2021:05 befasst sich mit allen Aspekten, die bei der Durchführung einer klinischen Prüfung zu beachten sind. Um eine einheitliche Verwendung sicherzustellen, werden die wichtigsten Begriffe definiert. Es folgt eine Zusammenfassung der Prinzipien der guten klinischen Praxis. Ausführlich werden die ethischen Erwägungen für eine klinische Prüfung dargestellt, wobei insbesondere auf die Einverständniserklärung, die Population sowie die Aufgaben der Ethik-Kommission eingegangen wird. Die weiteren Inhalte der Norm lassen sich wie folgt gliedern:

Planung der klinischen Prüfung

- Feststellung des Erfordernisses der klinischen Prüfung sowie Konzepterstellung
- Auswahl der Prüfstellen und der Hauptprüfer
- Erstellen der erforderlichen Dokumente und Prüfprodukte
- Stellungnahme der Ethik-Kommission
- Risikomanagement
- Qualitätsmanagement

Überwachung der Durchführung

- Sicherung der Qualität durch Arbeitsanweisungen und Audits
- Kontrolle der Qualität durch Veranlassung eines Monitorings

Bewertung der Sicherheit

- Erfassung, Meldung und Bewertung von unerwünschten Ereignissen
- Weiterführende Maßnahmen

Beendigung der klinischen Prüfung

1.3.1 Anwendungsbereich

Die DIN EN ISO 14155:2021-05 legt die gute klinische Praxis für klinische Prüfungen von Medizinprodukten an Menschen fest, wobei insbesondere die Gestaltung, die Durchführung, die Aufzeichnung und die Dokumentation klinischer Prüfungen geregelt werden.

Diese Norm dient dazu, in klinischen Prüfungen die Sicherheit, Wirksamkeit und Leistungsfähigkeit von Medizinprodukten für regulatorische Zwecke (hier zur Erlangung und Aufrechterhaltung der CE-Kennzeichnung) zu bewerten und dabei die geforderte Datenqualität sicherzustellen. Solche klinischen Prüfungen werden auch klinische Prüfungen zu Konformitätsbewertungszwecken genannt und schließen die klinische Prüfung vor und nach dem Inverkehrbringen ein.

Da jedoch die dargestellten Grundsätze auch auf alle anderen klinischen Prüfungen von Medizinprodukten zutreffen, sollte diese Norm, unter Berücksichtigung der Art der klinischen Studie und der nationalen Bestimmungen, so weit wie möglich eingehalten werden.

Diese Norm richtet sich an Sponsoren (Hersteller), Prüfer, Ethik-Kommissionen, Aufsichtsbehörden und andere am Konformitätsbewertungsverfahren für Medizinprodukte beteiligte Institutionen und soll deren Arbeit unterstützen.

Diese Norm findet keine Anwendung auf In-vitro-Diagnostika, auch wenn diese Medizinprodukte sind. Für die Leistungsbewertungsprüfung von In-vitro-Diagnostika, die vergleichbar mit der klinischen Prüfung von Medizinprodukten ist, gibt es

- die Norm DIN EN 13612:2002-08 Leistungsbewertung von In-vitro-Diagnostika sowie
- die Norm ISO 20916:2019-05 (EN) In-vitro-diagnostische Medizinprodukte – Klinische Leistungsstudien an Proben menschlicher Probanden – Gute Studienpraxis.

Bis zu einer möglichen Harmonisierung von ISO 20916 (EN) können hilfsweise auch die Bestimmungen von DIN EN ISO 14155:2021-05 angewendet werden.

1.3.2 Anforderungsteil

Der Anforderungsteil der Norm ist in folgende Abschnitte gegliedert:

Anwendungsbereich ***[1]***

Beschreibt, bei welchen klinischen Prüfungen von Medizinprodukten die Norm anzuwenden ist.

Normative Verweise ***[2]***

Benennt die Norm (hier ISO 14971), die für die Anwendung dieser Norm erforderlich ist.

Begriffe ***[3]***

Definiert die Begriffe, die bei der Anwendung dieser Norm gelten.

Zusammenfassung der Prinzipien der guten klinischen Praxis (en: Good Clinical Practice (GCP)) *[4]*

Fasst die Anforderungen an die gute klinische Praxis bei klinischen Prüfungen von Medizinprodukten, die in dieser Norm festgelegt werden, übersichtlich zusammen.

Ethische Erwägungen ***[5]***

Legt fest, dass eine klinische Prüfung in Übereinstimmung mit den ethischen Grundsätzen gemäß der Deklaration von Helsinki[7] durchzuführen ist, damit die Rechte, die Sicherheit und die Gesundheit der Prüfungsteilnehmer gewahrt bleiben.

Planung der klinischen Prüfung ***[6]***

Stellt dar, welche Grundsätze und Schritte bei der Planung einer klinischen Prüfung eingehalten werden müssen. Dabei werden die Risikomanagement-Aktivitäten und die Erstellung von Dokumenten betrachtet.

Durchführung der klinischen Prüfung ***[7]***

Legt fest, welche Grundsätze bei der Durchführung einer klinischen Prüfung einzuhalten sind, insbesondere im Hinblick auf die Überprüfung der Prüfstelle, der Dokumentation, der unerwünschten Ereignisse und Produktmängel sowie der Datenqualität.

Unterbrechung, Beendigung und Abbruch der klinischen Prüfung ***[8]***

Es werden unterschiedliche Verfahren beim planmäßigen Ende, beim Abbruch und bei der Unterbrechung einer klinischen Prüfung beschrieben; weiter werden Festlegungen zum Prüfbericht und zur Aufbewahrung der Dokumentation getroffen.

Verantwortlichkeiten des Sponsors ***[9]***

Legt die Verantwortung des Sponsors, insbesondere im Qualitätsmanagement, der Planung und der Durchführung, bei dem Monitoring, der Beendigung der klinischen Prüfung sowie der Kommunikation des Sponsors mit den Behörden fest.

7 Deklaration von Helsinki [1]

Verantwortlichkeiten des Hauptprüfers ***[10]***

Legt die erforderlichen Qualifikationen und die Aufgaben des Hauptprüfers, insbesondere bei der Kommunikation mit der Ethik-Kommission bzw. mit dem Sponsor, der Einverständniserklärung, der medizinischen Betreuung der Prüfungsteilnehmer sowie beim Verfahren im Zusammenhang mit unerwünschten Ereignissen fest.

1.3.3 Anhänge der Norm

Die vorliegenden Anhänge A bis J dieser Norm ergänzen den Anforderungsteil und sind in normative und informative Anhänge unterteilt. Die normativen Anhänge sind wie der Anforderungsteil einzuhalten, während die informativen Anhänge nur Empfehlungen sind, die der Information dienen und optional eingehalten werden können:

Normative Anhänge

Anhang A: Klinischer Prüfplan (CIP)

legt den Inhalt des Prüfplans fest. Geforderte Informationen können auch in andere Dokumente, wie z. B. die Prüferbroschüre, aufgenommen werden. Der klinische Prüfplan muss dann jedoch einen Verweis auf dieses Dokument enthalten.

Anhang B: Prüferbroschüre (IB)

legt die Mindestanforderungen für den Inhalt der Prüferbroschüre fest. Soweit geforderte Informationen in anderen Dokumenten enthalten sind, kann unter Angabe des jeweiligen Dokumentes in der Prüfbroschüre auf die Information verzichtet werden.

Anhang D: Klinischer Prüfbericht

legt die möglichen Inhalte des Prüfberichts fest. Der Bericht soll die Gestaltung und die Durchführung der klinischen Prüfung, die statistische Analyse der erhobenen klinischen Daten sowie die Ergebnisse der klinischen Prüfung darstellen.

Informative Anhänge

Anhang C: Prüfbögen (CRFs)

stellt den möglichen Inhalt der Prüfbögen dar, die jedoch je nach klinischem Prüfplan und nach Prüfprodukt variieren müssen. Die Prüfbögen dienen dazu, den Prüfplan umzusetzen und die erhobenen klinischen Daten probanden- oder produktbezogen zu dokumentieren und dem Sponsor zu berichten.

Anhang E: Wesentliche Dokumente der klinischen Prüfung

zeigt tabellarisch die möglichen Dokumente, die beim Sponsor und bei der Prüfstelle jeweils vor, während und nach der klinischen Prüfung aufbewahrt werden sollten.

Anhang F: Kategorisierung unerwünschter Ereignisse

stellt grafisch die Kategorisierung von unerwünschten Ereignissen dar.

Anhang G: Verantwortlichkeiten der Ethik-Kommission

dient als Leitfaden für die gute Praxis bei der Arbeit von Ethik-Kommissionen, die eine ethische Bewertung von klinischen Prüfungen von Medizinprodukten erstellen.

Anhang H: Anwendung von ISO 14971 auf klinische Prüfungen

legt das Risikomanagement nach der ISO 14971[8] bei klinischen Prüfungen dar.

Anhang I: Stadien der klinischen Entwicklung

stellt die Typen klinischer Prüfungen in den verschiedenen Stadien der klinischen Entwicklung dar.

Anhang J: Audits von klinischen Prüfungen

enthält allgemeine Anweisungen zu den Bereichen, die während eines Audits durch den Sponsor überprüft werden sollten, um die Einhaltung der Vorgaben dieser Norm und gegebenenfalls rechtlicher Anforderungen festzustellen.

1.4 Wirkung der Norm

DIN EN ISO 14155:2021-05 wurde aufgrund eines Mandates der Europäischen Kommission vom CEN erarbeitet, um die Erfüllung der Anforderungen der einschlägigen europäischen Medizinprodukterichtlinien (90/385/EGW und 93/42/EWG) bezüglich klinischer Prüfungen zu unterstützen.

Diese Norm ist zum 01.05.2021 weder für die Richtlinien 93/42/EWG[9] und 90/385/EWG[10] noch für die MDR harmonisiert, d.h. deren Fundstellen wurden noch nicht im Amtsblatt der Europäischen Union veröffentlicht[11].

---

8 DIN EN ISO 14971 Medizinprodukte – Anwendung des Risikomanagements auf Medizinprodukte [4]

9 93/42/EWG Richtlinie über Medizinprodukte, 1993 [2]

10 90/385/EWG Richtlinie aktive implantierbare medizinische Geräte [10]

11 Artikel 2 Nummer 1 Buchstabe c der Verordnung (EU) Nr. 1025/2012 [9]

Hinsichtlich des Zusammenhangs zu den Richtlinien finden sich Hinweise in den Anhängen ZA und ZB. Eine Harmonisierung für die Richtlinien scheint jedoch nicht zielführend, da diese mit Inkrafttreten der MDR am 26.05.2021 aufgehoben werden. Entsprechende Hinweise für eine Harmonisierung für die MDR enthält die Norm aber noch nicht. Da die Einhaltung der guten klinischen Praxis für klinische Prüfungen zu Konformitätsbewertungszwecken in der MDR vorgeschrieben ist, kann möglicherweise auf eine Harmonisierung verzichtet werden.

1.5 Resümee

Die DIN EN ISO 14155:2021-05 stellt ein geeignetes Hilfsmittel für Sponsoren dar, um klinische Prüfungen von Medizinprodukten zu planen und durchzuführen. Durch die Einhaltung dieser Norm wird angenommen, dass die Daten, die in einer klinischen Prüfung erhoben werden, die erforderliche Qualität und Aussagekraft haben. Die Sicherheit und die Gesundheit der Prüfungsteilnehmer sind gewährleistet und die Rechte der Prüfungsteilnehmer werden gewahrt.

Die Verantwortlichen an den Prüfstellen und die Prüfer können anhand dieser Norm entscheiden, ob sie an einer klinischen Prüfung von Medizinprodukten teilnehmen möchten und können. So lässt sich unter Betrachtung der wahrzunehmenden Aufgaben und Pflichten der zeitliche und finanzielle Aufwand abschätzen.

Den Regelungen dieser Norm stehen die Vorschriften des Medizinprodukterechts gegenüber, die größtenteils miteinander im Einklang stehen, jedoch an einigen Stellen voneinander abweichen. Der Sponsor muss in der Lage sein, die anwendbaren Regelungen und Vorschriften zu identifizieren und auf die von ihm geplante klinische Prüfung zu übertragen.

2 Anleitung zu diesem Kommentar

Die Regelungen in der Norm DIN EN ISO 14155:2021-05 (**im Kommentar „diese Norm“ genannt**) sollen in den weiteren Kapiteln erläutert werden. **In diesem Kommentar wird die MDR und das MPDG zusammen als „Medizinprodukterecht“ bezeichnet**. Dabei wird das Medizinprodukterecht dieser Norm gegenübergestellt und insbesondere auf Abweichungen und die Umsetzung in der Praxis eingegangen.

HINWEIS 3

Weichen die Begriffe und Regelungen dieser Norm vom Medizinprodukterecht ab, so haben bei einer in Deutschland durchgeführten klinischen Prüfung die Regelungen des Medizinprodukterechts immer Vorrang. Obwohl die MDR in allen europäischen Staaten gleichermaßen gilt, kann es durch weitergehende nationale Regelung (in Deutschland das MPDG) bei einer multizentrischen internationalen klinischen Prüfung ggf. zu unterschiedlichen Regelungen in den Staaten kommen. Dies betrifft insbesondere den Bereich der ethischen Überprüfung durch die jeweils zuständige Ethik-Kommission sowie Regelungen für Sonstige klinische Prüfungen.

In diesem Kommentar wurde auf Zitate der Norm im Text verzichtet, da die Norm am Ende des Kommentars komplett abgedruckt ist und nachgelesen werden kann. Nur in Kapitel 3 „Begriffe und Bedeutung“ wird diese Norm zitiert und soweit vorhanden dem Rechtstext direkt gegenübergestellt. Soweit Text dieser Norm zitiert wird, ist das Zitat in Anführungszeichen gesetzt. **Fundstellen in dieser Norm werden in kursiver Schrift und in eckigen Klammern „[ ]“ angegeben**. Wichtige Hinweise, die sich ggf. nicht wörtlich im Medizinprodukterecht oder in dieser Norm finden, sondern einen praxisorientierten Hinweis darstellen, sind mit „Hinweis“ überschrieben und mit einem schwarzen Rahmen versehen.

Diese Anleitung folgt nicht der Gliederung dieser Norm, sondern behandelt nach den Begriffen zunächst die Aufgabenträger und Verantwortlichkeiten in einer klinischen Prüfung. Es folgen die Prinzipien der guten klinischen Praxis. Im Anschluss wird die klinische Prüfung in den einzelnen Phasen ihres Ablaufs mit den jeweils geltenden Regelungen und gesetzlichen Vorschriften dargestellt.

3 Begriffe und Bedeutung

Diese Norm definiert die wichtigsten verwendeten Begriffe. Einige Begriffe werden auch im Medizinprodukterecht definiert, während andere wiederum im Medizinprodukterecht fehlen. Soweit im Medizinprodukterecht Definitionen fehlen, kann hilfsweise auf die Definitionen dieser Norm zurückgegriffen werden.

Die in dieser Norm definierten 55 Begriffe werden im Folgenden in alphabetischer Reihenfolge aufgeführt und erläutert. Soweit für den Begriff in der Praxis Synonyme verwendet werden, werden diese genannt. In der Regel wird die entsprechende Passage der Norm zunächst mit Angabe der Fundstelle zitiert und anschließend im Hinblick auf die Praxis erläutert. Dabei wird dem Normtext, soweit es Entsprechungen gibt, das Medizinprodukterecht gegenübergestellt und auf Abweichungen explizit hingewiesen.

Abweichung *[3.18]*

Norm: „Fall von bewusster oder unbewusster Nichteinhaltung der Anforderungen des CIP“

Hinweise: Weicht ein Prüfer während einer klinischen Prüfung vom klinischen Prüfplan ab, schreibt diese Norm die daraus resultierende Vorgehensweise und die Dokumentation vor (siehe Kapitel 10.8). Im Medizinprodukterecht wird die Strategie zur Nachverfolgung und Handhabung von Abweichungen vom klinischen Prüfplan in der Prüfstelle und zu Folgemaßnahmen sowie ein klares Verbot von Ausnahmeregelungen vom klinischen Prüfplan festgelegt (Anhang XV Kap. II Nr. 3.10 MDR).

Audit *[3.3]*

Norm: „Systematische Überprüfung der mit der klinischen Prüfung in Zusammenhang stehenden Aktivitäten und Dokumente, durch (eine) unabhängige Person, um festzustellen, ob die Aktivitäten im Zusammenhang mit der klinischen Prüfung entsprechend dem klinischen Prüfplan durchgeführt und ob die Daten entsprechend klinischem Prüfplan, den Standardarbeitsanweisungen, diesem Dokument sowie den geltenden regulatorischen Anforderungen dokumentiert, ausgewertet und korrekt berichtet wurden“

Hinweise: Der Sponsor oder eine von ihm beauftragte Person hat Audits durchzuführen, um die ordnungsgemäße Durchführung der klinischen Prüfung sowie die Datenerhebung zu bewerten. Audits dienen der Qualitätssicherung und überprüfen das Monitoring in einer klinischen Prüfung, welches selbst eine Qualitätskontrolle darstellt. Die Person, die ein Audit durchführt, muss unabhängig sein, d.h., dass sie nicht in die Entwicklung des Prüfproduktes oder die Durchführung der klinischen Prüfung involviert ist und hinsichtlich des Ergebnisses des Audits keiner Weisung unterliegt. Daneben sieht die Norm auch vor, dass die Ethik-Kommission und die Aufsichtsperson Audits durchführen *[10.6 p]*. In der Regel führen Ethik-Kommissionen in Deutschland keine Audits durch. Diese Norm enthält Hinweise zur Durchführung von Audits *[Anhang J]*.

Aufnahmezeitpunkt *[3.38]*

Norm: „Zeitpunkt nach der Rekrutierung, aber vor der Durchführung von Verfahren im Zusammenhang mit der klinischen Prüfung, an dem ein Prüfungsteilnehmer die Einwilligung nach Aufklärung unterschreibt und datiert"

Hinweise: Der Aufnahmezeitpunkt kann nach den ersten Screening-Untersuchungen liegen.

Auftragsforschungsinstitut *[3.14]*

Norm: „Person oder Organisation, die der Sponsor mit der Ausführung einer oder mehrerer seiner im Zusammenhang mit einer klinischen Prüfung anfallenden Aufgaben und Funktionen beauftragt hat"

Synonym: contract research organization (CRO)

Hinweise: Der Sponsor kann ihm obliegende Aufgaben und Funktionen an eine andere Person oder Organisation übertragen, nicht jedoch seine Verantwortung. Die Übertragung von Aufgaben und Funktionen sollte schriftlich z.B. in einem Vertrag erfolgen, der die Aufgaben und die Schnittstellen genau definiert.

Anwendungsfehler *[3.52]*

Norm: „Durchführung oder Unterlassung einer User-Handlung bei der Anwendung des Medizinproduktes, die zu einem anderen Ergebnis führt, als dem vom Hersteller vorgesehenen oder vom User erwarteten"

Hinweise: Der Anwendungsfehler (bewusst oder unbewusst) in Form einer falschen oder einer unterbliebenen Bedienung entsteht bei Unaufmerksamkeit, bei Unsicherheit in der Bedienung (z.B. durch mangelnde Unterweisung), bei Erinnerungsfehlern und bei Verwechslung von Bedienelementen durch den Anwender. Er führt zu einer unvorhergesehenen, ungewollten Reaktion des Produktes. Eine unerwartete physiologische Reaktion der Prüfungsteilnehmer wird nicht als Anwendungsfehlers angesehen. Ist die falsche Bedienung auf einen Mangel in der Gebrauchsanweisung oder der Ergonomie, also auf das Produkt selbst zurückzuführen, handelt es sich nicht um einen Benutzungsfehler, sondern um einen Produktmangel.

Ein Anwendungsfehler kann sich aus einer Kombination verschiedener Auslöser zusammensetzen.

beglaubigte Kopie *[3.7]*

Norm: „Kopie einer ursprünglichen Aufzeichnung (ungeachtet des verwendeten Aufzeichnungsmediums), für die geprüft und bestätigt wurde (d. h. durch eine datierte Unterschrift oder anhand eines validierten Verfahrens), dass sie dieselben Informationen enthält wie das Original, einschließlich der Daten, die den Kontext, Inhalt und die Struktur beschreiben"

Hinweise: Die Beglaubigung bestätigt, dass die Kopie mit dem Original übereinstimmt. Man unterscheidet zwischen amtlicher (beglaubigt von einer oder für eine Behörde) und öffentlicher (beglaubigt von einer siegelführenden Stelle, z. B. Notar, Bürgerämter, Rathäuser) Beglaubigung. Abweichend davon handelt es sich im Sinne dieser Norm bei einer beglaubigten Kopie um eine Kopie von Quelldaten, die datiert und mit der Unterschrift eines Mitglieds des Teams an der Prüfstelle versehen ist oder durch einen zuvor festgelegten, dokumentierten und nachvollziehbaren Prozess (validiert) erstellt wurde *[7.8.1]*.

Computersystem *[3.13]*

Norm: „Einheit aus Hardware und Software (einschließlich zugehöriger Dokumente, z. B. Benutzerhandbuch), die zur Erstellung, Änderung, Aufbewahrung, Archivierung, Bereitstellung oder Übertragung von Informationen in digitaler Form dient, die mit einer klinischen Prüfung in Zusammenhang stehen"

Hinweise: Computersysteme, die im Rahmen einer klinischen Prüfung verwendet werden, sind z. B. eCRF, Krankenhausinformationssystem (KIS), Übermittlungssysteme für elektronische Daten aus Fachabteilungen, Tablets und Handys, mit denen Patientendaten aufgenommen und übermittelt werden. Bei Sponsoren kommen unter anderem die klinische Datenbank und statistische

Auswertungsprogramme hinzu. Bei den Computersystemen ist unbedingt zu beachten, dass diese validiert sind und eine Zugriffsprotokollierung (Eingabe und Änderung der Daten sind eindeutig nachverfolgbar) haben.

Datenüberwachungskomitee *[3.17]*

Norm: „unabhängiges Komitee, das vom Sponsor eingesetzt werden kann, um in bestimmten Abständen den Fortgang einer klinischen Prüfung, die Sicherheitsdaten oder die kritische klinische Leistungsfähigkeit oder Endpunkte der Wirksamkeit zu bewerten und dem Sponsor Empfehlungen zu geben, ob die klinische Prüfung fortgesetzt, unterbrochen, geändert oder beendet werden sollte“

Synonym: data monitoring committee (DMC), „Ausschuss zur Überwachung der Datensicherheit“ (data safety monitoring board DSMB), „Komitee zur Überwachung der Datensicherheit“ (data safety monitoring committee DSMC)

Hinweise: Der Sponsor entscheidet unter Berücksichtigung der Risikobewertung über die Notwendigkeit eines Datenüberwachungskomitees. Die European Medicines Agency (EMA) hat im Juli 2005 die Leitlinie „GUIDELINE ON DATA MONITORING COMMITTEES“ veröffentlicht, die zwar für die klinische Prüfung von Arzneimitteln gilt, aber hilfsweise herangezogen werden kann.

Einwilligung nach Aufklärung *[3.27]*

Norm: „Prozess, in dem eine Person freiwillig ihre Bereitschaft erklärt, an einer bestimmten klinischen Prüfung teilzunehmen, nachdem sie über alle Aspekte dieser Prüfung informiert wurde, die für eine Entscheidung über die Teilnahme relevant sind“

Synonym: Einverständniserklärung, Einwilligungserklärung

Recht: „bezeichnet eine aus freien Stücken erfolgende, freiwillige Erklärung der Bereitschaft, an einer bestimmten klinischen Prüfung teilzunehmen, durch einen Prüfungsteilnehmer, nachdem dieser über alle Aspekte der klinischen Prüfung, die für die Entscheidungsfindung bezüglich der Teilnahme relevant sind, aufgeklärt wurde, oder im Falle von Minderjährigen und nicht einwilligungsfähigen Personen eine Genehmigung oder Zustimmung ihres gesetzlichen Vertreters, sie in die klinische Prüfung aufzunehmen“ (Art. 2 Nr. 55 der MDR)

Hinweise: Die Einwilligung nach Aufklärung ist das Verfahren, mit dem der Prüfungsteilnehmer von einem Arzt oder Zahnarzt (§ 28 Abs. 2 MPDG) über Wesen, Bedeutung, Tragweite und Risiken der klinischen Prüfung aufgeklärt wird und im Anschluss seine Einwilligung gibt.

Elektronische Aufzeichnung ***[3.21]***

Norm: „Kombination von Text, Diagrammen, Daten, Ton- und Bilddokumenten oder sonstigen Informationen in digitaler Form, die mithilfe eines Computersystems (3.13) erstellt, geändert, aufbewahrt, archiviert, bereitgestellt oder verteilt wird"

Hinweise: Zunehmend werden z. B. Untersuchungsergebnisse digital erzeugt und gespeichert (z. B. Röntgenbild, Ultraschallbild, EKG) sowie Patientendaten über elektronische Tagebücher und Tablets erhoben. Darüber hinaus werden bei klinischen Prüfungen elektronische Prüfbögen (elektronischer Case Report Form – eCRF) eingesetzt. Dies hat den Vorteil, dass Daten einheitlicher und schneller gesammelt werden können und so eine zentrale Beurteilung und Prüfung der Daten auch schon während der Prüfung möglich ist. Um jedoch die Datenqualität und Datensicherheit zu gewährleisten, sind die Zugriffsrechte streng zu limitieren, zu kontrollieren und zu dokumentieren.

Endpunkt (primär) ***[3.22]***

Norm: „*‹primärer›* Hauptparameter, der herangezogen wird, um den Beweis für die klinische Leistungsfähigkeit, Wirksamkeit oder Sicherheit in einer klinischen Prüfung zu liefern"

Synonym: primäres Ziel

Hinweise: Der primäre Endpunkt sollte ein möglichst messbares und klar definiertes Kriterium, wie z. B. der Tod innerhalb von 60 Tagen, ein offener Gefäßdurchschnitt von 50 % oder die Tumorgröße, sein. Sie werden häufig als harte Kriterien bezeichnet. Der primäre Endpunkt ist eine wichtige Grundlage für die Fallzahlschätzung.

Endpunkt (sekundär) ***[3.23]***

Norm: „*‹sekundärer›* Parameter zur Bewertung der sekundären Ziele einer klinischen Prüfung“

Synonym: sekundäres Ziel

Hinweise: Sie ergänzen die primären Endpunkte und sind häufig subjektive, nicht messbare Größen wie Lebensqualität, Schmerzen oder Verträglichkeit. Sie werden auch häufig als weiche Kriterien bezeichnet.

Ethik-Kommission ***[3.24]***

Norm: „unabhängiges Gremium, dessen Verantwortung darin besteht, klinische Prüfungen zu überprüfen, um sicherzustellen, dass die Rechte, die Sicherheit und das Wohl der an einer klinischen Prüfung teilnehmenden Prüfungsteilnehmer geschützt sind“

Synonym: ethics committee, research ethics committee, independent ethics committee, institutional review board

Recht: „bezeichnet ein in einem Mitgliedstaat eingerichtetes unabhängiges Gremium, das gemäß dem Recht dieses Mitgliedstaats eingesetzt wurde und dem die Befugnis übertragen wurde, Stellungnahmen für die Zwecke dieser Verordnung unter Berücksichtigung der Standpunkte von Laien, insbesondere Patienten oder Patientenorganisationen, abzugeben“ (Art. 2 Nr. 56 MDR)

Hinweise: In Deutschland werden die Ethik-Kommissionen, die für die ethische und rechtliche Beratung klinischer Prüfungen von Medizinprodukten zuständig sind, nach Landesrecht gebildet. u. a., jedes Bundesland hat durch Gesetz eine zuständige Ethik-Kommission bestimmt. In der Regel sind dies die Ethik-Kommissionen der jeweiligen Landesärztekammern sowie die Ethik-Kommissionen an den Universitäten. Dies gilt sowohl für klinische Prüfungen vor dem Inverkehrbringen (§ 35 Abs. 1 MPDG) als auch für bestimmte Sonstige klinische Prüfungen (§ 50 Abs. 1 MPDG).

Fehlfunktion ***[3.33]***

Norm: „Versagen eines Prüfproduktes, entsprechend seiner vorgesehenen Zweckbestimmung zu funktionieren, wenn es in Übereinstimmung mit der Gebrauchsanweisung, dem CIP oder der IB verwendet wird“

Hinweise: Funktioniert ein Prüfprodukt trotz der in der Gebrauchsanweisung, der Prüferbroschüre und im klinischen Prüfplan vorgegebenen Zweckbestimmung nicht wie vorgesehen, handelt es sich um eine

Fehlfunktion. Ein Produktmangel kann durch eine Fehlfunktion, einen Fehlgebrauch oder eine Beschädigung des Produktes verursacht sein. Eine Fehlfunktion im Sinne dieser Norm tritt nur bei dem Prüfprodukt, nicht aber bei einem Komparator auf.

gesetzlicher Vertreter ***[3.32]***

Norm: „Einzelperson, juristische oder sonstige Körperschaft, die nach geltendem Recht dazu befugt ist, im Namen eines potenziellen Prüfungsteilnehmers die Einwilligung zu dessen Teilnahme an der klinischen Prüfung zu erklären"

Hinweise: Bei Minderjährigen sind in der Regel beide Eltern zusammen die gesetzlichen Vertreter (gemeinsames Sorgerecht). Das bedeutet, dass beide Eltern ihre Zustimmung zur klinischen Prüfung geben müssen, es sei denn, das Sorgerecht obliegt einem einzigen Elternteil. Stattdessen kann auch ein Vormund als gesetzlicher Vertreter bestellt sein. Bei Volljährigen kann ein Betreuer oder Pfleger innerhalb des gerichtlich festgelegten Aufgabenkreises der gesetzliche Vertreter sein.

Das Medizinprodukterecht sieht die Einwilligung durch einen gesetzlichen Vertreter bei nicht einwilligungsfähigen Personen vor. Diese Norm führt als Beispiel schwer kranke oder bewusstlose Prüfungsteilnehmer sowie Prüfungsteilnehmer mit einer psychischen oder geistigen Behinderung auf. Der gesetzliche Vertreter darf die Einwilligung zur Teilnahme an einer klinischen Prüfung geben, nachdem er zuvor über Wesen, Bedeutung und Tragweite der klinischen Prüfung aufgeklärt worden ist.

Hauptprüfer ***[3.39]***

Norm: „qualifizierte Person, die für die Durchführung der klinischen Prüfung an einer Prüfstelle verantwortlich ist"

Synonym: Prüfungsleiter, Prüfleiter

Recht: Hauptprüfer bezeichnet „den verantwortlichen Leiter einer Gruppe von Prüfern, die in einer Prüfstelle eine klinische Prüfung durchführen" (§ 3 Nr. 5 MPDG)

Hinweise: Der Sponsor bestimmt einen ausreichend qualifizierten Hauptprüfer. Diesem werden in dieser Norm umfangreiche Aufgaben und Verantwortlichkeiten zugewiesen.

Ist an einer Prüfstelle nur ein Prüfer tätig, obliegen diesem die Verantwortlichkeiten des Hauptprüfers. Sind mehrere Prüfer an einer Prüfstelle tätig, ist der Hauptprüfer verantwortlich für die Leitung dieser Gruppe von Prüfern.

Hypothese ***[3.25]***

Norm: „überprüfbare Aussage, die aus dem Ziel der klinischen Prüfung abgeleitet wird, um auf Grundlage eines vorab festgelegten statistischen Tests eine Schlussfolgerung zu diesem Ziel zu ziehen"

Hinweise: Die Hypothese ergibt sich aus dem vorab festzulegenden primären Endpunkt der klinischen Prüfung und hat Einfluss auf das Design der Prüfung (z. B. Vergleichsprüfung, Verblindung), die Randomisierung sowie auf die Größe und Art der Population. Nach Abschluss der klinischen Prüfung ist die Hypothese anhand der erhobenen klinischen Daten zu belegen oder zu widerlegen. Man unterscheidet die Primärhypothese und die Sekundärhypothese. Die Primärhypothese ist eine Determinante der Sicherheit oder Leistungskenngröße des Prüfproduktes und wird üblicherweise zum Berechnen der erforderlichen Stichprobengröße verwendet. Die Sekundärhypothesen können andere interessante Fragestellungen behandeln.

klinische Leistungsfähigkeit ***[3.11]***

Norm: „Verhalten eines Medizinproduktes und die Reaktion der Prüfungsteilnehmer auf das Medizinprodukt in Bezug auf dessen bestimmungsgemäße Verwendung bei korrekter Anwendung an (einem) geeigneten Prüfungsteilnehmer(n)"

Hinweise: Die klinische Leistungsfähigkeit ist die Eignung des Medizinproduktes für die bestimmungsgemäße Verwendung. Sie ist durch eine klinische Bewertung anhand von klinischen Daten zu belegen.

klinische Prüfung ***[3.8]***

Norm: „systematische Prüfung an einem oder mehreren Prüfungsteilnehmer(n), die vorgenommen wird, um die klinische Leistungsfähigkeit, Wirksamkeit oder Sicherheit eines Medizinproduktes zu bewerten"

Synonym: klinischer Versuch, klinische Studie, klinische Erprobung

Recht: „bezeichnet eine systematische Untersuchung, bei der ein oder mehrere menschliche Prüfungsteilnehmer einbezogen sind und die zwecks Bewertung der Sicherheit oder Leistung eines Produkts durchgeführt wird" (Artikel 2 Nr. 45 MDR)

Hinweise: Durch diese Definition ist klargestellt, dass ein Medizinprodukt geprüft werden muss. Wird hingegen ein CE-gekennzeichnetes Medizinprodukt zur Diagnose in einer klinischen Prüfung eines Arzneimittels im Rahmen seiner vom Hersteller festgelegten Zweckbestimmung eingesetzt, handelt es sich nicht um eine klinische Prüfung im Sinne dieser Norm.

Die Prüfung muss der Bewertung der Sicherheit, Wirksamkeit oder Leistungsfähigkeit des Medizinproduktes dienen. Diese Bewertung kann im Rahmen der klinischen Bewertung vor der CE-Kennzeichnung und im Rahmen der Marktbeobachtung nach dem Inverkehrbringen oder zu wissenschaftlichen Zwecken durchgeführt werden.

Die Prüfung muss systematisch sein, d. h. nach einem (Prüf-)Plan, nachvollziehbar, konsequent und damit reproduzierbar durchgeführt werden. Inwieweit es sinnvoll ist, eine „systematische" Prüfung an nur einem Prüfungsteilnehmer durchzuführen, wird infrage gestellt, wäre aber nach den Regelungen dieser Norm und dem Medizinprodukterecht möglich. Mit einem einzigen Prüfungsteilnehmer kann weder das Medizinprodukt hinsichtlich der Sicherheit, Wirksamkeit und Leistungsfähigkeit bewertet werden noch sichergestellt werden, dass die gewonnenen Ergebnisse klinisch relevant, evident und aussagekräftig sind.

klinischer Prüfbericht ***[3.10]***

Norm: „Dokument, in dem Design, Durchführung, statistische Analyse und Ergebnisse einer klinischen Prüfung beschrieben werden"

Synonym: Abschlussbericht, Schlussbericht

Hinweise: Der klinische Prüfbericht ist bei genehmigten oder angezeigten klinischen Prüfungen in der Regel innerhalb eines Jahres nach Ende der klinischen Prüfung der Behörde (z. B. der genehmigenden Behörde) einzureichen. Die Frist verkürzt sich bei vorzeitigem Abbruch der klinischen Prüfung auf 3 Monate und kann aus wissenschaftlichen Gründen verlängert werden (Art. 77 Abs. 5 MDR). Bei Vorlage des klinischen Prüfberichts ist diesem eine Zusammenfassung beizufügen, die in einer für die vorgesehenen Anwender leicht verständlichen Sprache verfasst ist.

klinischer Prüfplan ***[3.9]***

Norm: „Dokument, in dem Begründung, Ziele, Design und präspezifizierte Analysen, Methodik, Organisation, Monitoring, Durchführung und Berichtsführung der klinischen Prüfung festgelegt sind"

Synonym: Protokoll, Prüfprotokoll, Studienprotokoll, Clinical Investigation Plan (CIP)

Recht: „klinischer Prüfplan" bezeichnet ein Dokument, in dem die Begründung, die Ziele, die Konzeption, die Methodik, die Überwachung, statistische Erwägungen, die Organisation und die Durchführung einer klinischen Prüfung beschrieben werden" (Art. 2 Nr. 47 MDR)

Hinweise: Der klinische Prüfplan hat die klinische Prüfung und deren Durchführung zu beschreiben und muss dem wissenschaftlichen Erkenntnisstand (Art. 71 Abs. 4 b MDR) entsprechen. Er muss es ermöglichen, die Angaben über die Leistungsfähigkeit, die Wirksamkeit und die Sicherheit des zu prüfenden Medizinproduktes (Prüfprodukt) zu bestätigen oder zu widerlegen. Die erforderlichen Angaben eines klinischen Prüfplans werden im normativen Anhang A dieser Norm dargestellt.

Komparator ***[3.12]***

Norm: „Medizinprodukt, Therapie (z. B. aktive Behandlung, übliche klinische Praxis), ein Placebo oder keine Behandlung, das (die) in einer klinischen Prüfung in der Kontrollgruppe verwendet wird (werden)"

Synonym: Vergleichsprodukt

Hinweise: Um die klinische Leistungsfähigkeit, Wirksamkeit und Sicherheit des Prüfproduktes nachzuweisen, wird die klinische Prüfung oft mit einem Komparator durchgeführt. Dieser Komparator kann z. B. ein CE-gekennzeichnetes verkehrsfähiges Medizinprodukt oder ein zugelassenes Arzneimittel sein. Die Leistung und die Risiken für den Komparator sind bekannt, sodass hieran das Prüfprodukt gemessen werden kann. Die Verwendung von Placebos oder eine nicht behandelte Kontrollgruppe sind bei klinischen Prüfungen von Medizinprodukten unüblich.

Kontrollgruppe *[3.15]*

Norm: „Gruppe von Prüfungsteilnehmern, die den Komparator erhält"

Hinweise: In den meisten Fällen wird eine Kontrollgruppe zeitlich parallel zu einer Gruppe der Prüfungsteilnehmer, die das Prüfprodukt erhalten (Experimentalgruppe), behandelt. Die Kontrollgruppe kann aber auch früher oder später behandelt werden.

Bei einer Cross-over-Studie werden die beiden Gruppen nach einer festgelegten Zeit getauscht, sodass jeder Proband einmal in der Kontrollgruppe und einmal in der Experimentalgruppe ist.

koordinierender Prüfer *[3.16]*

Norm: „Prüfer, der durch den Sponsor benannt wird, um bei der Koordination der Arbeit in einer multizentrischen klinischen Prüfung Unterstützung zu leisten"

Synonym: nationaler Prüfer, globaler Prüfer

Hinweise: Der koordinierende Prüfer ist im Medizinprodukterecht nicht definiert, muss jedoch vom Sponsor bei klinischen Prüfungen zu Konformitätsbewertungszwecken im klinischen Prüfplan angegeben werden (Anh. XV Kap. II Nr. 3.1.3 MDR).

Eine Besonderheit im deutschem Recht stellt der „Leiter der klinischen Prüfung (LKP)" dar (§ 3 Nr. 6 MPDG). Bei einer in Deutschland an mehreren Prüfstellen durchgeführten klinischen Prüfung, hat der Sponsor einen Prüfer als LKP mit der Leitung der klinischen Prüfung zu beauftragen (siehe hierzu Kapitel 6.4).

Medizinprodukt *[3.34]*

Norm: „Instrumente, Apparate, Werkzeuge, Maschinen, Geräte, Implantate, Reagenzien für die In-vitro-Anwendung, Software, Materialien oder andere gleichartige oder verwandte Gegenstände, die alleine oder in Kombination vom Hersteller für die Anwendung für Menschen für einen oder mehrere der folgenden spezifischen medizinischen Zwecke bestimmt sind:

- Erkennung, Verhütung, Monitoring, Behandlung oder Linderung von Krankheiten,
- Erkennung, Überwachung, Behandlung, Linderung oder Kompensierung von Verletzungen,

- Untersuchung, Ersatz, Veränderung oder Unterstützung des anatomischen Aufbaus oder eines physiologischen Vorgangs,
- Lebenserhaltung oder Lebensunterstützung,
- Empfängnisregelung,
- Desinfektion von Medizinprodukten,
- Bereitstellung von Informationen mittels In-vitro-Untersuchung von aus dem menschlichen Körper stammenden Proben

und deren bestimmungsgemäße Hauptwirkung weder durch pharmakologische oder immunologische Mittel noch metabolisch, im oder am menschlichen Körper, erreicht wird, deren vorgesehene Wirkungsweise aber durch solche Mittel unterstützt werden kann."

Recht: „Medizinprodukt" bezeichnet ein Instrument, einen Apparat, ein Gerät, eine Software, ein Implantat, ein Reagenz, ein Material oder einen anderen Gegenstand, das dem Hersteller zufolge für Menschen bestimmt ist und allein oder in Kombination einen oder mehrere der folgenden spezifischen medizinischen Zwecke erfüllen soll:

- Diagnose, Verhütung, Überwachung, Vorhersage, Prognose, Behandlung oder Linderung von Krankheiten,
- Diagnose, Überwachung, Behandlung, Linderung von oder Kompensierung von Verletzungen oder Behinderungen,
- Untersuchung, Ersatz oder Veränderung der Anatomie oder eines physiologischen oder pathologischen Vorgangs oder Zustands,
- Gewinnung von Informationen durch die In-vitro-Untersuchung von aus dem menschlichen Körper –auch aus Organ-, Blut- und Gewebespenden – stammenden Proben

und dessen bestimmungsgemäße Hauptwirkung im oder am menschlichen Körper weder durch pharmakologische oder immunologische Mittel noch metabolisch erreicht wird, dessen Wirkungsweise aber durch solche Mittel unterstützt werden kann.

Die folgenden Produkte gelten ebenfalls als Medizinprodukte:

- Produkte zur Empfängnisverhütung oder -förderung,
- Produkte, die speziell für die Reinigung, Desinfektion oder der Sterilisation der in Artikel 1 Absatz 4 genannten Produkte und der in Absatz 1 dieses Spiegelstrichs genannten Produkte bestimmt sind." (Art. 2 Nr. 1 MDR)

Hinweise: Die Definitionen des Medizinproduktes aus dieser Norm und dem Medizinprodukterecht stimmen weitestgehend inhaltlich überein. Medizinprodukte dürfen im oder am Körper weder pharmakologisch noch immunologisch oder metabolisch wirken, da diese Wirkweisen den Arzneimitteln vorbehalten sind. Medizinprodukte selbst müssen jedoch nicht unmittelbar am menschlichen Körper wirken, sondern können z. B. auch die Wirkung eines anderen Medizinproduktes ermöglichen (Desinfektionsmittel für Medizinprodukte, Schlauchsystem für eine Infusionspumpe). In diesem Fall handelt es sich um ein Zubehör zu einem Medizinprodukt, welches aber wie ein eigenständiges Medizinprodukt behandelt wird. Ausschließlich der Hersteller kann durch entsprechende Festlegung der Zweckbestimmung eines Produktes aus diesem ein Medizinprodukt machen. Eine entsprechende „medizinische" Anwendung macht aus einem Produkt kein Medizinprodukt.

Es gibt Produkte, die vom Hersteller mit unterschiedlichen Zweckbestimmungen, mal nach Medizinprodukterecht und mal nach anderen Vorschriften, in den Verkehr gebracht werden. So können beispielsweise Einmal-Handschuhe als OP-Handschuhe Medizinprodukte und als Schutzhandschuhe vor gefährlichen Chemikalien „persönliche Schutzausrüstung" sein. Auch der Wechsel des Anwendungsbereichs vom Menschen auf Tiere führt dazu, dass es sich bei dem Produkt nicht mehr um ein Medizinprodukt handelt.

Medizinprodukte dürfen nur an andere abgegeben (in Verkehr gebracht) werden, wenn sie die CE-Kennzeichnung tragen oder zur klinischen Prüfung bestimmt sind.

Monitoring *[3.35]*

Norm: „Vorgang der Überwachung des Fortschritts einer klinischen Prüfung, um sicherzustellen, dass diese in Übereinstimmung mit dem CIP, schriftlichen Arbeitsanweisungen, diesem Dokument und den anwendbaren regulatorischen Anforderungen durchgeführt, dokumentiert und berichtet wird"

Recht: „Um sich zu vergewissern, dass die Rechte, die Sicherheit und das Wohl der Prüfungsteilnehmer geschützt sowie die gemeldeten Daten verlässlich und belastbar sind und die Durchführung der klinischen Prüfung gemäß den Anforderungen dieser Verordnung erfolgt, gewährleistet der Sponsor eine angemessene Überwachung der Durchführung der klinischen Prüfung." (Art. 72 Abs. 2 der MDR)

Hinweise: Der Sponsor hat zur Überwachung der klinischen Prüfung ein Monitoring nach einem Monitoringplan durchzuführen. Ziel des Monitorings ist es, zu überwachen und nachzuweisen, dass die klinische Prüfung in Übereinstimmung mit dem gültigen Prüfplan, dem Medizinprodukterecht und dieser Norm durchgeführt wird.

multizentrische Prüfung ***[3.36]***

Norm: „klinische Prüfung, die nach einem einzigen klinischen Prüfplan (CIP) durchgeführt wird und an zwei oder mehr Prüfstellen stattfindet“

Hinweise: Wird eine klinische Prüfung an einem Ort durchgeführt, wird diese oft auch als monozentrische klinische Prüfung bezeichnet. Eine klinische Prüfung an mehreren Prüfstellen bezeichnet man als multizentrische klinische Prüfung. Eine klinische Prüfung, die in mehreren Staaten durchgeführt wird, wird als internationale multizentrische klinische Prüfung bezeichnet. Alle genannten Fälle setzen voraus, dass die klinische Prüfung nach einem klinischen Prüfplan durchgeführt wird, wobei es jedoch bei einer internationalen multizentrischen klinischen Prüfung zu Anpassungen an das jeweils geltende nationale Recht kommen kann.

Produktmangel ***[3.19]***

Norm: „Unzulänglichkeit eines Medizinproduktes in Bezug auf seine Identität, Qualität, Haltbarkeit, Zuverlässigkeit, Gebrauchstauglichkeit, Sicherheit oder Leistungsfähigkeit“

Hinweise: Die Ursache des Produktmangels liegt immer im Medizinprodukt selbst. Dabei unterscheidet die Norm hier nicht zwischen dem Prüfprodukt und dem Komparator, sodass auch der Mangel des Komparators als Produktmangel zu sehen ist. Es handelt sich um einen Mangel, der im Design des Produktes begründet liegt und sich durch das Fehlen bestimmter erforderlicher Eigenschaften des Produktes bemerkbar macht. Hierzu zählen **unzureichende Sicherheit,** wie z. B.:

- mangelnde Aufbereitungsmöglichkeit bei Medizinprodukten, die steril mehrfach verwendet werden
- fehlende oder mangelnde Möglichkeit der Inspektion und Instandsetzung

- schlechte Qualität wie z. B. das Rosten oder das Verkratzen von Oberflächen
- Fehlfunktion des Produktes
- mangelnde Gebrauchstauglichkeit
- Anwenderfehler, der z. B. auf einen Mangel der Gebrauchsanweisung oder auf eine schlechte Ergonomie des Produktes zurückzuführen ist
- unzureichende Kennzeichnung, die z. B. zu einer Fehlanwendung oder falschen Bedienung führt

fehlende oder mangelnde (aber offerierte) **Leistung**, wie z. B.:

- zu kurze Lebensdauer des Produktes
- mangelnde Passgenauigkeit
- nicht erbrachte Produkteigenschaften wie z. B. keine oder mangelnde Resorption, mangelnde Sekretfestigkeit

Der Sponsor hat Aufzeichnungen zu führen über jeden Produktmangel, der bei Ausbleiben angemessener Maßnahmen oder unter weniger günstigen Umständen zu schwerwiegenden unerwünschten Ereignissen hätte führen können (Art. 80 MDR). Hieraus ergibt sich, dass das schwerwiegende unerwünschte Ereignis tatsächlich noch nicht eingetreten sein muss. Einen solchen Produktmangel hat der Sponsor der Bundesoberbehörde zu melden.

Prüfbogen ***[3.6]***

Norm: „Satz gedruckter oder optisch oder elektronisch gespeicherter Dokumente für einzelne Prüfungsteilnehmer, in dem Informationen enthalten sind, über die, wie im klinischen Prüfplan (CIP) festgelegt, dem Sponsor zu berichten ist“

Synonym: Case Report Forms (CRFs)

Hinweise: Die Prüfbögen dienen der Erfassung und Dokumentation der gemäß Prüfplan zu erhebenden klinischen Daten. Die Bögen können auf einem optischen Datenträger, elektronisch gespeichert oder auf Papier erstellt, ausgefüllt und gelagert bzw. gesichert werden

Informationen über den Zweck, den Aufbau und den Inhalt von Prüfbögen können dem informativen Anhang C dieser Norm entnommen werden.

Prüfer ***[3.30]***

Norm: „einzelnes Mitglied eines Teams an der Prüfstelle, das vom Hauptprüfer einer Prüfstelle benannt und überwacht wird und prüfungsbezogene klinische Verfahren durchführt oder wichtige prüfungsrelevante klinische und medizinische Behandlungsentscheidungen trifft"

Synonym: Investigator, Prüfarzt

Recht: „Prüfer" bezeichnet eine für die Durchführung einer klinischen Prüfung an einer Prüfstelle verantwortliche Person (Art. 2 Nr. 54 MDR)

Hinweise: Der Prüfer führt im klinischen Prüfplan beschriebene klinische Maßnahmen durch und trifft wichtige klinische Entscheidungen im Rahmen der klinischen Prüfung. An jeder Prüfstelle gibt es mindestens einen Prüfer. Gibt es an einer Prüfstelle neben dem Hauptprüfer nur einen weiteren Prüfer, kann dieser auch „stellvertretender Prüfer" oder „Mit-Prüfer" genannt werden.

Bei einer klinischen Prüfung, die in Deutschland durchgeführt wird, muss ein Prüfer nicht zwingend Arzt sein, sondern kann auch einen anderen Beruf haben, der ihn für die Durchführung der klinischen Prüfung qualifiziert. Dies könnte z. B. ein Strahlenphysiker bei der klinischen Prüfung eines Bestrahlungsgerätes sein. (§ 30 Abs. 3 MPDG)

Ein nicht ärztlicher Prüfer darf jedoch keine Prüfungsteilnehmer aufklären, weil diese Tätigkeit in Deutschland (§ 28 Abs. 2 MPDG) einem Arzt bzw. bei zahnärztlichen Prüfprodukten einem Zahnarzt vorbehalten ist.

Prüferbroschüre ***[3.31]***

Norm: „Zusammenstellung der aktuellen klinischen und nichtklinischen Informationen über das/die Prüfprodukt(e), die für die klinische Prüfung von Bedeutung sind"

Synonym: Investigator's brochure (IB), Handbuch des Prüfers, Prüferinformation

Recht: „Das Handbuch des Prüfers enthält die klinischen und nichtklinischen Angaben zum Prüfprodukt, die für die Prüfung relevant sind und zum Zeitpunkt des Antrags vorliegen." (Anh. XV Nr. 2 der MDR)

Hinweise: Die Prüferbroschüre ist eine Zusammenstellung der präklinischen und klinischen Daten zum Prüfprodukt und soll den Prüfer insbesondere über dessen Wirkung und Risiken informieren. Sie muss außer den Ergebnissen der biologischen Sicherheitsprüfung und der Prüfung der technischen Unbedenklichkeit die voraussichtlich mit der klinischen Prüfung verbundenen Risiken enthalten.

Die Prüferbroschüre ist dem Antrag auf Genehmigung (Art. 70 Abs. 1 der MDR) sowie der Anzeige bei der Bundesoberbehörde (Art. 74 Abs. 1 der MDR) beizufügen.

Welche Angaben die Prüferbroschüre im Einzelnen enthalten muss, ist für klinische Prüfungen zu Konformitätsbewertungszwecken im Anhang XV Kap. II Nr. 2 MDR festgelegt. Ergänzend hierzu sowie für Sonstige klinische Prüfungen wird der Inhalt im normativen Anhang B dieser Norm dargestellt.

Prüfprodukt ***[3.29]***

Norm: „Medizinprodukt, das in einer klinischen Prüfung im Hinblick auf die klinische Leistungsfähigkeit, Wirksamkeit oder Sicherheit bewertet wird“

Synonym: zu prüfendes Medizinprodukt, Medizinprodukt, Versuchsprodukt

Recht: „Prüfprodukt“ bezeichnet ein Produkt, das im Rahmen einer klinischen Prüfung bewertet wird (Artikel 2 Nr. 46 der MDR)

Hinweise: Das Prüfprodukt ist ein Medizinprodukt, für welches die Sicherheit, Wirksamkeit oder Leistungsfähigkeit in einer klinischen Prüfung nachgewiesen werden soll. Das Medizinprodukt kann die CE-Kennzeichnung tragen oder auch nicht. Ein nicht CE-gekennzeichnetes Prüfprodukt muss die grundlegenden Sicherheits- und Leistungsanforderungen erfüllen, mit Ausnahme der Anforderungen, die Gegenstand der klinischen Prüfung sind. Durch diese Forderung ist sichergestellt, dass ein Prüfprodukt so weit wie möglich sicher ist und die Prüfungsteilnehmer keinem unnötigen Risiko ausgesetzt werden.

Prüfstelle ***[3.28]***

Norm: „Einrichtung oder Ort, in der/an dem die klinische Prüfung durchgeführt wird“

Synonym: Prüfort, Prüfeinrichtung, Prüfzentrum

Hinweise: Bei einer klinischen Prüfung muss es mindestens eine Prüfstelle mit mindestens einem Prüfer geben. Die Prüfstelle kann z. B. ein

Krankenhaus, eine Arztpraxis oder eine Ambulanz sein. Es ist aber auch möglich (z. B. bei der klinischen Prüfung von Prüfprodukten zur Eigenanwendung), dass die Betriebsstätte des Herstellers des Prüfproduktes Prüfstelle ist, an der die Prüfungsteilnehmer aufgeklärt und die Prüfprodukte ausgegeben werden. Jedoch muss es dann auch hier einen Prüfer geben, der Arzt oder Zahnarzt ist, um die Prüfungsteilnehmer aufzuklären.

Das Medizinprodukterecht fordert, dass die Prüfstelle für die Durchführung der klinischen Prüfung geeignet sein muss und normale Einsatzbedingungen für das Prüfprodukt bietet. (Art. 62 Abs. 7 MDR) Diese Anforderungen sind jedoch im Einzelnen nicht festgelegt, sondern sind abhängig von dem jeweiligen Prüfprodukt. So muss z. B. bei Herzprodukten die Notfallversorgung sichergestellt sein oder bei Implantaten ein Operationssaal vorhanden sein, der dem Stand der Technik entspricht.

Prüfungsteilnehmer ***[3.50]***

Norm: „Person, die entweder als Empfänger des Prüfprodukts oder eines Komparators an einer klinischen Prüfung teilnimmt“

Synonym: Proband, Studienteilnehmer, Patient, Versuchsperson

Recht: „Prüfungsteilnehmer“ bezeichnet eine Person, die an einer klinischen Prüfung teilnimmt (Art. 2 Nr. 50 MDR)

Hinweise: Ein Prüfungsteilnehmer ist eine Person, bei der das Prüfprodukt oder der Komparator angewendet wird. In der Regel ist es ein Patient, bei dem das Prüfprodukt oder der Komparator zur Diagnose oder zur Therapie seiner Erkrankung angewendet wird. Es kann sich beim Prüfungsteilnehmer aber auch um eine gesunde Person handeln, die freiwillig an der klinischen Prüfung teilnimmt.

Qualitätssicherung ***[3.40]***

Norm: „geplante und systematische Tätigkeiten, die festgelegt werden, um sicherzustellen, dass die klinische Prüfung durchgeführt und die dabei gesammelten Daten erhoben, dokumentiert (aufgezeichnet) und berichtet werden, wie es diesem Dokument und den regulatorischen Anforderungen entspricht“

Hinweise: Der Sponsor hat zur Qualitätssicherung Arbeitsanweisungen (Standard Operating Procedure – SOP) zu erstellen und zu implementieren sowie Audits während der klinischen Prüfung zu veranlassen.

Qualitätskontrolle ***[3.41]***

Norm: „operative Techniken und Tätigkeiten, die im Rahmen der Qualitätssicherung angewendet bzw. unternommen werden, um sicherzustellen, dass die Anforderungen an die Qualität der im Zusammenhang mit der klinischen Prüfung durchgeführten Tätigkeiten erfüllt sind“

Hinweise: Der Sponsor hat zur Qualitätskontrolle ein Monitoring durchzuführen.

Quelldaten ***[3.47]***

Norm: „alle Angaben in ursprünglichen Aufzeichnungen, beglaubigten Kopien von ursprünglichen Aufzeichnungen klinischer Befunde, Beobachtungen oder sonstiger Aktivitäten bei einer klinischen Prüfung, die für die Rekonstruktion und Auswertung der klinischen Prüfung erforderlich sind“

Hinweise: Quelldaten finden sich in Quelldokumenten und sind Originalaufzeichnungen oder beglaubigte Kopien klinischer Befunde. Es gehört zu den Aufgaben des Monitors, die Inhalte der Prüfbögen mit den Quelldaten abzugleichen. Die Quelldaten verbleiben an der Prüfstelle und dürfen vom Sponsor nur mit Erlaubnis des Prüfungsteilnehmers eingesehen werden.

Quelldokument ***[3.48]***

Norm: „Originaldokument oder beglaubigte Kopie eines gedruckten, optischen oder elektronischen Dokuments, das Quelldaten enthält“

Hinweise: Quelldokumente sind Kranken- oder Patientenakten, Laborbefunde und diagnostische Bilder (z. B. aus Röntgen-, Magnetresonanz- und Sonografieuntersuchungen). Weiter zählen dazu Aufzeichnungen aus EKGs und EEGs, Befunde von Untersuchungen, Aufzeichnungen, die an der Prüfstelle in den beteiligten Abteilungen der klinischen Prüfung aufbewahrt werden.

Randomisierung ***[3.42]***

Norm: „Verfahren der Zuordnung von Prüfungsteilnehmern zu Prüfprodukt oder Kontrollgruppen, wobei die Zuordnung nach einem anerkannten statistischen Verfahren vorgenommen wird, bei dem ein Zufallsverfahren eine nicht vorhersehbare Zuordnung festlegt, um Verzerrungen zu reduzieren“

Synonym: Zufallszuteilung

Hinweise: Wird ein Prüfprodukt gegen einen Komparator geprüft, werden die Prüfungsteilnehmer in Gruppen eingeteilt, z.B. Prüfproduktgruppe und Kontrollgruppe. Diese müssen annähernd gleich groß sein. Die Randomisierung (Zuordnung) erfolgt nach einem vom Sponsor festgelegten und im klinischen Prüfplan beschriebenen Verfahren, welches die Beeinflussung der Zuordnung der Prüfungsteilnehmer in eine bestimmte Gruppe vermeiden soll. Die Randomisierung, kann z.B. durch telefonische Rückfrage beim Sponsor, durch spezielle Computersoftware oder durch die Wahl eines verschlossenen Umschlags erfolgen.

Rekrutierung ***[3.43]***

Norm: „aktive Bemühungen zur Ermittlung möglicherweise geeigneter Prüfungsteilnehmer für die Aufnahme in die klinische Prüfung"

Hinweise: Die Rekrutierung kann in der Prüfeinrichtung direkt erfolgen oder über Aushänge und Zeitungsanzeigen.

Die Rekrutierung hängt u.a. von der Art des Medizinproduktes ab. Je spezieller ein Medizinprodukt oder je seltener die vorgesehene Anwendung ist, desto schwieriger ist es, geeignete Prüfungsteilnehmer zur Aufnahme in die klinische Prüfung zu rekrutieren. Die Wahl der Prüfstelle kann ebenfalls Einfluss auf die Rekrutierung haben. Häufig fällt die Rekrutierung in großen Einrichtungen (Krankenhäuser der Maximalversorgung, Universitätskliniken) in Ballungsgebieten leichter als in kleinen ländlichen Einrichtungen. Die Rekrutierung kann auch dadurch beeinflusst werden, dass in der Einrichtung klinische Prüfungen mit vergleichbaren Medizinprodukten und Populationen durchgeführt werden.

schwerwiegende Gesundheitsgefahr ***[3.46]***

Norm: „Signal durch ein unerwünschtes Ereignis oder einen Produktmangel, das auf eine bevorstehende Lebensgefahr oder eine schwerwiegende Verschlechterung des Gesundheitszustands von Prüfungsteilnehmern, Anwendern oder sonstigen Personen hinweist und das sofortige Abhilfemaßnahmen für andere Prüfungsteilnehmer, Anwender oder sonstige Personen erfordert"

Hinweis: Dies schließt erwartete und unerwartete Ereignisse ein, durch die es etwa zu einer gravierenden Erkrankung von einiger Dauer, einer nachhaltigen Beeinträchtigung der Lebensqualität über mehrere Wochen oder zu Todesfällen in kurzen Zeitabständen kommen könnte.

schwerwiegendes unerwünschtes Ereignis *[3.45]*

Norm: „unerwünschtes Ereignis, das eine der unten aufgeführten Folgen nach sich zieht:

a) Tod

b) schwerwiegende Verschlechterung des Gesundheitszustands des Prüfungsteilnehmers, des Anwenders oder sonstiger Personen, die durch eine oder mehrere der nachstehenden Folgen gekennzeichnet ist:

1) eine lebensbedrohende Erkrankung oder Verletzung, oder

2) eine dauernde Beeinträchtigung einer Körperstruktur oder -funktion zur Folge einschließlich chronischer Krankheiten, oder

3) die Krankenhausaufnahme oder die Verlängerung eines bestehenden Krankenhausaufenthaltes, oder

4) einen medizinischen oder chirurgischen Eingriff zur Verhinderung einer lebensbedrohenden Krankheit oder Verletzung oder einer dauernden Beeinträchtigung einer Körperstruktur oder -funktion;

c) Schädigung eines Fetus, zum Fetaltod, einer kongenitalen Fehlbildung oder einem Geburtsschaden, einschließlich einer körperlichen oder geistigen Beeinträchtigung."

Synonym: serious adverse event (SAE)

Recht: „bezeichnet ein unerwünschtes Ereignis, das eine der nachstehenden Folgen hatte:

a) Tod,

b) schwerwiegende Verschlechterung des Gesundheitszustands des Prüfungsteilnehmers, die ihrerseits eine der nachstehenden Folgen hatte:

i) lebensbedrohliche Erkrankung oder Verletzung,

ii) bleibender Körperschaden oder dauerhafte Beeinträchtigung einer Körperfunktion,

iii) stationäre Behandlung oder Verlängerung der stationären Behandlung des Patienten,

iv) medizinische oder chirurgische Intervention zur Verhinderung einer lebensbedrohlichen Erkrankung oder Verletzung oder eines bleibenden Körperschadens oder einer dauerhaften Beeinträchtigung einer Körperfunktion,

v) chronische Erkrankung,

c) Fötale Gefährdung, Tod des Fötus oder kongenitale körperliche oder geistige Beeinträchtigungen oder Geburtsfehler“ (Art. 2 Nr. 58 MDR)

Hinweise: Schwerwiegend im Sinne des Medizinprodukterechts und dieser Norm sind alle unerwünschten Ereignisse, die bei Prüfungsteilnehmern, Anwendern oder einer anderen Person auftreten, wenn sie zum Tod oder zur Schädigung eines Fötus führen.

Abweichend von dieser Norm, nach der eine schwerwiegende Verschlechterung des Gesundheitszustands eines Prüfungsteilnehmers, Anwenders oder Dritten ein SAE darstellt, beschränkt sich das Medizinprodukterecht in diesem Punkt jedoch auf den Prüfungsteilnehmer. Demnach stellt eine schwerwiegende Verschlechterung des Gesundheitszustands eines Prüfungsteilnehmers ein SAE dar, eine schwerwiegende Verschlechterung des Gesundheitszustands bei einem Anwender oder Dritten ist hingegen kein SAE. Dies ist unabhängig davon, ob es einen Zusammenhang mit dem Prüfprodukt, dem Komparator oder dem Verfahren gibt.

Die retrospektiven (hätte führen können) und prospektiven (führen könnten) Möglichkeiten sind im Sinne des Medizinprodukterechts und dieser Norm keine SAE.

Während bei einem CE-gekennzeichneten Medizinprodukt eine erwartete Nebenwirkung kein Vorkommnis darstellt, spielt es für ein SAE keine Rolle, ob es sich um ein erwartetes oder um ein unerwartetes Ereignis handelt.

schwerwiegende unerwünschte Wirkung des Produktes *[3.44]*

Norm: „unerwünschte Wirkung des Produkts, die durch die typischen Folgen für ein schwerwiegendes unerwünschtes Ereignis gekennzeichnet ist“

Synonym: serious adverse device effect (SADE)

Hinweise: Ist ein Ereignis schwerwiegend und lässt es sich auf die Wirkung des Produktes zurückführen, handelt es sich um eine schwerwiegende unerwünschte Wirkung des Produktes. Schwerwiegend ist ein Ereignis dann, wenn es z. B. zum Tod, zu einer schweren Gesundheitsbeeinträchtigung oder zur Schädigung eines Fötus führt *[3.45]*.

Schwerwiegende unerwünschte Wirkungen des Produktes treten im Zusammenhang mit dem Prüfprodukt oder dem Komparator auf. Man kann sie entweder mit dem Produkt oder mit seiner Anwendung in Zusammenhang bringen. Ursächlich können bestimmte Funktionen oder Fehlfunktionen, die Anwendung (z. B. Implantationsart), Mängel in der Gebrauchsanweisung, Anwendungsfehler sowie der Fehlgebrauch des Prüfproduktes sein.

Sponsor ***[3.49]***

Norm: „Einzelperson, Unternehmen, Institution oder Organisation, die die Verantwortung und Haftung für die Initiierung oder Durchführung einer klinischen Prüfung sowie die Aufstellung der Finanzierung übernimmt"

Synonym: Auftraggeber

Recht: „Sponsor" bezeichnet jede Person, jedes Unternehmen, jede Einrichtung oder jede Organisation, die bzw. das die Verantwortung für die Einleitung, das Management und die Aufstellung der Finanzierung der klinischen Prüfung übernimmt (Art. 2 Nr. 49 MDR)

Hinweise: Neben Einzelpersonen (natürlichen Personen) können auch Unternehmen, Institutionen oder Organisationen Sponsor einer klinischen Prüfung mit Medizinprodukten sein. Unternehmen sind wirtschaftlich selbstständige Betriebe, die bestimmte Ziele (z. B. Gewinnerzielung) verfolgen. Hierzu gehören Firmen, Unternehmen und Betriebe in unterschiedlichen Gesellschaftsformen wie z. B. eine Aktiengesellschaft (AG) oder eine Gesellschaft mit beschränkter Haftung (GmbH). Institutionen sind Einrichtungen, die dem Wohl oder Nutzen eines Einzelnen oder der Allgemeinheit dienen, wie z. B. Universitäten oder Universitätskliniken.

Sponsor kann auch ein an der klinischen Prüfung beteiligter Prüfer sein, soweit er die Prüfung selbst initiiert und durchführt und dabei die volle Verantwortung übernimmt.

Die Definitionen des Sponsors in dieser Norm und im Medizinprodukterecht weichen voneinander ab. Während die Norm dem Sponsor die Verantwortung und die Haftung zuweist, beschränkt sich das Recht auf die Verantwortung. Die Norm schließt dabei die

Initiierung, die Durchführung und die Aufstellung der Finanzierung einer klinischen Prüfung ein, während das Recht die Einleitung, das Management und die Aufstellung der Finanzierung, aber nicht die Durchführung beim Sponsor sieht. Trotzdem weist das Medizinproduktrecht dem Sponsor verschiedene Aufgaben und Verantwortlichkeiten während der klinischen Prüfung zu. Dies weist darauf hin, dass der Sponsor an der Durchführung der klinischen Prüfung beteiligt ist und dafür auch Verantwortung trägt.

unabhängig *[3.26]*

Norm: „nicht in die Entwicklung des Prüfprodukts oder die Durchführung einer klinischen Prüfung einbezogen, mit Ausnahme der spezifisch zugewiesenen Verantwortlichkeiten, um eine Verzerrung oder einen Interessenkonflikt zu vermeiden“

Hinweise: In einer klinischen Prüfung müssen die Prüfungsteilnehmer, die Ethik-Kommission, das Datenüberwachungskomitee, der Zeuge bei der Aufklärung eines lese- und schreibunfähigen Prüfungsteilnehmers sowie der Monitor unabhängig sein. Diese Norm fordert nicht explizit die Unabhängigkeit der Prüfer vom Sponsor, jedoch sollte auch diese zur Vermeidung von Interessenkonflikten weitestgehend vorhanden sein.

unerwünschtes Ereignis *[3.2]*

Norm: „alle beim Prüfungsteilnehmer, dem Anwender oder bei anderen Personen auftretenden unerwünschten medizinischen Ereignisse, unbeabsichtigte Erkrankungen oder Verletzungen oder unerwünschte klinische Diagnosen (einschließlich abnormer Laborergebnisse), egal ob diese in Verbindung mit dem Prüfprodukt stehen oder nicht und ob sie vorhersehbar waren oder nicht“

Synonym: adverse event (AE)

Recht: „bezeichnet ein nachteiliges medizinisches Ereignis, eine nicht vorgesehene Erkrankung oder Verletzung oder nachteilige klinische Symptome, einschließlich anormaler Laborbefunde, bei Prüfungsteilnehmern, Anwendern oder anderen Personen im Rahmen einer klinischen Prüfung, auch wenn diese nicht mit dem Prüfprodukt zusammenhängen“ (Art. 2 Nr. 57 MDR)

Hinweise: Diese Definition ist sehr weitreichend, da sie unerwünschte Ereignisse bei dem Prüfungsteilnehmer, dem Anwender oder einer anderen Person einbezieht.

Zu den Anwendern des Prüfproduktes bzw. des Komparators zählen die Prüfer und ggf. andere Bediener der Produkte wie z. B. eine Pflegekraft, eine OP-Schwester oder ein Medizintechniker. Eine andere Person kann z. B. der Techniker sein, der Instandhaltungsmaßnahmen durchführt, eine Person, die sich im Strahlungsbereich eines Bestrahlungsgerätes aufhält, oder eine Putzfrau, die um das Prüfprodukt bzw. den Komparator herum reinigt. Bei diesen Personen ist eine Schädigung z. B. durch einen elektrischen Schlag, eine Schnittverletzung durch scharfe Kanten oder eine Verletzung durch Um- oder Herunterstürzen des Produktes möglich.

Darüber hinaus müssen unerwünschte Ereignisse keinen Zusammenhang mit dem Prüfprodukt haben, sodass auch Ereignisse im Zusammenhang mit dem Komparator oder dem medizinischen Verfahren (z. B. Implantation) dazu gehören. Für Anwender oder andere Personen gehören gemäß dieser Norm jedoch nur Ereignisse im Zusammenhang mit dem Prüfprodukt und dem Komparator dazu; diese Einschränkung findet sich im Medizinprodukterecht nicht.

Zu den unerwünschten Ereignissen zählen:

- unerwünschte medizinische Ereignisse (z. B. Beeinträchtigungen oder Veränderungen der Körperfunktionen)
- unbeabsichtigte Erkrankungen oder Verletzungen (z. B. intraoperative Verletzung anderer Körperstrukturen als die beteiligten Körperstrukturen oder postoperative Komplikationen)
- unerwünschte klinische Diagnosen (z. B. Veränderung von Laborwerten infolge einer Implantation oder der Anwendung des Prüfproduktes bzw. des Komparators)

Unerwünschte Ereignisse schließen im Wesentlichen schwerwiegende unerwünschte Ereignisse, unerwünschte Wirkungen des Produktes, schwerwiegende unerwünschte Wirkungen des Produktes sowie unvorhersehbare schwerwiegende unerwünschte Wirkungen des Produktes ein.

unerwünschte Wirkung des Produktes ***[3.1]***

Norm: „unerwünschtes Ereignis im Zusammenhang mit dem Gebrauch eines Prüfproduktes“

Synonym: adverse device effect (ADE)

Hinweise: Hierbei handelt es sich um ein unerwünschtes Ereignis, welches sich auf die Anwendung des Prüfproduktes oder des Komparators zurückführen lässt. Man kann die „unerwünschte Wirkung des Produktes“ entweder mit dem Produkt selbst oder mit seiner Anwendung in Zusammenhang bringen. Ursache dafür können Fehler in der Aufstellung (Errichtung) und der Instandhaltung des Prüfproduktes, bestimmte Funktionen oder Fehlfunktionen des Prüfproduktes, die Anwendung (z.B. Implantationsart), Mängel in der Gebrauchsanweisung, Anwendungsfehler sowie der Fehlgebrauch des Prüfproduktes sein.

unvorhersehbare schwerwiegende unerwünschte Wirkung des Produktes *[3.51]*

Norm: „schwerwiegende unerwünschte Wirkung des Produktes, die wegen ihrer Art, ihres Auftretens, der Schwere oder der Folgen in der aktuellen Risikobewertung nicht identifiziert wurde“

Synonym: unanticipated serious adverse device effect (USADE)

Hinweise: Ein Prüfprodukt muss alle grundlegenden Sicherheits- und Leistungsanforderungen erfüllen neben den Aspekten, die zur Prüfung anstehen. Damit müssen auch etwaige Risiken im Zusammenhang mit der vorgesehenen Anwendung des Prüfproduktes gemessen am Nutzen für den Patienten vertretbar sein. Um dies festzustellen und zu belegen, ist für das Prüfprodukt eine Risikobewertung durchzuführen, die alle denkbaren Risiken enthält und bewertet. Diese Risiken werden auch vorhersehbare schwerwiegende unerwünschte Wirkung des Produktes (en: anticipated serious adverse device effect (ASADE)) genannt. Risiken, die nicht in der Risikoanalyse benannt werden, nennt man unvorhersehbare schwerwiegende unerwünschte Wirkung des Produktes (USADE).

Validierung *[3.53]*

Norm: „Bestätigung durch Untersuchung und Erbringung eines objektiven Nachweises, dass die Anforderungen für eine spezielle bestimmungsgemäße Verwendung dauerhaft erfüllt werden können“

Hinweis: Dieser Begriff wurde neu in die vorliegende Norm aufgenommen. Im Zusammenhang mit Medizinprodukten wurde der Begriff Validierung in den unterschiedlichen Bereichen verwendet (Aufbereitung von Medizinprodukten, Qualitätssicherung in Laboren, Softwareentwicklung). Im Medizinprodukterecht ist der Begriff nicht definiert. Es finden sich jedoch vielfältige Definitionen, z.B. in der

DIN EN ISO 9000:2015-11 Qualitätsmanagementsysteme – Grundlagen und Begriffe „Bestätigung durch objektiven Nachweis, dass die Anforderungen für eine bestimmte Anwendung oder einen bestimmten Gebrauch erfüllt sind".

Verblinden/Maskieren ***[3.5]***

Norm: „Verfahren, bei dem eine oder mehrere der an der klinischen Prüfung beteiligten Parteien über die Zuordnung der Behandlungsart in Unkenntnis gehalten werden"

Hinweise: Eine Verblindung dient dazu, die Leistung und ggf. die Überlegenheit eines Prüfproduktes im Vergleich zu einem anderen Produkt unbeeinflusst nachzuweisen. Bei einer verblindeten klinischen Prüfung ist nicht bekannt, ob ein Prüfungsteilnehmer mit dem Prüfprodukt oder dem Komparator behandelt wird. Hierbei unterscheidet man:

- einfachverblindete klinische Prüfungen (Einfachblindstudie), bei der der Prüfungsteilnehmer nicht weiß, welches Produkt bei ihm angewendet wird, dies jedoch dem Prüfer bekannt ist;
- doppelverblindete klinische Prüfungen (Doppelblindstudie), bei der weder die Prüfungsteilnehmer noch der Prüfer oder der Monitor wissen, mit welchem Produkt der Prüfungsteilnehmer behandelt wird;
- beobachterverblindete (dreifachverblindete) klinische Prüfung, bei der zumindest die primären Endpunkte bewertet werden, ohne dass bekannt ist, ob ein Prüfungsteilnehmer mit einem Prüfprodukt oder einem Komparator behandelt wurde.

Bei bestimmten Prüfprodukten ist eine Verblindung nicht möglich, da man die Produkte an ihrem Aussehen eindeutig identifizieren kann.

Verifizierung ***[3.54]***

Norm: „Bestätigung durch Untersuchung und Erbringung eines objektiven Nachweises, dass festgelegte Anforderungen erfüllt worden sind"

Hinweis: Dieser Begriff wurde neu in die vorliegende Norm aufgenommen. Im Medizinprodukterecht ist der Begriff nicht definiert. Es finden sich jedoch vielfältige Definitionen, z.B. in der DIN EN ISO 9000:2015-11 Qualitätsmanagementsysteme – Grundlagen und Begriffe: „Bestätigung durch einen objektiven Nachweis, dass Anforderungen erfüllt werden".

vulnerabler Prüfungsteilnehmer ***[3.55]***

Norm: „Person, die nicht in der Lage ist, alle Aspekte der Untersuchung, die für die Entscheidung über die Teilnahme relevant sind, vollständig zu verstehen, oder die aufgrund einer kompromittierten Position, der Erwartung von Vorteilen oder aus Angst vor Vergeltungsmaßnahmen manipuliert oder unangemessen beeinflusst werden könnte"

Recht: „Die Person, bei der eine klinische Prüfung oder eine Sonstige klinische Prüfung durchgeführt werden soll, darf nicht auf Grund einer behördlichen Anordnung oder einer gerichtlichen Anordnung oder Genehmigung freiheitsentziehend untergebracht sein." (§ 27 MPDG)

Hinweise: Vulnerabel bedeutet je nach Quelle verwundbar, verletzlich oder gefährdet. Zu den vulnerablen Prüfungsteilnehmern, die nicht alle Aspekte der klinischen Prüfung verstehen, gehören u.a. Minderjährige, verwirrte Personen, Personen mit geistiger Behinderung, bewusstseinseingeschränkte Personen.

Weiter gehören Schwangere, Stillende und Personen mit eingeschränkter Geschäftsfähigkeit bzw. nicht geschäftsfähige Personen zu dem besonders schutzbedürftigen Personenkreis.

Eine kompromittierte Position im Sinne dieser Norm haben Personen, die in Abhängigkeit vom Sponsor, einem Prüfer oder einer anderen Person/Einrichtung stehen. Hier kann die Möglichkeit bestehen, dass die Teilnahme an einer klinischen Prüfung nicht freiwillig geschieht, sondern im Hinblick auf einen möglichen Vorteil. So ist es z.B. in Deutschland verboten, Personen, die aufgrund einer behördlichen oder einer gerichtlichen Anordnung oder Genehmigung freiheitsentziehend untergebracht sind, in eine klinische Prüfung einzuschließen.

Wirksamkeit ***[3.20]***

Norm: „durch dokumentierte wissenschaftliche Daten nachgewiesenes Erreichen eines klinisch signifikanten, beabsichtigten Ergebnisses bei einem definierten Anteil der Zielpopulation, wenn das Prüfprodukt entsprechend seiner vorgesehenen Verwendung und in Übereinstimmung mit seiner Gebrauchsanweisung, der Prüferbroschüre und dem CIP verwendet wird"

Hinweis: Erreicht ein Medizinprodukt bei vorgegebener Anwendung die offerierte Leistung, gilt es als wirksam. Die Wirksamkeit ist mit klinischen Daten zu bestätigen.

Ziel ***[3.37]***

Norm: „Hauptzweck der Durchführung einer klinischen Prüfung"

Hinweise: Ein Prüfprodukt muss alle grundlegenden Sicherheits- und Leistungsanforderungen erfüllen, außer die Aspekte, die zur Prüfung anstehen. Aus diesen Aspekten ergibt sich die Zielsetzung der klinischen Prüfung, die z. B. im Nachweis der Leistungsfähigkeit des Prüfproduktes bestehen kann. Die Zielstellung der klinischen Prüfung ist im klinischen Prüfplan in Form von primären und sekundären Zielen festzulegen.

Zugriffsprotokollierung ***[3.4]***

Norm: „Dokumentation, die die Rekonstruktion eines Ereignisablaufs erlaubt"

Synonym: Audittrail

Hinweis: Mit der Zugriffsprotokollierung werden alle Zugriffe auf Daten z. B. in CRF oder Datenbanken datiert, mit dem Abzeichnungskürzel versehen und, sofern erforderlich, erläutert. Der ursprüngliche Eintrag darf dabei nicht verdeckt werden. Dies gilt sowohl für schriftliche oder elektronische Änderungen als auch Korrekturen. Die Zugriffsprotokollierung erfolgt unabhängig vom Erfolg des Zugriffsversuches. Sie wird bei sensiblen oder personenbezogenen Daten angewendet und sollte deshalb bei Prüfbögen durchgeführt werden.

4 Abkürzungen

Tabelle 1: Abkürzungen

ADE	unerwünschte Wirkung des Produktes (aus dem Englischen: Adverse Device Effect)
AE	unerwünschtes Ereignis (aus dem Englischen: Adverse Event)
Anh.	Anhang
ASADE	vorhersehbare schwerwiegende unerwünschte Wirkung des Produktes
BfArM	Bundesinstitut für Arzneimittel und Medizinprodukte
BOB	Bundesoberbehörde
CEN	Europäisches Komitee für Normung
CIP	klinischer Prüfplan (aus dem Englischen: Clinical Investigation Plan)
CRF	Prüfbogen (aus dem Englischen: Case Report Form)
CRO	Auftragsforschungsinstitut (aus dem Englischen: Clinical Research Organisation)
DMIDS	Deutsches Medizinprodukteinformations- und Datenbanksystem
DIN	Deutsches Institut für Normung
DMC	Datenüberwachungskomitee
DSGVO	Datenschutz-Grundverordnung
DSMB	Ausschuss zur Überwachung der Datensicherheit (aus dem Englischen: Data Safety Monitoring Board)
DSMC	Komitee zur Überwachung der Datensicherheit
EK	Ethik-Kommission
EU	Europäische Union
EUDAMED	Europäische Datenbank für Medizinprodukte zur Umsetzung der MDR
eCRF	Elektronische Prüfbögen

ID	Daten zur Identifizierung
MDR	Medical Device Regulation VERORDNUNG (EU) 2017/745 DES EUROPÄISCHEN PARLAMENTS UND DES RATES vom 5. April 2017 über Medizinprodukte
GCP	Gute klinische Praxis (aus dem Englischen: Good Clinical Practice)
IB	Prüferbroschüre (aus dem Englischen: Investigator's Brochure)
Kap.	Kapitel
KP	Klinische Prüfung
MP	Medizinprodukt
MPDG	Gesetz zur Durchführung unionsrechtlicher Vorschriften betreffend Medizinprodukte (Medizinprodukterecht-Durchführungsgesetz)
PMCF	Klinische Nachbeobachtung (aus dem Englischen: Post Market Clinical Follow-up)
PT	Prüfungsteilnehmer
SADE	schwerwiegende unerwünschte Wirkung des Produktes (aus dem Englischen: Serious Adverse Device Effect)
SAE	schwerwiegendes unerwünschtes Ereignis (aus dem Englischen: Serious Adverse Event)
SOP	Arbeitsanweisung (aus dem Englischen: Standard Operating Procedure)
SP	Sponsor
USADE	unvorhersehbare schwerwiegende unerwünschte Wirkung des Produktes

5 Klinische Prüfungen von Medizinprodukten

Eine klinische Prüfung ist eine systematische Untersuchung, bei der ein oder mehrere menschliche Prüfungsteilnehmer einbezogen werden und die der Bewertung der Sicherheit oder Leistung eines Medizinproduktes dient. Die Sicherheit und Leistung schließen klinische Leistungsfähigkeit und die Wirksamkeit des Medizinproduktes bei den Patienten sowie die Sicherheit des Medizinproduktes für Patienten, Anwender und Dritte ein. Klinische Prüfungen von Medizinprodukten sind durchzuführen, wenn die erforderlichen klinischen Daten z. B. in der Literatur nicht vorhanden sind.

Systematik der klinischen Prüfungen von Medizinprodukten nach dem Medizinprodukterecht

Das Medizinprodukterecht unterscheidet grundsätzlich zwei Arten von klinischen Prüfungen:

1) Klinische Prüfungen zu Konformitätsbewertungszwecken

   Klinische Prüfungen, die vom Hersteller eines Medizinproduktes zur Erlangung von klinischen Daten durchgeführt werden, nennt man auch klinische Prüfungen zu Konformitätsbewertungszwecken. Diese sind durchzuführen,

   - um zu belegen, dass ein Medizinprodukt so ausgelegt, hergestellt und verpackt ist, dass es unter normalen Verwendungsbedingungen die vom Hersteller angegebene Zweckbestimmung und Leistung sowie den angegebenen klinischen Nutzen erbringt;
   - um zu belegen, dass ein Medizinprodukt klinisch sicher ist;
   - zur Bestimmung von (bei normalen Verwendungsbedingungen) ggf. auftretenden unerwünschten Nebenwirkungen;
   - um zu belegen, dass ein Medizinprodukt im Vergleich zu dem erbrachten Nutzen vertretbare Risiken hat.

   Klinische Prüfungen zu Konformitätsbewertungszwecken sind vom Hersteller

   - vor dem Inverkehrbringen durchzuführen, um die für die erforderliche klinische Bewertung benötigten klinischen Daten zur Erlangung der CE-Kennzeichnung zu sammeln. Diese Prüfungen werden auch als „klinische Prüfungen nach Art. 62 Abs. 1 MDR“ oder als „klinische Prüfungen vor dem Inverkehrbringen“ bezeichnet.

- nach dem Inverkehrbringen durchzuführen, um fortlaufend klinische Daten nach der Markteinführung des CE-gekennzeichneten Medizinproduktes zur Aktualisierung der klinischen Bewertung zu sammeln (klinische Nachbeobachtung nach dem Inverkehrbringen). Hierzu hat der Hersteller unabhängig vom gewählten Konformitätsbewertungsverfahren einen Plan für die klinische Nachbeobachtung nach dem Inverkehrbringen zu erstellen (Art. 61 Abs. 11 MDR) und der technischen Dokumentation des Medizinproduktes beizufügen (Anh. XIV Teil B MDR). Diese Prüfungen werden auch als PMCF-Studie oder klinische Prüfungen nach dem Inverkehrbringen bezeichnet, sind aber klinische Prüfungen im Sinne der Definition.

Vorschriften für die Durchführung dieser klinischen Prüfungen finden sich im Medizinprodukterecht (Artikel 62 bis 81 MDR und im MPDG) und in dieser Norm.

2) Sonstige klinische Prüfungen

Daneben regelt das Medizinprodukterecht klinische Prüfungen von Medizinprodukten, die nicht zu Konformitätsbewertungszwecken durchgeführt werden. Diese klinischen Prüfungen werden „Sonstige klinische Prüfungen“ genannt (Artikel 82 MDR) und dürfen nach der Definition aus § 3 Nr. 4 MPDG nicht zu Konformitätsbewertungszwecken durch einen gegenwärtigen oder künftigen Hersteller durchgeführt werden.

Sonstige klinische Prüfungen dienen der Beantwortung wissenschaftlicher oder anderer Fragestellungen. Wissenschaftliche Fragestellungen ergeben sich im Rahmen der Forschung z. B. an Universitäten oder Forschungseinrichtungen.

Der Begriff „andere Fragestellungen“ ist nicht näher definiert und lässt viel Spielraum, z. B. für vergleichende Fragestellungen oder Fragestellungen zur Wirtschaftlichkeit oder der Akzeptanz bei Anwendern. Hieraus ergibt sich, dass vornehmlich andere, z. B. Ärzte oder Forschungseinrichtungen, Sonstige klinische Prüfungen veranlassen und durchführen. Aber auch Hersteller könnten „andere Fragestellungen“ klären wollen, wobei die erhobenen Daten nicht zu Konformitätsbewertungszwecken verwendet werden dürfen. Denkbar sind hier z. B. Sonstige klinische Prüfungen, die zur Aufnahme des Medizinproduktes ins Heilmittelregister erforderlich sind.

Vorschriften für die Durchführung von Sonstigen klinischen Prüfungen finden sich in Artikel 82 MDR und im MPDG. Diese Norm sollte angewendet werden.

Klinische Prüfung mit oder von Medizinprodukten

Wichtig ist jedoch, dass sich die Hypothese und der primäre Endpunkt der klinischen Prüfung auf das Medizinprodukt beziehen. Wird ein Medizinprodukt in einer klinischen Prüfung eines Arzneimittels eingesetzt (z. B. eine Spritze und eine Kanüle), um z. B. das zu prüfende Arzneimittel zu verabreichen oder um z. B. Messungen nach der Verabreichung durchzuführen (z. B. Blutdruckmesser), beziehen sich die Fragestellungen der Prüfung auf das zu prüfende Arzneimittel (z. B. Verträglichkeit, Nebenwirkung) und nicht auf das eingesetzte Medizinprodukt. Dann handelt es sich nicht um eine klinische Prüfung eines Medizinproduktes, sondern um eine klinische Prüfung eines Arzneimittels, die nach den Vorschriften des Arzneimittelrechts durchzuführen ist.

Kombinationsprüfungen eines Medizinproduktes und eines Arzneimittels

Werden in einer klinischen Prüfung sowohl ein Medizinprodukt, als auch ein Arzneimittel geprüft, ist diese klinische Prüfung nach dem Medizinprodukterecht und dem Arzneimittelrecht durchzuführen. Beispielsweise ist dies bei der Prüfung eines Arzneimittels zur Behandlung von Alzheimer denkbar, bei der auch eine neue Software zur Messung der Gedächtnisleistung geprüft wird.

Klinische Prüfung als Grundlagenforschung

Die Prüfung (klinische Studien) z. B. eines Wirkmechanismus oder der Zusammenhang eines physiologischen Parameters mit einer Krankheit, bei der zwar Medizinprodukte zum Einsatz kommen, aber nicht selbst geprüft werden, können als Grundlagenforschung eingestuft werden und zählen nicht zu den Sonstigen klinischen Prüfungen. Bei diesen an Menschen durchgeführten Studien hat sich der Arzt von seiner zuständigen Ethik-Kommission (z. B. bei der Landesärztekammer) nach Berufsrecht ethisch beraten zu lassen. Entsprechende Anträge mit Angaben zu den einzureichenden Unterlagen finden sich auf den Internetseiten der Ethik-Kommissionen. Auch bei diesen Studien ist die Deklaration von Helsinki einzuhalten.

Das folgende Bild zeigt die klinischen Prüfungen nach Medizinprodukterecht. Dabei wird zwischen klinischen Prüfungen zu Konformitätsbewertungszwecken und Sonstigen klinischen Prüfungen unterschieden. Die einzuhaltenden gesetzlichen Regelungen für die einzelnen Arten der klinischen Prüfungen weichen voneinander ab. Bei allen genannten klinischen Prüfungen ist diese Norm einzuhalten, da es sich maßgeblich um Prüfungen im regulatorischen Bereich handelt.

Klinische Prüfung (KP)		
„Klinische Prüfung zum Zwecke der Konformitätsbewertung“ Die klinischen Daten sind für das Konformitätsbewertungsverfahren bestimmt		**„Sonstige klinische Prüfung“** Die klinischen Daten sind nicht für Konformitätsbewertungsverfahren bestimmt
Ohne CE-Kennzeichnung	Mit CE-Kennzeichnung	Mit CE oder ohne CE-Kennzeichnung
Zur Feststellung der Leistung, des Nutzens oder der Sicherheit	Klinische Nachbeobachtung, innerhalb der Zweckbestimmung	KP dient der Beantwortung wissenschaftlicher oder anderer Fragestellungen

Bild 1: Übersicht der klinischen Prüfungen nach dem Medizinprodukterecht

Diese klinischen Prüfungen lassen sich im Hinblick auf die einzuhaltenden medizinprodukterechtlichen Vorschriften weiter unterteilen:

1) Klinische Prüfungen zu Konformitätsbewertungszwecken,

1a) Klinische Prüfung vor dem Inverkehrbringen (Artikel 62 Abs. 1 MDR)

mit einem Prüfprodukt, das keine CE-Kennzeichnung trägt.

Zur Feststellung der Leistung, des Nutzens oder der Sicherheit des Prüfproduktes.

Beispiel: Ein Produkt mit einer neuen Technologie oder einem neuen Wirkmechanismus.

1b) Klinische Prüfung nach dem Inverkehrbringen außerhalb der Zweckbestimmung

mit einem Prüfprodukt, das eine CE-Kennzeichnung trägt, welches aber außerhalb der Zweckbestimmung geprüft wird (Artikel 74 Abs. 2 MDR):

Diese klinische Prüfung ist einer klinischen Prüfung mit Prüfprodukten ohne CE-Kennzeichnung gleichgestellt, da die CE-Kennzeichnung an die Zweckbestimmung gebunden ist und somit die CE-Kennzeichnung in dieser Konstellation die Gültigkeit verliert.

Beispiel: Die Zweckbestimmung eines Stents für periphere Gefäße soll auf Koronararterien ausgeweitet werden.

1c) Klinische Prüfung nach dem Inverkehrbringen mit zusätzlichen Verfahren

Klinische Prüfung mit einem Prüfprodukt, das die CE-Kennzeichnung trägt und innerhalb seiner zertifizierten Zweckbestimmung sowie mit zusätzlichen belastenden oder invasiven Verfahren geprüft wird (Artikel 74 Abs. 1 Satz 1 MDR).

Beispiel: Bei einer klinischen Prüfung nach dem Inverkehrbringen sollen zusätzlich zur Standardanwendung dreimal Computertomografiebilder angefertigt oder zusätzlich eine Endoskopie durchgeführt werden.

1d) Klinische Prüfung nach dem Inverkehrbringen ohne zusätzliche Verfahren

Klinische Prüfung mit einen Prüfprodukt, das die CE-Kennzeichnung trägt und innerhalb seiner zertifizierten Zweckbestimmung, aber ohne zusätzliche belastende oder invasive Verfahren geprüft wird. Diese klinische Prüfung ist eine „Risikoarme klinische Prüfung".

Diese sind nicht erwähnt, ergeben sich jedoch im Umkehrschluss aus Artikel 74 Satz 1 MDR.

Beispiel: Bei einer klinischen Prüfung nach dem Inverkehrbringen sollen im Vergleich zur Standardanwendung keine zusätzlichen Untersuchungen (z. B. Röntgenaufnahmen, Punktionen) durchgeführt werden.

2) Sonstige klinische Prüfungen nicht zu Konformitätsbewertungszwecken, sondern zur Beantwortung wissenschaftlicher oder anderer Fragestellungen (§ 3 Nr. 4 MPDG). Sonstige klinische Prüfungen lassen sich nochmals unterteilen in

2a) Sonstige klinische Prüfung mit CE ohne zusätzliche Verfahren

Sonstige klinische Prüfungen eines Prüfproduktes, das die CE-Kennzeichnung trägt und innerhalb seiner zertifizierten Zweckbestimmung ohne zusätzliche belastende oder invasive Verfahren geprüft wird (§ 3 Nr. 4 i. V. m. 47 Abs. 3 MPDG). Diese klinische Prüfung ist eine „Risikoarme klinische Prüfung".

Beispiel: Mehrere Medizinprodukte mit der gleichen Zweckbestimmung sollen im Rahmen der Standardbehandlung hinsichtlich ihrer Akzeptanz bei den Probanden untersucht werden.

2b) Sonstige klinische Prüfung, die nicht unter Nummer 2a) fällt (§ 47 Abs. 1 MPDG).

So ergibt sich aus Bild 1 folgendes Bild:

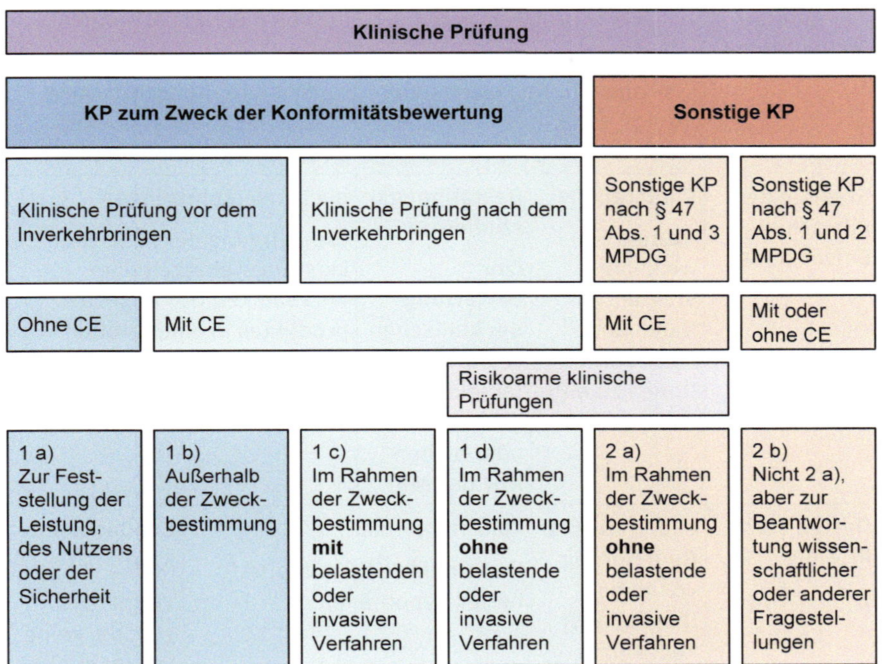

Bild 2: Arten der klinischen Prüfungen nach dem Medizinprodukterecht

Eine klinische Prüfung muss systematisch sein, d. h. nach einem (Prüf-)Plan, nachvollziehbar, konsequent und damit reproduzierbar durchgeführt werden. Inwieweit es sinnvoll ist, eine „systematische" Prüfung an nur einem Prüfungsteilnehmer durchzuführen, muss im Einzelfall geprüft werden, wäre aber nach den Regelungen des Medizinprodukterechts und dieser Norm möglich.

Diese Norm teilt in Anhang I die klinischen Prüfungen nach dem regulatorischen Status des Medizinproduktes vom Entwicklungsstadium bis zur klinischen Nachbeobachtung ein *[Tabelle I.1]*. Diese Einteilung gilt maßgeblich für klinische Prüfungen zu Konformitätsbewertungszwecken und unterscheidet klinische Prüfungen vor und nach dem Inverkehrbringen.

Folgende Tabelle zeigt die Einteilung von klinischen Prüfungen in Abhängigkeit von dem regulatorischen Status des Medizinproduktes:

Tabelle 2: Übersicht der klinischen Prüfungen nach Entwicklungsstadien

Regulatorischer Status	**Vor Inverkehrbringen des Medizinproduktes → ohne CE-Kennzeichnung**		**Nach Inverkehrbringen des Medizinproduktes → mit CE-Kennzeichnung (z. B. im Rahmen der klinischen Nachbeobachtung)**	
Stadium der klinischen Entwicklung	Pilotstadium (frühes Entwicklungsstadium zur Sammlung von Informationen zu MP)	Bestätigungsstudien (zur Bewertung der klinischen Leistungsfähigkeit, Wirksamkeit oder Sicherheit des MP)	nach Inverkehrbringen (Bestätigung der klinischen Leistungsfähigkeit oder Wirksamkeit des Medizinproduktes in einer großen Population)	
Design der Prüfung	explorativ (zur Generierung von Hypothesen) oder konfirmatorisch (siehe rechts)	konfirmatorisch (kontrollierte KP mit formulierter Hypothese)		beobachtend (keine Vergleichsgruppe, keine Intervention)
Deskriptoren für klinische Prüfungen	erste KP am Menschen frühe klinische Machbarkeitsstudie (z. B. zur Designfindung des MP) herkömmliche klinische Machbarkeitsstudie (z. B.	klinische Bestätigungsstudie (zur Sammlung klinischer Daten eines fertig designten MP)	klinische Prüfung nach Inverkehrbringen (siehe oben)	Register (System zur Sammlung und Auswertung definierter klinischer Daten im Hinblick z. B. auf spezielle Krankheiten oder Störungen)

Regulatorischer Status	**Vor Inverkehrbringen des Medizinproduktes ➔ ohne CE-Kennzeichnung**		**Nach Inverkehrbringen des Medizinproduktes ➔ mit CE-Kennzeichnung (z. B. im Rahmen der klinischen Nachbeobachtung)**	
Deskriptoren für klinische Prüfungen	zur Bestätigung des Produktdesigns)			KP nach Inverkehrbringen (siehe oben)
Belastung für den Prüfungsteilnehmer	interventionell (KP mit Vergleichsgruppe oder mit zusätzlichen belastenden Diagnose- oder Überwachungsverfahren)		nicht interventionell (ohne Vergleichsgruppe und ohne zusätzliche belastende Diagnose- oder Überwachungsverfahren)	

In der Praxis kann es aufgrund der neuen und ineinandergreifenden Gesetzgebung im Bereich der klinischen Prüfungen schwierig sein, zu bestimmen, um welche Art der klinischen Prüfung es sich handelt. Da von der Art der klinischen Prüfung aber die einzuhaltenden Voraussetzungen aus dem Medizinprodukterecht und auch dieser Norm abhängen, wurde dem Bundesinstitut für Arzneimittel und Medizinprodukte (BfArM) die Aufgabe übertragen (§ 6 Abs. 2 Nr. 3 MPDG), zu entscheiden, ob es sich um eine genehmigungspflichtige klinische Prüfung handelt. Genehmigungspflichtig sind bestimmte klinische Prüfungen vor dem Inverkehrbringen (siehe Kapitel 10.4.2).

Zur Unterstützung von Antragstellern, Behörden und Beteiligter wurde auf Initiative des Bundesministeriums für Bildung und Forschung unter Einbindung der Fachkreise ein Online-Leitfaden „Regulatorische Einordnung von klinischen Studien mit Medizinprodukten“ als Orientierungshilfe erarbeitet. Dieser Leitfaden dient der Abgrenzung von Studien und klinischen Prüfungen von Medizinprodukten sowie zur Typisierung einer klinischen Prüfung eines Medizinproduktes und damit der Einordnung in den rechtlichen Rahmen. Der Online-Leitfaden findet sich auf der Homepage des Bundesinstitutes für Arzneimittel und Medizinprodukte und enthält neben den Prüfschemen auch Checklisten und viele Fallbeispiele.

Die sich aus dem Medizinprodukterecht ergebenden rechtlichen Vorschriften für klinische Prüfungen variieren je nach Art der klinischen Prüfungen. Dabei wird auch das Risiko für die Prüfungsteilnehmer berücksichtigt. So werden an klinische Prüfungen mit geringerem Risiko (z. B. Prüfprodukt mit

CE-Kennzeichnung) weniger Anforderungen gestellt als an klinische Prüfungen mit höherem Risiko (Prüfprodukt ohne CE-Kennzeichnung).

Für klinische Prüfungen mit CE-gekennzeichneten Prüfprodukten, die im Rahmen der Zweckbestimmung geprüft werden und bei denen keine zusätzlichen und invasiven Verfahren angewendet werden (Nummer 1d) und 2a) in Bild 2), finden sich im Medizinprodukterecht nur wenige bis keine Vorschriften, die einzuhalten sind. Im weiteren Kommentar werden diese „Risikoarmen klinischen Prüfungen" in der Regel nicht mehr einbezogen. Für die im Kommentar verwendeten Begrifflichkeiten ergibt sich somit:

- **„klinische Prüfungen zu Konformitätsbewertungszwecken"** sind klinische Prüfungen vor und nach dem Inverkehrbringen einschließlich der klinischen Prüfungen von CE-gekennzeichneten Prüfprodukten außerhalb der Zweckbestimmung.
- **„klinische Prüfung nach dem Inverkehrbringen"** sind klinische Prüfungen von CE-gekennzeichneten Prüfprodukten innerhalb der Zweckbestimmung, aber mit zusätzlichen belastenden oder invasiven Verfahren.
- **„Sonstige klinische Prüfungen"** nach § 47 Abs. 1-2 MPDG sind Sonstige klinische Prüfungen ohne Prüfungen nach Nr. 2a) in Bild 2.
- **„Risikoarme klinische Prüfungen"** sind klinische Prüfungen von CE-gekennzeichneten Prüfprodukten innerhalb der Zweckbestimmung ohne zusätzliche belastende oder invasive Verfahren. Dieser Begriff wird nur in diesem Kommentar verwendet, findet sich aber nicht in dieser Norm und im Medizinprodukterecht.

6 Aufgabenträger und Verantwortlichkeiten in der klinischen Prüfung

In einer klinischen Prüfung werden die Aufgaben und Verantwortlichkeiten von verschiedenen Personen wahrgenommen. Zu den Aufgabenträgern bei einer klinischen Prüfung zählen der Sponsor, die Prüfer, Hauptprüfer, der koordinierende Prüfer, der Monitor, die Ethik-Kommission und die Behörden. Im weitesten Sinne können auch die Prüfungsteilnehmer und die Prüfstelle zu den Aufgabenträgern gezählt werden, da ohne diese eine klinische Prüfung unmöglich ist. Unabhängig vom Umfang und der Art der übertragenen Aufgaben und Verantwortungen trägt jede der genannten Personen und Institutionen ihren Teil zum Gelingen einer klinischen Prüfung von Medizinprodukten bei.

Diese Norm weist Verantwortlichkeiten vorrangig dem Sponsor und dem Hauptprüfer zu. Die Aufgaben und Verantwortlichkeiten müssen für eine klinische Prüfung schriftlich im Prüfplan, in Verfahrensanweisungen und Vereinbarungen zwischen dem Sponsor und den Hauptprüfern sowie den Prüfern niedergelegt werden.

6.1 Sponsor

Der Sponsor übernimmt die Verantwortung für die Einleitung, das Management und die Aufstellung der Finanzierung der klinischen Prüfung (Art. 2 Nr. 49 MDR). Er muss in der Europäischen Union niedergelassen sein. Ist dies nicht der Fall, benötigt er eine natürliche oder juristische Person als rechtlichen Vertreter, die in der Europäischen Union niedergelassenen ist.

Dieser rechtliche Vertreter des Sponsors ist verantwortlich für die Einhaltung der dem Sponsor obliegenden Verpflichtungen. Dabei ist die Kommunikation des Sponsors mit Behörden und Ethik-Kommissionen über den rechtlichen Vertreter abzuwickeln. Jegliche Kommunikation mit diesem rechtlichen Vertreter gilt als Kommunikation mit dem Sponsor (Art. 62 Abs. 2 MDR). Dies gilt auch für Sonstige klinische Prüfungen (§ 25 MPDG). Damit ist der Vertreter der Ansprechpartner für die Behörden und die Ethik-Kommission. Er muss gesetzliche Anforderungen und Maßgaben der Behörden oder der Ethik-Kommission umsetzen und verantwortet diese auch. Er unterliegt insofern der behördlichen Überwachung. Der Sponsor sollte vertraglich mit seinem Vertreter die jeweiligen Aufgaben, Pflichten und Verantwortlichkeiten festlegen.

6.1.1 Qualifikation des Sponsors

Der Sponsor muss über die für die klinische Prüfung relevante medizinische Expertise verfügen. Diese Expertise kann der Sponsor durch einen externen stets verfügbaren Berater sicherstellen. *[6.1]*

Es ist möglich, dass der Sponsor und der Prüfer eine Person sind, die dann die Verantwortlichkeiten des Sponsors und des Prüfers übernimmt. Die klinische Prüfung wird in diesem Fall auch als „Investigator-Initiated-Trial" (IIT) und der Prüfer als Sponsorprüfer bezeichnet. Dabei sind jedoch hinsichtlich des erforderlichen Datenschutzes (insbesondere bzgl. Prüfungsteilnehmer) eingehende Überlegungen anzustellen und Maßnahmen zu treffen.

6.1.2 Verantwortung und Aufgaben des Sponsors

Der Sponsor ist nach dieser Norm verantwortlich für die Initiierung und die Durchführung einer klinischen Prüfung und haftet dafür. Er kann die aus seiner Verantwortung resultierenden Aufgaben an Dritte (z. B. Auftragsforschungsinstitut, Auftragsprüfinstitut, CRO) übertragen, wobei letztendlich die (Gesamt-)Verantwortung immer bei ihm verbleibt. Die Aufgabenübertragung muss schriftlich, z. B. in einem Vertrag, erfolgen, dabei verbleiben alle nicht übertragenen Aufgaben und Funktionen beim Sponsor. Der Sponsor stellt sicher, dass die Wahrnehmung der Aufgaben durch Dritte nach einer mit ihm abgestimmten Verfahrensanweisung erfolgt. Dies hat er mit geeigneten Maßnahmen zu überwachen *[9.3]*.

Das Medizinprodukterecht legt abweichend fest, dass der Sponsor eine Einzelperson, ein Unternehmen, eine Institution oder eine Organisation ist, die die Verantwortung für die Veranlassung, für die Einleitung, das Management und die Aufstellung der Finanzierung der klinischen Prüfung übernimmt (Art. 2 Nr. 49 MDR). Demnach wird dem Sponsor nach Medizinprodukterecht nur die Verantwortung, aber nicht explizit die Haftung übertragen. Die übertragene Verantwortung für die Durchführung der klinischen Prüfung wird auf die Einleitung, das Management und die Finanzierung beschränkt.

Dem Sponsor obliegt die Verantwortung für die Erfüllung von regulatorischen Pflichten, wie z. B. die Beantragung der erforderlichen Genehmigung oder der Anzeige bei der zuständigen Bundesoberbehörde (BfArM) sowie die Beantragung einer ethischen Überprüfung (zustimmende Stellungnahme nach MPDG) bei der zuständigen Ethik-Kommission vor Beginn einer klinischen Prüfung. Weiter hat er auch regulatorische Aufgaben während der klinischen Prüfung zu erfüllen (z. B. die Sammlung, Bewertung und Meldung von SAE, die Beantragung von Änderungen der klinischen Prüfung). Daraus ergibt sich, dass der Sponsor sehr wohl Verantwortlichkeiten bei der Durchführung der klinischen Prüfung hat.

Aufgaben des Sponsors

Die Verantwortlichkeit und die Aufgaben des Sponsors werden ausführlich in Kapitel 9 dieser Norm beschrieben und umfassen insbesondere folgende Punkte:

- Planung und Vorbereitung der klinischen Prüfung
  - Feststellung des Erfordernisses der klinischen Prüfung

    Fehlen klinische Daten, um die Leistung und Sicherheit des Produktes nachzuweisen, ist eine klinische Prüfung erforderlich. Dies ist vom Sponsor zu prüfen und zu dokumentieren (siehe dazu Kapitel 9.1).
  - Risikomanagement *[6.2]*

    Risikomanagement-Aktivitäten sind festzulegen und in der gesamten klinischen Prüfung fortzuführen (siehe dazu Kapitel 11.1).
  - Konzepterstellung *[6.3]*

    In Abhängigkeit von der Fragestellung der klinischen Prüfung ist das Design festzulegen (siehe dazu 9.2).
  - Auswahl des klinischen Personals *[9.2.1]*

    Entsprechend dem gewählten Studiendesign wählt der Sponsor die Hauptprüfer und damit die Prüfstellen aus. Bei einer multizentrischen klinischen Prüfung bestimmt er den koordinierenden Prüfer (siehe dazu Kapitel 11.1).
  - Erstellen der erforderlichen Dokumente und der Prüfprodukte *[9.2.2]*

    Die erforderliche Dokumentation, die insbesondere den Prüfplan, die Prüferbroschüre, die Prüfbögen, die produktbezogene Dokumentation, die Information der Prüfungsteilnehmer sowie den Monitoringplan enthält, ist zu erstellen (siehe dazu Vorbereitung der Dokumente). Weiter stellt er eine ausreichende Anzahl von Prüfprodukten her, die die grundlegenden Sicherheits- und Leistungsanforderungen erfüllen, außer den Punkten, die Gegenstand der klinischen Prüfung sind (siehe dazu Kapitel 9.6).
  - Beantragung einer zustimmenden Stellungnahme bei der Ethik-Kommission

    Der Sponsor beantragt die zustimmende Stellungnahme bei der zuständigen Ethik-Kommission (siehe dazu Kapitel 10.4.1).

- Beantragung der Genehmigung bzw. die Anzeige bei der zuständigen Behörde

  Bei der zuständigen Bundesoberbehörde (BfArM) ist die Genehmigung der klinischen Prüfung zu beantragen (siehe dazu Kapitel 10.4.2) oder die klinische Prüfung anzuzeigen (siehe Kapitel 10.4.3).

– Klinisches Qualitätsmanagementsystem *[9.1]*

Für die Planung und die Durchführung der klinischen Prüfung richtet der Sponsor ein klinisches Qualitätsmanagementsystem ein, um sicherzustellen, dass die klinischen Daten gemäß dem CIP sowie dieser Norm und den gesetzlichen Bestimmungen erzeugt, dokumentiert und berichtet werden (siehe Kapitel 8).

– Durchführung der klinischen Prüfung *[9.2.3]*

- Einhaltung des Prüfplans

  Der Sponsor stellt sicher, dass die klinische Prüfung in Übereinstimmung mit dem (von der zuständigen Ethik-Kommission zustimmend bewerteten und von der zuständigen Bundesoberbehörde (BfArM) genehmigten bzw. bei der Bundesoberbehörde angezeigten) CIP durchgeführt wird (siehe dazu Kapitel 10.5).

- Veranlassung eines Monitorings *[9.2.4]*

  Der Sponsor stellt sicher, dass die klinische Prüfung ausreichend durch einen Monitor überwacht wird. Er beauftragt einen externen Monitor (soweit er diese Funktion nicht selbst übernimmt) und legt sowohl vertraglich als auch in Arbeitsanweisungen dessen Tätigkeit fest (siehe dazu Kapitel 6.5.2).

- Datenqualität

  Der Sponsor stellt sicher, dass bei der klinischen Prüfung neben der vollständigen Nachvollziehbarkeit aller Beobachtungen und Befunde sowohl die richtige Erhebung und Verarbeitung der klinischen Daten als auch die korrekte Ableitung von Schlussfolgerungen gewährleistet sind.

- Vertraulichkeit von personenbezogenen Daten

  Der Sponsor trifft für den vertraulichen Umgang mit personenbezogenen Daten alle erforderlichen Maßnahmen. Er darf selbst nur pseudonymisierte Daten von den Prüfstellen erhalten und auswerten (§ 29 Nr. 1 b MPDG). Pseudonymisierung bedeutet, dass die Identifizierungsmerkmale (z. B. Name) durch einen Code ersetzt werden, um eine Feststellung der Identität zu verhindern oder zu erschweren. Jedoch kann die Identität in festgelegten Fällen (z. B. Risiken) mit einem Identifikationscode ermittelt werden *[7.8.2 c]*.

- Planungen für den Notfall

  Der Sponsor muss für Notfallsituationen ein Verfahren etablieren, das z. B. eine sofortige Identifizierung der Prüfungsteilnehmer *[7.5.2]* und, sofern erforderlich, eine Rücknahme der Prüfprodukte ermöglicht (Art. 72 Abs. 6 MDR).

– Bewertung der Sicherheit *[9.2.5]*

Der Sponsor hat unerwünschte Ereignisse und Produktmängel zu erfassen, zu bewerten und zu dokumentieren. Schwerwiegende unerwünschte Ereignisse hat er der zuständigen Bundesoberbehörde (BfArM) zu melden sowie unverzüglich die erforderlichen risikominimierenden Maßnahmen zum Schutze der Prüfungsteilnehmer, Anwender und anderer Personen vor mittelbaren und unmittelbaren Gefahren einzuleiten (siehe Kapitel 11.2).

– Beendigung der klinischen Prüfung *[9.2.6]*

Der Sponsor hat, soweit erforderlich, die klinische Prüfung zu unterbrechen, abzubrechen oder ordnungsgemäß nach Prüfplan zu beenden (siehe dazu Kapitel 12).

– Kommunikation mit den Behörden *[9.4]*

Der Sponsor hat die Kommunikation mit der jeweils zuständigen Bundesoberbehörde und der Ethik-Kommission zu führen. Hierzu gehören nach dieser Norm und dem Medizinprodukterecht

- die Meldungen von schwerwiegenden unerwünschten Ereignissen (SAE) an die Bundesoberbehörde sowie in diesem Zusammenhang die Beantwortung der Rückfragen,
- die Beantragung der Genehmigung sowie alle Anzeigen (Erst- und Änderungsanzeigen),
- die Beantragung der zustimmenden Stellungnahme bei der zuständigen Ethik-Kommission sowie Anzeigen von Änderungen bei sonstigen klinischen Prüfungen,
- die Beantwortung von Anfragen der zuständigen Behörde oder die Übersendung von Dokumenten,
- die Meldung des Abbruchs oder der Beendigung der klinischen Prüfung an die zuständige Bundesoberbehörde und
- die Einreichung des klinischen Prüfberichts bei der Bundesoberbehörde.

6.2 Prüfer

Der Prüfer ist in einer Prüfstelle im Rahmen der klinischen Prüfung tätig und wird nach dieser Norm vom Hauptprüfer benannt. Jedoch sollte diese Benennung im Einvernehmen mit dem Sponsor erfolgen, da der Sponsor der Ethik-Kommission bei Antrag auf ethische Prüfung die Prüfer und deren Qualifikation mitteilen muss. Der Prüfer darf nicht vom Sponsor beeinflusst werden und darf seinerseits weder den Sponsor noch die Prüfungsteilnehmer, den Monitor, andere Prüfer oder andere Beteiligte beeinflussen *[5.2]*. Der Prüfer muss vom Sponsor alle erforderlichen Informationen für eine einheitliche Bewertung und Dokumentation der in der Prüfung gewonnenen Befunde erhalten *[9.2.1 i]*.

6.2.1 Qualifikation der Prüfer

Der Prüfer muss nach Medizinprodukterecht (§ 30 MPDG)

1) entweder Arzt oder Ärztin oder bei für die Zahnheilkunde bestimmten Medizinprodukten Zahnarzt oder Zahnärztin sein oder zur Ausübung eines Berufs berechtigt sein, der zur Durchführung einer klinischen Prüfung qualifiziert.
2) Erfahrungen im Anwendungsbereich des Prüfproduktes und ggf. des Komparators besitzen sowie in dessen Gebrauch ausgebildet und eingewiesen sein und
3) vertraut sein mit
   - den Grundzügen des Medizinprodukterechts,
   - den rechtlichen und wissenschaftlichen Grundlagen von klinischen Prüfungen,
   - dem Prüfplan und
   - dem Handbuch des klinischen Prüfers und
4) eingewiesen sein in die sich aus dem Prüfplan und dem Handbuch ergebenden Pflichten.

Die Qualifikation des Prüfers wird von der Ethik-Kommission geprüft.

6.2.2 Aufgaben der Prüfer

Diese Norm und das Medizinprodukterecht stellen direkte und indirekte Anforderungen an den Prüfer. So hat der Prüfer

- prüfungsbezogene klinische Verfahren durchzuführen und wichtige prüfungsrelevante klinische und medizinische Behandlungsentscheidungen zu treffen *[3.30]*,
- sicherzustellen, dass die klinische Prüfung in Übereinstimmung mit dem Prüfplan durchgeführt wird (§ 62 Abs. 1 Nr. 1 MPDG),
- soweit er Arzt oder Zahnarzt ist, die Einwilligung nach Aufklärung durchzuführen und einzuholen (§ 28 Abs. 2 MPDG),
- an vom Sponsor organisierten Prüfertreffen teilzunehmen *[7.2]*,
- die Genauigkeit, Zuordnung, Vollständigkeit, Lesbarkeit und Aktualität der Quelldaten und der dem Sponsor übermittelten Daten in den CRFs und allen geforderten Berichten sicherzustellen *[7.8.1]*,
- Prüfungsteilnehmer, die die Teilnahme an der Prüfung beenden, um Erlaubnis bitten, Nachbeobachtungsdaten über deren Zustand bzw. deren Erkrankung erfassen zu dürfen *[7.10]*,
- unerwünschte Ereignisse (AE) insbesondere hinsichtlich des Schweregrads und dem Zusammenhang mit dem Prüfprodukt zu bewerten *[9.2.5]*,
- bei auftretenden Umständen, die die Sicherheit der Prüfungsteilnehmer, der Anwender oder Dritter beeinträchtigen können, unverzüglich alle erforderlichen Sicherheitsmaßnahmen zu ergreifen, um unmittelbare oder mittelbare Gefahr abzuwenden (§ 66 Abs. 1 MPDG), und
- die Aufgaben des Hauptprüfers zu übernehmen (siehe dazu Aufgaben des Hauptprüfers) für den Fall, dass es in der Prüfstelle nur einen Prüfer gibt.

HINWEIS 4

Ein Prüfer, der kein Arzt ist, darf keine potenziellen Prüfungsteilnehmer aufklären und diese somit auch nicht in die klinische Prüfung einschließen. Andererseits darf ein Arzt, der kein Prüfer ist, ebenfalls keine potenziellen Prüfungsteilnehmer aufklären (§ 28 Abs. 2 MPDG).

6.3 Hauptprüfer

Der Hauptprüfer ist selbst Prüfer und wird vom Sponsor bestimmt (§ 30 Abs. 1 MPDG). Er ist eine qualifizierte Person, die für die Durchführung der klinischen Prüfung an einer Prüfstelle verantwortlich ist. Der Hauptprüfer leitet ein Team, welches ihn bei seinen Aufgaben unterstützt und z. B. aus weiteren Prüfern, technischen Assistenten und Studienassistenten besteht.

Der Hauptprüfer darf die Beteiligung seiner Prüfstelle an einer klinischen Prüfung unterbrechen oder vorzeitig beenden. *[8.2.1]*

6.3.1 Qualifikation des Hauptprüfers

Der Hauptprüfer muss nach Medizinprodukterecht die gleiche Qualifikation wie ein Prüfer (siehe Kapitel 6.2.1) besitzen. Diese Norm fordert darüber hinaus, dass der Hauptprüfer mit dem Verfahren zum Einholen der Einwilligung nach Aufklärung vertraut ist. Weiter hat der Hauptprüfer jeden potenziellen Interessenkonflikt offenzulegen, der die Durchführung der klinischen Prüfung oder die Interpretation der Ergebnisse beeinflussen kann. *[10.2]*

6.3.2 Aufgaben des Hauptprüfers

Zu seinen Aufgaben zählt es, die klinische Prüfung im Alltag mit seinem Team entsprechend dem Prüfplan, den Anforderungen dieser Norm sowie sonstigen gesetzlichen Vorgaben durchzuführen und dabei die Rechte (einschließlich des Datenschutzes), das Wohlbefinden und die Sicherheit der Prüfungsteilnehmer sicherzustellen. Er darf seine Aufgaben an qualifizierte Mitglieder des Teams in der Prüfstelle delegieren, behält jedoch die Verantwortung für die klinische Prüfung *[10.1]*. Die Aufgabenverteilung innerhalb des Teams ist zu dokumentieren.

Aufgaben des Hauptprüfers im Einzelnen:

a) Alle Aufgaben eines Prüfers wahrnehmen

b) Die Organisation der Prüfstelle

   - Der Hauptprüfer schließt einen Vertrag mit dem Sponsor ab. Soweit die Prüfstelle (z. B. Geschäftsführung der Klinik oder Ähnliches) den Vertrag mit dem Sponsor geschlossen hat, sollte der Hauptprüfer diesen mitzeichnen *[6.9]*.
   - Der Hauptprüfer muss in der Lage sein, die im CIP und ggf. vertraglich präzisierte Anzahl geeigneter Prüfungsteilnehmer innerhalb des vereinbarten Rekrutierungszeitraums einzuschließen *[10.3]*.

- Dies hat er mit einer ausreichenden Anzahl qualifizierter Prüfer sowie einem qualifizierten Team in der Prüfstelle und durch die Verfügbarkeit der erforderlichen angemessenen Einrichtungen (z. B. medizinisches Labor, Röntgenabteilung, Operationssäle) für die Dauer der klinischen Prüfung sicherzustellen *[10.3]*.
- Dem Hauptprüfer obliegt verantwortlich die Sicherstellung einer entsprechenden Schulung und Qualifizierung der Mitarbeiter an der Prüfstelle und die Beaufsichtigung ihrer Tätigkeiten.
- Die Annahme des Prüfplans hat der Hauptprüfer schriftlich zu bestätigen *[10.6 a.]*.
- Den Erhalt der Prüferbroschüre und aller Änderungen hat er schriftlich zu bestätigen *[6.5]*.
- Der Hauptprüfer hat einen Verwendungsnachweis für die Prüfprodukte zu führen *[7.9]*.
- Er hat dem Sponsor die Prüfstelle für Überprüfungen zugänglich zu machen (§ 62 Abs. 1 Nr. 4 MPDG).

c) Die Kommunikation mit der Ethik-Kommission

Der Hauptprüfer hat dem Sponsor Kopien der Kommunikation wie z. B. den Antrag auf Erteilung eines Ethikvotums, das Votum, Meldung von Abweichungen oder Meldungen von schwerwiegenden unerwünschten Ereignissen oder Produktmängeln zur Verfügung zu stellen *[10.4]*.

Abweichend von den Regelungen dieser Norm überträgt das Medizinprodukterecht dem Sponsor jegliche Kommunikation mit der Ethik-Kommission.

d) Prüfung nach Prüfplan

Der Hauptprüfer hat sicherzustellen, dass die klinische Prüfung in der Prüfstelle nach dem genehmigten/angezeigten CIP durchgeführt wird *[10.6]*. Hierzu hat er z. B. jedem Prüfer den Prüfplan und alle Änderungen zur Kenntnis zu geben. Seine Maßnahmen hat er zu dokumentieren und zu überprüfen.

Dabei hat der Hauptprüfer insbesondere für die ordnungsgemäße Datenerhebung und -dokumentation zu sorgen, die Sicherheit der Prüfungsteilnehmer zu gewährleisten, den ordnungsgemäßen Umgang mit dem Prüfprodukt sicherzustellen, das Monitoring sowie ein Audit zu unterstützen. Außerdem hat er, soweit erforderlich, dem Sponsor Vorschläge für Änderungen am Prüfprodukt und am Prüfplan zu machen.

Abweichungen vom Prüfplan hat er zu vermeiden *[10.6. f]*. Sollten jedoch Abweichungen auftreten, hat er diese zu dokumentieren und zu begründen *[10.6 g]* sowie unverzüglich dem Sponsor zu melden *[A.10]*.

e) Die medizinische Betreuung der Prüfungsteilnehmer *[10.7]*

Neben der im CIP vorgesehenen medizinischen Betreuung zählen hierzu auch die Einweisung der Prüfungsteilnehmer in den Umgang mit dem Prüfprodukt (z. B. Bedienung, Rückgabe), die Betreuung der Prüfungsteilnehmer bei unerwünschten Ereignissen, die Unterrichtung der Prüfungsteilnehmer über Befunde, Verlauf der klinischen Prüfung (z. B. Unterbrechung, Abbruch) sowie Verhalten in Notfällen und die Information der Prüfungsteilnehmer über das Vorgehen bei und nach Abschluss der klinischen Prüfung.

f) Mitwirkung bei der Sicherheit

- Der Hauptprüfer hat unerwünschte Ereignisse (Art. 2 Nr. 57 MDR) und Produktmängel (Art. 2 Nr. 59 MDR) entsprechend dem Prüfplan aufzuzeichnen, zu bewerten und in der festgelegten Form und Frist an den Sponsor zu melden *[10.8]*. Nach dem Medizinprodukterecht sind dem Sponsor unverzüglich jede Art von schwerwiegenden unerwünschten Ereignissen (Art. 2 Nr. 58 MDR) sowie jeder Produktmangel, der zu einem schwerwiegenden unerwünschten Ereignis hätte führen können, zu melden (§ 63 MPDG). Bei klinischen Prüfungen nach dem Inverkehrbringen hat der Hauptprüfer die Vorgaben des Sponsors zur Meldung von Vorkommnissen im Sinne des Art. 2 Nr. 64 MDR zu beachten.
- Er hat den Sponsor bei der Risikoanalyse bei neuen unerwarteten Ereignissen zu unterstützen *[7.4.4 c]*.
- Der Hauptprüfer hat dafür Sorge zu tragen, dass Prüfprodukte, die im Verdacht stehen, ein schwerwiegendes unerwünschtes Ereignis verursacht zu haben, nicht verworfen werden, bevor die Bewertung der Bundesoberbehörde abgeschlossen ist. Dies schließt nicht aus, dass das Prüfprodukt dem Hersteller oder Sponsor zum Zwecke der Untersuchung überlassen wird. (§ 62 Abs. 2 MPDG)

g) Organisation des Umgangs mit Daten

- Der Hauptprüfer hat sicherzustellen, dass die vollständige Nachvollziehbarkeit aller Beobachtungen und Befunde, die korrekte Dokumentation der Daten und die korrekte Ableitung von Schlussfolgerungen während der Durchführung gewährleistet sind (§ 62 Abs. 1 Nr. 2 MPDG).
- Durch geeignete Maßnahmen hat der Hauptprüfer sicherzustellen, dass die personenbezogenen Daten der Prüfungsteilnehmer während der Durchführung der klinischen Prüfung streng vertraulich behandelt werden und vor unbefugtem oder unrechtmäßigem Zugriff, Bekanntgabe oder Löschung geschützt werden (§ 62 Abs. 1 Nr. 3 MPDG).

- Für Überprüfungen (Monitoring, Audits) muss der Hauptprüfer dem Sponsor jede Art von Daten im Zusammenhang mit der klinischen Prüfung zugänglich machen (§ 62 Abs. 1 Nr. 4 MPDG). Weiter ermöglicht er während und nach der klinischen Prüfung Befugten (z. B. Monitoren, Auditoren, Behörden) direkten Zugang zu den Quelldaten *[7.7]*.
- Prüfbögen (CRFs) sind vom Hauptprüfer oder seinem autorisierten Vertreter datiert zu unterzeichnen *[7.8.2]*.
- Der Hauptprüfer hat alle Dokumente aus der klinischen Prüfung aufzubewahren. Dabei muss er Maßnahmen ergreifen, um eine zufällige oder vorzeitige Vernichtung dieser Dokumente zu verhindern. Es sind Aufzeichnungen zu führen, wo die Dokumente gelagert werden *[8.6]*.

6.4 Koordinierende Prüfer/Leiter der klinischen Prüfung

Der koordinierende Prüfer, der selbst Prüfer ist, wird vom Sponsor bei einer multizentrischen klinischen Prüfung bestimmt. Informationen zum koordinierenden Prüfer sowie seine Adresse sind im Prüfplan anzugeben (Anh. XV, Kapitel II, Nr. 3.1.3 MDR).

Der koordinierende Prüfer wird im Medizinprodukterecht nicht definiert. In Deutschland wird aber der „Leiter“ definiert, der als Prüfer vom Sponsor mit der Leitung einer multizentrischen klinischen Prüfung in Deutschland betraut wird (§ 3 Nr. 6 MPDG).

Aufgrund der ähnlichen Definition von koordinierendem Prüfer und Leiter liegt die Vermutung nahe, dass es sich um die gleiche Funktion handelt. Beiden Personen werden im Medizinprodukterecht keine Aufgabe übertragen. Der koordinierende Prüfer ist beim Antrag auf Genehmigung und im Schlussbericht zu benennen. Der Leiter einer multizentrischen klinischen Prüfung in Deutschland bestimmt die zuständige Ethik-Kommission (siehe dazu Kapitel 6.6.2).

HINWEIS 5

Das Medizinprodukterecht schließt nicht aus, dass es in einer klinischen Prüfung mehrere koordinierende Prüfer geben kann (Anh. XV Kap. III Nr. 7 MDR).

Der Sponsor muss bei mehreren koordinierenden Prüfern genau die Aufgaben der einzelnen koordinierenden Prüfer festlegen, entsprechende Verträge mit diesen abschließen und für eine ausreichende Kommunikation der koordinierenden Prüfer untereinander sorgen.

6.4.1 Qualifikation des koordinierenden Prüfers/Leiters

Der koordinierende Prüfer/Leiter muss, da er auch Prüfer ist, die entsprechenden Qualifikationsanforderungen erfüllen (siehe dazu Kapitel 6.2.1). Darüber hinaus muss der Leiter eine mindestens zweijährige Erfahrung in der Durchführung von klinischen Prüfungen von Medizinprodukten nachweisen können (§ 30 Abs. 4 MPDG).

6.4.2 Aufgaben des koordinierenden Prüfers

Der koordinierende Prüfer hat nach dieser Norm unter anderem die Aufgabe,

- den Sponsor bei der Koordinierung der Arbeit bei einer multizentrischen klinischen Prüfung zu unterstützen *[3.16]*,
- den CIP und alle Änderungen mit dem Sponsor zu vereinbaren *[6.4]* und
- den klinischen Bericht zu prüfen und zu unterschreiben *[8.4 e und f]*.

Seine Aufgaben und Verantwortlichkeiten nach dieser Norm werden bei einer monozentrischen klinischen Prüfung vom Hauptprüfer der einzigen Prüfstelle übernommen.

> HINWEIS 6
>
> Der Sponsor sollte die Aufgaben des koordinierenden Prüfers im Vertrag mit diesem festlegen. Eine Beschreibung der Aufgaben des koordinierenden Prüfers im CIP ist empfehlenswert, damit auch die anderen beteiligten Prüfer und Hauptprüfer dessen Aufgaben kennen (Aufgabenabgrenzung: koordinierender Prüfer versus Hauptprüfer).

6.5 Monitor

Der Monitor ist eine vom Sponsor beauftragte Person. Das Monitoring muss in Übereinstimmung mit dem vom Sponsor erstellten Monitoringplan erfolgen. Der Sponsor und die Prüfer müssen unangemessene Einflussnahme oder Anreize auf den Monitor vermeiden *[5.2]*.

6.5.1 Qualifikation des Monitors

Gemäß dieser Norm *[9.2.4.2]* müssen Personen, die das Monitoring durchführen (Monitore),

- durch Schulung und Erfahrung und durch wissenschaftliches oder klinisches Wissen auf dem Gebiet dieser klinischen Prüfung von Medizinprodukten qualifiziert sein,
- Kenntnisse über
  - den Gebrauch des Prüfproduktes und
  - die relevanten rechtlichen Anforderungen,
  - den Prüfplan der klinischen Prüfung und
  - das Verfahren zum Einholen der Einwilligung nach Aufklärung besitzen und
- sowohl in Bezug auf das klinische Qualitätsmanagement des Sponsors, soweit es für das Monitoring relevant ist, als auch auf alle besonderen Verfahren für das Monitoring der jeweiligen klinischen Prüfung geschult sein.

Die Qualifikation ist in den Akten des Sponsors zu dokumentieren.

6.5.2 Aufgaben des Monitors

Der Monitor verifiziert die Quelldaten, überwacht die korrekte Umsetzung der Maßnahmen zum Schutz des Prüfungsteilnehmers, die zeitnahe Berichterstattung und die ordnungsgemäße Durchführung der klinischen Prüfung. Die Überwachung erfolgt nach einem vom Sponsor erstellten Monitoringplan (siehe dazu Kapitel 9.7.4), der die Art und den Umfang des Monitorings sowie die Strategie für die Verifizierung der Quelldaten (basierend auf dem Ziel, dem Design, der Komplexität, der Art, der Größe, der kritischen Datenpunkte und der Endpunkte der klinischen Prüfung) festlegt *[6.7]*.

Zu den Aufgaben des Monitors zählen im Einzelnen:

1) Vor Beginn der klinischen Prüfung bewertet der Monitor jede Prüfstelle anhand der vom Sponsor vorgegebenen Anforderungen (siehe Kapitel 9.3) im Hinblick auf *[9.2.4.3]*
   - die Qualifikation der Hauptprüfer,
   - die Verfügbarkeit angemessener Mittel in der Prüfstelle (Einrichtungen, Laboratorien, Geräte, qualifiziertes Team) und
   - den Zugang zu einer ausreichenden Anzahl an Prüfungsteilnehmern.

2) Zum Start der klinischen Prüfung die Sicherstellung, dass der Hauptprüfer und sein Team *[9.2.4.4]*
   - die relevanten Studiendokumente erhalten und verstanden haben sowie mit ihren Aufgaben und Verantwortlichkeiten vertraut sind,
   - Zugang zu einer ausreichenden Anzahl von Prüfprodukten und Komparatoren haben und
   - in der Verwendung des Prüfproduktes geschult sind.
   - Punkte 1) und 2) kann der Monitor beim Erstbesuch der Prüfstelle und/oder bei einem Prüfertreffen durchführen.
3) Während der klinischen Prüfung müssen die Prüfstellen routinemäßig überprüft werden, um insbesondere nachzuweisen, dass *[9.2.4.5]*
   - die klinische Prüfung in Übereinstimmung mit dem genehmigten CIP einschließlich der genehmigten Änderungen des CIPs sowie dieser Norm und den gesetzlichen Anforderungen durchgeführt wird und dass die für die klinische Prüfung relevanten Dokumente (siehe Anhang E dieser Norm) in der aktuellen Fassung vorliegen;
   - Abweichungen sind vom Monitor mit dem Hauptprüfer oder seinem Vertreter zu besprechen, zu dokumentieren und nach dem vom Sponsor vorgegebenen Verfahren dem Sponsor mitzuteilen;
   - die Ressourcen an der Prüfstelle während der Dauer der klinischen Prüfung entsprechend den Anforderungen des Prüfplans vorhanden sind;
   - der Umgang mit dem Prüfprodukt entsprechend dem CIP erfolgt (z. B. Einweisung, Lagerung, Verwendungsnachweise);
   - die Prüfungsteilnehmer nach dem CIP behandelt und betreut werden (z. B. Einverständniserklärung, Nachsorge);
   - die Dokumentation (z. B. Quelldokumente, Prüfbögen) entsprechend dem CIP geführt und aufbewahrt wird; dabei darf der Monitor keine Änderungen (Korrekturen, Zusätze oder Streichungen) am Prüfbogen vornehmen;
   - alle unerwünschten Ereignisse und Produktmängel dokumentiert, gemeldet und die erforderlichen risikominimierenden Maßnahmen durchgeführt wurden.
4) Zur Beendigung der klinischen Prüfung sicherstellen, dass *[9.2.4.6]*
   - alle Aufzeichnungen in der Prüfstelle vollständig sind und Vorkehrungen für eine ordnungsgemäße Archivierung hinsichtlich des Datenschutzes und der Aufbewahrungsfristen getroffen sind;

- alle Dokumente, die dem Sponsor zur weiteren Verwendung übergeben werden, vollständig zusammengetragen sind;
- noch in der Prüfstelle vorhandene Prüfprodukte und deren Zubehör dem CIP entsprechend entsorgt werden. Die Entsorgung kann eine Rückgabe an den Sponsor oder eine Vernichtung der Prüfprodukte sein. Die Entsorgung muss dokumentiert sein und
- alle in der klinischen Prüfung aufgetretenen Probleme und „Monitoring Findings“, wie z. B. Abweichungen vom Prüfplan, fehlerhafte Dokumentationen oder aufgetretene schwerwiegende unerwünschte Ereignisse und Produktmängel, abgearbeitet und gelöst sind.

Bericht des Monitors

Der Monitor hat über jede von ihm durchgeführte Überprüfung einen schriftlichen Bericht anzufertigen und dem Sponsor zu übergeben *[9.2.4.7]*.

Dieser Monitoringbericht hat folgende Angaben zu enthalten:

- das Datum des Monitoringbesuchs,
- Angaben zur Prüfstelle: Bezeichnung, Name des Hauptprüfers sowie die Namen aller bei dem Monitoringbesuch kontaktierten Personen,
- den Namen des Monitors sowie
- eine Zusammenfassung der vom Monitor überprüften Punkte, die Ergebnisse hinsichtlich des Abschlusses von „Monitoring Findings“ aus vorangegangenen Monitoringbesuchen, neue Monitoring Findings (bedeutsame Befunde, Fakten, Abweichungen), Schlussfolgerungen und empfohlene Aktionen zur Beseitigung der Monitoring Findings.

Dem Hauptprüfer muss eine schriftliche Kopie des Monitoringberichts oder eine Zusammenfassung der wesentlichen Befunde ausgehändigt werden.

6.6 Behörden

Gemäß dem Medizinproduktedurchführungsgesetz (MPDG) gibt es in Deutschland im Bereich der klinischen Prüfung von Medizinprodukten verschiedene zuständige Behörden. Immer wenn im MPDG die „zuständige Behörde“ genannt ist, handelt es sich um eine Landesbehörde. Nur wenn explizit die „Bundesoberbehörde“ genannt ist, liegt deren Zuständigkeit vor.

Die Ethik-Kommission hat im Bereich der klinischen Prüfung von Medizinprodukten die Stellung einer Behörde, da es sich bei der zustimmenden Stellungnahme um einen Verwaltungsakt im Sinne des Verwaltungsverfahrensgesetzes handelt, der versagt, widerrufen oder zurückgenommen werden kann.

6.6.1 Überwachungsbehörden

Der Vollzug des Medizinprodukterechts ist in Deutschland grundsätzlich Ländersache, es sei denn, das Gesetz selbst sieht andere Regelungen vor (§ 85 Abs. 1 MPDG).

Die Bundesländer führen das Medizinprodukterecht als eigene Angelegenheit aus und legen hierzu die jeweils zuständigen Behörden und ggf. das Verwaltungsverfahren fest. Grundsätzlich gilt, dass für eine Aufgabe in einem örtlichen Raum immer nur eine einzige Behörde zuständig ist. Die Länder haben diese Zuständigkeit sehr unterschiedlich geregelt, sodass es in einigen Ländern nur eine einzige zuständige Behörde gibt, während es in anderen Ländern mehrere zuständige Behörden gibt. Genaueres findet sich in den entsprechenden Zuständigkeitsverordnungen der Länder.

Die Landesbehörden sind zuständig für die Überwachung der ordnungsgemäßen Durchführung einer klinischen Prüfung bei Sponsoren und Prüfern (§ 68 Abs. 1, § 77 MPDG), aber auch bei Herstellern oder Produzenten der Prüfprodukte sowie bei anderen Beteiligten (z. B. CRO). Hierzu führen sie neben der Prüfung von Unterlagen auch Inspektionen vor Ort durch und prüfen dabei die Übereinstimmung mit dem Prüfplan, dem Medizinprodukterecht sowie dieser Norm. Soweit es erforderlich ist, nehmen sie Proben und Unterlagen für eine spätere Prüfung mit.

Die Überwachung klinischer Prüfungen ist in einem angemessenen Umfang unter Berücksichtigung möglicher Risiken durchzuführen. Es werden vornehmlich die klinischen Prüfungen vor dem Inverkehrbringen, aber auch klinische Prüfungen nach dem Inverkehrbringen und Sonstige klinische Prüfungen inspiziert.

Bei der Überwachung ist die Behörde befugt:

- Grundstücke und Räume zu den üblichen Geschäftszeiten zu betreten und zu besichtigen, sowie zur Dokumentation bewegte und unbewegte Bildaufzeichnungen anzufertigen,
- zur Verhütung dringender Gefahr für die öffentliche Sicherheit und Ordnung Räume außerhalb der üblichen Geschäftszeiten sowie Wohnräume zu betreten und zu besichtigen,
- Produkte zu prüfen sowie Produktstichproben kostenfrei zu entnehmen oder kostenfreien Zugang zu den Produkten zu verlangen,
- Unterlagen insbesondere über die Entwicklung, die Herstellung und die klinische Prüfung einzusehen. Die personenbezogenen Daten von

Prüfungsteilnehmern darf die Behörde nur einsehen, wenn der Prüfungsteilnehmer hierzu eingewilligt hat (§ 29 Nr. 1a MPDG).

- alle erforderlichen Auskünfte zu verlangen,
- Abschriften oder Ablichtungen von Dokumenten oder Kopien von Datenträgern anzufertigen oder zu verlangen (§ 79 Abs. 1 MPDG). Dies gilt nicht für personenbezogene Daten.
- zur Verarbeitung von personenbezogenen Daten von Sponsoren, Prüfern, Hauptprüfern, Leitern von klinischen Prüfungen zu Konformitätsbewertungszwecken oder Sonstigen klinischen Prüfungen, soweit dies zur Erfüllung ihrer Überwachungsaufgaben erforderlich ist (§ 65 Abs. 1 MPDG).

Die Landesbehörden treffen Maßnahmen, um die Übereinstimmung der klinischen Prüfung mit den Anforderungen herzustellen, oder ergreifen alle erforderlichen Maßnahmen zum Schutz der Gesundheit und Sicherheit der Prüfungsteilnehmer, Anwender und anderen Personen. Sie können, soweit dies geboten erscheint, den Beginn oder die weitere Durchführung der klinischen Prüfung untersagen oder beschränken.

Sie informieren die für weitere Prüfstellen und den Sponsor zuständigen Überwachungsbehörden, die BOB und die zuständige Ethik-Kommission, falls deren Zuständigkeit von der Maßnahme tangiert ist und das Medizinprodukterecht dies vorsieht (§ 68 Abs. 3 MPDG).

HINWEIS 7

Zu den Aufgaben der Überwachungsbehörde gehört die Überwachung des Sponsors und der Prüfstelle. Neben der Einhaltung der Anforderungen an eine klinische Prüfung wird in der Regel auch das Vorhandensein und die Umsetzung von Verfahrensanweisungen in der Prüfstelle überwacht. Dabei wird darauf geachtet, dass die Verfahrensanweisungen den Gegebenheiten in der Prüfstelle entsprechen.

6.6.2 Bundesoberbehörde

Die Bundesoberbehörde (BOB) ist in Deutschland nur dann zuständig, wenn diese im deutschen Medizinprodukterecht explizit genannt ist. Im Zusammenhang mit klinischen Prüfungen von Medizinprodukten ist das Bundesinstitut für Arzneimittel und Medizinprodukte (BfArM) die zuständige Bundesoberbehörde. Das BfArM nimmt die ihm übertragenen Aufgaben für ganz Deutschland wahr.

Eine weitere Bundesoberbehörde ist das Paul-Ehrlich-Institut, dem zwar im Bereich Medizinprodukte Aufgaben obliegen, aber nicht bei der klinischen Prüfung, sondern bei Leistungsstudien von In-vitro-Diagnostika.

Zu den Aufgaben des BfArM im Zusammenhang mit klinischen Prüfungen (§ 85 Abs. 2 MPDG) gehören u. a.:

- die Genehmigung von klinischen Prüfungen auf Antrag des Sponsors (Art. 70 und 78 MDR);
- die Genehmigung von wesentlichen Änderungen (Art. 75 MDR);
- die Entgegennahme der Anzeige des Sponsors bei klinischen Prüfungen (Art. 74 Abs. 1 MDR) und Sonstigen klinischen Prüfungen (Art. 82 MDR);
- die Bewertung von Meldungen schwerwiegender unerwünschter Ereignisse (Art. 80 Abs. 4 letzter Abschnitt MDR);
- die Bewertung der Korrekturmaßnahmen des Sponsors nach schwerwiegenden unerwünschten Ereignissen (§ 44 Abs. 1 MPDG);
- die Ergreifung von Korrekturmaßnahmen (Widerruf, Rücknahme, Anordnung des Ruhens oder der sofortigen Unterbrechung oder Abbruch) bei klinischen Prüfungen zu Konformitätsbewertungszwecken (§ 44 Abs. 2 MPDG);
- die Entgegennahme der Informationen des Sponsors über vorübergehend ausgesetzte, abgebrochene oder regulär beendete klinische Prüfungen sowie des Berichts über die klinische Prüfung (Art. 77 MDR);
- die Beratung von zuständigen Behörden und Sponsoren (§ 84 MPDG) und
- die Entscheidung auf Antrag einer Behörde oder des Sponsors, ob eine klinische Prüfung genehmigungspflichtig ist (§ 6 Abs. 3 MPDG).

Diese Norm enthält Regelungen, in denen die Behörde indirekt angesprochen wird. So darf eine klinische Prüfung nur begonnen werden, wenn eine nicht ablehnende Bewertung/Stellungnahme der Ethik-Kommission und eine Genehmigung der zuständigen Behörde beziehungsweise eine Anzeige bei der zuständigen Behörde vorliegt (siehe hierzu Kapitel 10.4).

6.7 Ethik-Kommission

Ethik-Kommissionen werden in vielen Rechtsbereichen (z. B. Arzneimittelgesetz, Strahlenschutzgesetz und Transfusionsgesetz) bei der Beurteilung von Forschungsvorhaben an Menschen (einschließlich deren Daten oder Körperproben) eingebunden. Auf der Grundlage der Deklaration von Helsinki des Weltärztebundes und ggf. weiterer Rechtsgrundlagen (z. B. Berufsordnung,

Arzneimittelrecht oder Strahlenschutzrecht) werden medizinische Forschungsvorhaben aus ethischer und rechtlicher Sicht beurteilt, um die Menschen vor den negativen Folgen zu schützen.

6.7.1 Anforderungen an die Ethik-Kommission

Die Ethik-Kommissionen im Bereich des Medizinprodukterechts müssen nach Landesrecht gebildete Ethik-Kommissionen sein. Nach Landesrecht gebildet heißt, dass jedes Land per Gesetz (z. B. im Heilberufsgesetz) eine oder mehrere Ethik-Kommissionen mit der Durchführung der zustimmenden Stellungnahmen betraut hat. In den meisten Bundesländern gibt es eine Ethik-Kommission der Landesärztekammer sowie universitäre Ethik-Kommissionen. Einige Länder haben aber auch selbst eine Ethik-Kommissionen gegründet (z. B. Berlin).

An Ethik-Kommissionen, die Stellungnahmen für klinische Prüfungen vor dem Inverkehrbringen abgeben, sind in Deutschland Anforderungen hinsichtlich der Zusammensetzung und der Aufgabenwahrnehmung gestellt (§ 32 MPDG):

- Sie müssen unabhängig und interdisziplinär mit mindestens folgenden Personen besetzt sein:
  - eine Person mit Erfahrung auf dem Gebiet der Ethik in der Medizin,
  - eine Person mit Erfahrung auf dem Gebiet der Medizintechnik,
  - eine Person mit Erfahrung in der Versuchsplanung und Statistik,
  - eine Juristin bzw. ein Jurist,
  - drei Ärztinnen oder Ärzte, die über Erfahrungen in der klinischen Medizin verfügen, sowie
  - ein Laie, der nicht gleichzeitig eine andere oben genannte Person ist.
- Die Kommission muss aus weiblichen und männlichen Mitgliedern bestehen, wobei Frauen und Männer bei der Auswahl mit dem Ziel der gleichberechtigten Teilhabe gleichermaßen zu berücksichtigen sind. Die Mitglieder sollen bei ihrer Tätigkeit in der Ethik-Kommission unabhängig, unparteilich und keiner Weisung unterworfen sein. Sie sind zu Vertraulichkeit und Verschwiegenheit verpflichtet.
- Die Ethik-Kommission benötigt eine Geschäftsordnung oder Satzung, die insbesondere verpflichtende Regelungen zu ihrer Arbeitsweise trifft. Insbesondere gehören hierzu Regelungen zur Geschäftsführung, zum Vorsitz, zur Vorbereitung von Beschlüssen und zur Beschlussfassung sowie zu den Mitgliedern.

Entsprechende Anforderungen für Ethik-Kommissionen, die Stellungnahmen für Sonstige klinische Prüfungen abgeben, finden sich nicht im Medizinprodukterecht. Im MPDG ist ausschließlich festgelegt, dass die Ethik-Kommission nach Landesrecht gebildet sein muss (§ 48 MPDG).

6.7.2 Zuständigkeit und Aufgaben der Ethik-Kommission

Bei klinischen Prüfungen von Medizinprodukten sind in Abhängigkeit von den anzuwendenden rechtlichen Vorschriften Ethik-Kommissionen nach unterschiedlichen Rechtsgrundlagen einzubinden:

1) Zustimmende Stellungnahme nach Medizinprodukterecht

   hat durch die nach Landesrecht für die Aufgabenwahrnehmung im Bereich des MPDG gebildete Ethik-Kommission zu erfolgen. Die Ethik-Kommission hat die Funktion einer Behörde. Die vom Sponsor zu beantragende zustimmende Stellungnahme ist ein Verwaltungsakt, gegen den Rechtsmittel eingelegt werden können. Grundlage für die Prüfung der eingereichten Unterlagen ist die Deklaration von Helsinki, diese Norm und die Vorschriften des Medizinprodukterechts.

   Die zustimmende Stellungnahme ist erforderlich bei:

   - Sonstigen klinischen Prüfungen (§ 47 Abs. 2 MPDG), jedoch ohne die Sonstigen klinischen Prüfungen, die unter folgender Nummer 2 genannt sind;
   - klinischen Prüfungen vor dem Inverkehrbringen (Art. 62 Abs. 1 MDR);
   - klinischen Prüfungen nach dem Inverkehrbringen, soweit bei den Prüfprodukten, die im Rahmen der von der CE-Kennzeichnung umfassten Zweckbestimmung angewendet werden, in der klinischen Prüfung zusätzliche invasive oder belastende Verfahren durchgeführt werden (Art. 74 Abs. 1 erster Satz MDR).

   Zuständig für die zustimmende Stellungnahme ist:

   - bei einer monozentrischen Prüfung mit einem Prüfer in der Prüfstelle
     → die nach Landesrecht für den Prüfer zuständige Ethik-Kommission,
   - bei einer monozentrischen Prüfung mit mehreren Prüfern in der Prüfstelle
     → die nach Landesrecht für den Hauptprüfer zuständige Ethik-Kommission oder
   - bei einer multizentrischen Prüfung nur in Deutschland
     → die nach Landesrecht für den koordinierenden Prüfer/Leiter der klinischen Prüfung zuständige Ethik-Kommission.

- bei einer multizentrischen Prüfung mit Prüfstellen in Deutschland → die nach Landesrecht für den Leiter der klinischen Prüfung (soweit der koordinierende nicht in Deutschland sitzt) zuständige Ethik-Kommission.

2) Beratung nach Berufsordnung

Dies hat durch die nach Landesrecht gebildete Ethik-Kommission zu erfolgen, die für die berufsrechtliche und berufsethische Beratung nach § 15 Berufsordnung zuständig ist. Diese Ethik-Kommission berät ihre Mitglieder (hier Ärzte) hinsichtlich der ethischen Aspekte einer Studie. Grundlage für die Beratung ist mindestens die Deklaration von Helsinki, die jeweilige ärztliche Berufsordnung und ggf. diese Norm. Eine Beratung nach Berufsordnung ist erforderlich bei:

- Sonstigen klinischen Prüfungen von Prüfprodukten, die im Rahmen der von der CE-Kennzeichnung umfassten Zweckbestimmung angewendet werden, und wenn keine zusätzlichen invasiven oder belastenden Verfahren durchgeführt werden (§ 47 Abs. 3 MPDG).
- klinischen Prüfungen nach dem Inverkehrbringen, soweit die Prüfprodukte im Rahmen der von der CE-Kennzeichnung umfassten Zweckbestimmung angewendet werden und keine zusätzlichen invasiven oder belastenden Verfahren durchgeführt werden (Art. 74 MDR).

Aufgaben der Ethik-Kommission

Grundsätzlich hat die Ethik-Kommission die Aufgabe, sicherzustellen, dass die Rechte, die Sicherheit und das Wohl der Prüfungsteilnehmer geschützt sind.

Im Folgenden wird auf die nach Landesrecht gebildete Ethik-Kommission eingegangen, die bei klinischen Prüfungen nach dem Medizinprodukterecht zuständig ist (siehe oben).

Die Ethik-Kommission hat im Bereich der Medizinprodukte die Aufgabe,

- die zustimmende Stellungnahme auf Antrag des Sponsors zu erteilen oder abzulehnen, sofern Gründe dazu vorliegen. Dabei prüft sie die eingereichten Unterlagen insbesondere nach ethischen und rechtlichen Gesichtspunkten (siehe Kapitel 10.4.1).
- nachträgliche wesentliche Änderungen, die der Bundesoberbehörde mitgeteilt wurden, zu bewerten.

Die Bewertung der Prüfer, Hauptprüfer, des Leiters der klinischen Prüfung, der Geeignetheit der Prüfeinrichtung und der Unterlagen kann die Ethik-Kommission auf der Grundlage eigener wissenschaftlicher Erkenntnisse durchführen.

Sie kann Sachverständige einbeziehen oder Gutachten anfordern, wenn sie nicht über die erforderlichen Kenntnisse verfügt. Sie informiert gemäß den rechtlichen Vorgaben den Sponsor darüber, dass sich die Frist für die zustimmende Stellungnahme deshalb verlängert.

Die Ethik-Kommission ist abweichend von dieser Norm nach Medizinprodukterecht nicht in das Vigilanzsystem für klinische Prüfungen eingebunden, d.h. Meldungen von schwerwiegenden unerwünschten Ereignissen (SAE) und Produktmängel sind der Ethik-Kommission nach Medizinprodukterecht (§ 64 Abs. 1 MPDG) nicht zu übersenden.

HINWEIS 8

Sieht bei einer internationalen klinischen Prüfung der Prüfplan zwingend die Meldung von SAE an die zuständige Ethik-Kommission vor, ist im Prüfplan ein Zusatz aufzunehmen, der diese Meldepflicht für Deutschland negiert. Der Sponsor sollte bei einer klinischen Prüfung in Deutschland der zuständigen Ethik-Kommission nur SAE mitteilen, wenn diese die Meldung ausdrücklich verlangt. Sollte abweichend vom Medizinprodukterecht eine Ethik-Kommission auf die Übersendung von SAE-Meldungen bestehen, könnten dem nur datenschutzrechtliche Gründe entgegenstehen.

Jedoch sind die vom Prüfer oder Sponsor eingeleiteten Maßnahmen zum Schutz vor unmittelbaren und mittelbaren Gefahren neben der zuständigen Bundesoberbehörde auch der Ethik-Kommission unverzüglich vom Sponsor zu melden (§ 66 Abs. 2 MPDG). So hat die Ethik-Kommission die Möglichkeit, über die Fortführung der klinischen Prüfung zu entscheiden.

6.8 Prüfungsteilnehmer

Dem Prüfungsteilnehmer werden weder von dieser Norm noch vom Medizinprodukterecht direkt Aufgaben und Pflichten zugewiesen. Jedoch ergeben sich für den Prüfungsteilnehmer indirekt Aufgaben und Verpflichtungen aus den an ihn gestellten Anforderungen oder aus den Aufgaben der anderen Beteiligten.

So lassen sich für den Prüfungsteilnehmer insbesondere folgende Aufgaben ableiten. Er muss

- sich von einem Arzt oder Zahnarzt über die klinische Prüfung aufklären lassen,
- die Patienten-Information mit Datum und Name eigenhändig unterschreiben,
- den Anweisungen des Prüfers Folge leisten,

- zu den vereinbarten Terminen erscheinen und
- den Prüfer über unerwünschte Ereignisse informieren.

Demgegenüber hat der Prüfungsteilnehmer insbesondere

- das Recht, im Laufe der klinischen Prüfung alle neuen Informationen zu erhalten, die seine Sicherheit tangieren,
- das Recht, jederzeit, ohne Angabe von Gründen, aus der klinischen Prüfung auszuscheiden, ohne dass ihm dadurch Nachteile (z. B. für die medizinische Weiterbehandlung) entstehen, und
- einen Anspruch darauf, dass seine personenbezogenen Daten vertrauenswürdig behandelt und nur im Rahmen der gegebenen Einwilligung verwendet werden.

Gemäß dieser Norm können sowohl gesunde als auch kranke Personen an einer klinischen Prüfung teilnehmen. In seltenen Fällen werden klinische Prüfungen von Medizinprodukten an gesunden Personen durchgeführt, wobei eine solche Prüfung besonders für Implantate aus ethischen Gesichtspunkten undenkbar erscheint. In der Regel werden klinische Prüfungen von Medizinprodukten an Prüfungsteilnehmern durchgeführt, die an einer Krankheit leiden, zu deren Diagnose oder Therapie das Prüfprodukt angewendet werden soll. Es finden sich im Medizinprodukterecht keine voneinander abweichenden Regelungen für gesunde oder kranke Prüfungsteilnehmer.

Diese Norm und das Medizinprodukterecht sehen spezielle Regelungen für besonders schützenswerte Prüfungsteilnehmer vor.

6.8.1 Vulnerable Prüfungsteilnehmer

Diese Norm sieht vor, dass vulnerable Gruppen in der Regel nicht an klinischen Prüfungen teilnehmen dürfen. Ausnahmen sind nur zulässig, wenn die klinische Prüfung an anderen Personen nicht möglich ist und die klinische Prüfung einen direkten gesundheitsbezogenen Nutzen für die vulnerablen Prüfungsteilnehmer hat. *[5.7]*

Zu den vulnerablen Prüfungsteilnehmern zählen Personen, die nicht in der Lage sind, die Aspekte der klinischen Prüfung zu verstehen; oder Personen, die sich aufgrund ihrer kompromittierten Position Vorteile von der Teilnahme an der Prüfung versprechen. Stehen Personen in einer Abhängigkeit vom Sponsor oder einem Prüfer, besteht die Möglichkeit, dass die Teilnahme an einer klinischen Prüfung nicht freiwillig geschieht, sondern im Hinblick auf einen möglichen Vorteil. Dieser erhoffte Vorteil kann z. B. eine Begünstigung in materieller Form

(z. B. Geld, Nahrungsmittel, medizinische Versorgung) oder in ideeller Form (z. B. Zuwendung, gute Note, Beförderungschance, Ansehen) sein.

Zu den vulnerablen Prüfungsteilnehmern zählen z. B.

- nicht oder bedingt geschäftsfähige Personen (z. B. geistig behinderte Menschen),
- mittellose Personen, Obdachlose, Nomaden, Flüchtlinge,
- Personen in Notfallsituationen,
- nicht einwilligungsfähige Personen,
- abhängig Beschäftigte des Sponsors, Prüfers oder einer Prüfstelle,
- Schüler, Praktikanten, Studenten und
- behördlich untergebrachte Personen sowie Untersuchungshäftlinge oder Strafgefangene.

Das Medizinprodukterecht schließt gerichtlich oder behördlich untergebrachte Personen von der Teilnahme an einer klinischen Prüfung aus (§ 27 MPDG).

Nach dem Medizinprodukterecht kann eine klinische Prüfung mit Medizinprodukten durchgeführt werden, wenn u. a. der erwartete Nutzen für die öffentliche Gesundheit die vorhersehbaren Risiken und Nachteile rechtfertigt (Art. 62 Abs. 4 e MDR). Explizit ausgenommen von dieser Regelung sind die folgenden Prüfungsteilnehmer, bei denen ein direkter Nutzen für sie selbst gefordert ist:

- nicht einwilligungsfähige Prüfungsteilnehmer (Art. 64 1 g MDR),
- Minderjährige (Art. 65 1 g MDR) und
- schwangere und stillende Frauen (Art. 66 a MDR).

Nicht einwilligungsfähige Prüfungsteilnehmer

Eine nicht einwilligungsfähige Person, die die Einwilligung nicht vor Verlust ihrer Einwilligungsfähigkeit erteilt hat oder die Einwilligung nicht (siehe Hinweis 9) verweigert hat, darf nur dann in eine klinische Prüfung eingeschlossen werden, wenn zusätzlich zu den allgemeinen Voraussetzungen auch die folgenden Punkte erfüllt sind (Art. 64 MDR):

- Ihr gesetzlicher Vertreter hat eine Einwilligung nach Aufklärung erteilt;
- der nicht einwilligungsfähige Prüfungsteilnehmer hat die Informationen erhalten, die seiner Fähigkeit, diese zu begreifen, angemessen ist;
- über eine Entschädigung für Ausgaben und Einkommensausfälle hinaus gibt es für den Prüfungsteilnehmer oder seinen gesetzlichen Vertreter keine finanziellen oder anderweitigen Anreize;

- die klinische Prüfung ist im Hinblick auf nicht einwilligungsfähige Prüfungsteilnehmer unerlässlich und Daten können nicht anders erhoben werden;
- die klinische Prüfung steht in direktem Zusammenhang mit einem Krankheitszustand, an dem der Prüfungsteilnehmer leidet;
- es besteht die Erwartung, dass die klinische Prüfung einen direkten Nutzen für den nicht einwilligungsfähigen Prüfungsteilnehmer haben wird, der die Risiken und Belastungen überwiegt.

Der ausdrückliche Wunsch eines nicht einwilligungsfähigen Prüfungsteilnehmers, der in der Lage ist, sich eine Meinung zu bilden, nicht an der klinischen Prüfung teilzunehmen, muss vom Prüfer beachtet werden.

HINWEIS 9

In der deutschen Fassung der MDR wurde fälschlicherweise das „have not refused“ mit „verweigert haben“ übersetzt.

Eine Person, die die Teilnahme an einer klinischen Prüfung verweigert hat, sollte niemals in diese klinische Prüfung eingeschlossen werden. Auch dann nicht, wenn sie die Einwilligungsfähigkeit verliert und ihr gesetzlicher Vertreter eingewilligt hat. Der Wille des potenziellen Teilnehmers sollte, soweit geäußert, immer respektiert werden.

Minderjährige Prüfungsteilnehmer

Ein Minderjähriger darf nur dann in eine klinische Prüfung eingeschlossen werden, wenn zusätzlich zu den allgemeinen Voraussetzungen auch die folgenden Punkte erfüllt sind (Art. 65 MDR):

- Sein gesetzlicher Vertreter hat eine Einwilligung nach Aufklärung erteilt;
- durch einen im Umgang mit Minderjährigen erfahrenen oder entsprechend ausgebildeten Prüfer hat der Minderjährige eine seinem Alter und seiner geistigen Reife angepasste Aufklärung und Information erhalten und er hat schriftlich seine Einwilligung erteilt (§ 28 Abs. 4 MPDG);
- der ausdrückliche Wunsch eines Minderjährigen, der in der Lage ist, sich eine Meinung zu bilden, die Teilnahme an der klinischen Prüfung zu verweigern oder seine Teilnahme daran zu beenden, wird vom Prüfer beachtet;
- über eine Entschädigung für Ausgaben und Einkommensausfälle hinaus gibt es für den Prüfungsteilnehmer oder seinen gesetzlichen Vertreter keine finanziellen oder anderweitigen Anreize;

- Ziel der klinischen Prüfung ist die Erforschung von Behandlungen Minderjähriger, oder die klinische Prüfung dient unmittelbar der Gesundheit von Minderjährigen;
- es besteht die Erwartung, dass die klinische Prüfung einen direkten Nutzen für den Minderjährigen haben wird, der die Risiken und Belastungen überwiegt;
- sobald der Minderjährige das einwilligungsfähige Alter (in Deutschland volljährig) erreicht, ist seine Einwilligung einzuholen, bevor er weiter an der Prüfung teilnimmt (Art. 65 i MDR).

Schwangere und stillende Prüfungsteilnehmer

Klinische Prüfungen mit schwangeren oder stillenden Frauen dürfen nur durchgeführt werden, wenn zusätzlich zu den allgemeinen Voraussetzungen auch die folgenden Punkte erfüllt sind (Art. 66 MDR):

- Die schwangere oder stillende Frau oder ihr Embryo oder Fötus oder ihr Kind nach der Geburt haben unter Umständen einen direkten Nutzen, der die Risiken und Belastungen überwiegt;
- es wird in besonderem Maße dafür Sorge getragen, dass eine Beeinträchtigung der Gesundheit des Kindes ausgeschlossen ist;
- über eine Entschädigung für Ausgaben und Einkommensausfälle (die sich direkt aus der Teilnahme an der klinischen Prüfung ergeben) hinaus gibt es für die Prüfungsteilnehmerin keine finanziellen oder anderweitigen Anreize.

Prüfungsteilnehmer, die nicht schreiben oder lesen können

Ein Prüfungsteilnehmer, der nicht lesen oder schreiben kann, darf in eine klinische Prüfung eingeschlossen werden, wenn die Einwilligung nach Aufklärung durch ein überwachtes mündliches Verfahren eingeholt wurde. Dabei muss ein unabhängiger und unbefangener Zeuge anwesend sein, der die Einwilligungserklärung ebenfalls unterzeichnet (siehe Kapitel 10.7.2).

6.8.2 Teilnahme in Notfällen

Sowohl in dieser Norm *[5.8.3.4]* als auch im Medizinprodukterecht finden sich Regelungen (Art. 68 MDR) zu klinischen Prüfungen in Notfällen. Wird eine klinische Prüfung in Notfallsituationen durchgeführt, darf eine Person unter folgenden Voraussetzungen auch ohne vorherige Einwilligung nach Aufklärung eingeschlossen werden:

- Aufgrund der Dringlichkeit der Situation, die sich aus einem plötzlichen lebensbedrohlichen oder einem anderen plötzlichen schwerwiegenden Krankheitszustand ergibt, ist die Person nicht in der Lage, die Einwilligung nach Aufklärung zu erteilen;
- es ist nicht möglich, vor Einschluss eine Einwilligung nach Aufklärung vom gesetzlichen Vertreter einzuholen;
- es besteht die Erwartung, dass die klinische Prüfung einen direkten gesundheitlichen Nutzen für den Prüfungsteilnehmer hat;
- der Prüfer bescheinigt, dass der Prüfungsteilnehmer keine Einwände gegen die Teilnahme geäußert hat;
- die klinische Prüfung steht in direktem Zusammenhang mit dem Krankheitszustand des Prüfungsteilnehmers und die klinische Prüfung kann aufgrund ihrer Art ausschließlich in Notfallsituationen durchgeführt werden;
- im Vergleich zur Standardbehandlung der Krankheit stellt die klinische Prüfung nur ein minimales Risiko und eine minimale Belastung für den Prüfungsteilnehmer dar.

6.9 Prüfstelle

Die Prüfstelle ist eine Einrichtung, an der die klinische Prüfung durchgeführt wird. Die Prüfstelle kann z. B. ein Krankenhaus, eine Abteilung eines Krankenhauses oder eine Arztpraxis sein. In Abhängigkeit vom Prüfprodukt könnte auch eine Betriebsstätte des Herstellers des Prüfproduktes (z. B. Produkt zur Eigenanwendung) eine Prüfstelle sein.

Weder diese Norm noch das Medizinprodukterecht weisen der Prüfstelle Aufgaben oder Verantwortungen zu und führen auch keine expliziten Anforderungen auf, die eine Prüfstelle erfüllen muss.

Dennoch fällt der Prüfstelle eine wichtige Rolle bei der Durchführung von klinischen Prüfungen von Medizinprodukten zu. Die Prüfstelle bietet die Räumlichkeiten und wichtige Ressourcen, die ein Prüfer benötigt, um die Prüfung durchzuführen. Dies spiegelt sich darin wider, dass der Sponsor eine Vereinbarung mit der Prüfstelle (hier z. B. mit der Leitung oder der Geschäftsführung) schließen muss, in der die Verantwortlichkeiten und die Aufgaben festgelegt sind *[6.9]*.

> HINWEIS 10
>
> Entschließt sich eine Prüfstelle, an einer klinischen Prüfung teilzunehmen, sollte dies immer mit der Absicht erfolgen, die klinische Prüfung auch zu Ende zu führen. Nur so ist die Versorgung der Prüfungsteilnehmer umfänglich gewährleistet und das Ziel der klinischen Prüfung kann erreicht werden.

Diese Norm legt pauschal fest, dass die Prüfstelle geeignet und in der Lage sein muss, die klinische Prüfung gemäß dem klinischen Prüfplan durchzuführen *[6.8]*. Darüber hinaus fordert das Medizinprodukterecht für die klinische Prüfung vor dem Inverkehrbringen, dass die Prüfstelle angemessene Einsatzbedingungen für das Prüfprodukt bieten muss (Art. 62 Abs. 7 MDR). Diese Anforderungen werden jedoch nicht präzisiert, sondern sind abhängig von dem jeweiligen Prüfprodukt. So muss z. B. bei Herzprodukten die Notfallversorgung sichergestellt sein oder bei Implantaten ein Operationssaal vorhanden sein, der dem Stand der Technik entspricht.

Bei einer klinischen Prüfung muss es mindestens eine Prüfstelle mit mindestens einem Prüfer geben.

Allgemein kann man Anforderungen an eine Prüfstelle aus dieser Norm und dem Medizinprodukterecht ableiten. Eine Prüfstelle muss u. a. über Folgendes verfügen:

- eine für die jeweilige klinische Prüfung geeignete fachliche Ausrichtung,

  z. B. bei Herzschrittmachern eine kardiologische Ausrichtung oder bei Hüftimplantaten eine orthopädische Ausrichtung;
- die für die jeweilige klinische Prüfung erforderlichen Abteilungen,

  z. B. bei der Prüfung von Implantaten die Notfallversorgung, die operative Versorgung und Nachsorge, ein medizinisches Labor;
- alle Einrichtungen und Voraussetzungen, um das Prüfprodukt bestimmungsgemäß zu verwenden,

  z. B. Wasseraufbereitung für Dialysegeräte, Notstromversorgung für Beatmungs- oder Anästhesiegeräte; Medizinprodukteaufbereitung;
- die im CIP vorgesehenen und einsatzfähigen Untersuchungs- oder Behandlungsgeräte,

  z. B. Röntgengerät, Computertomograf, Sonografie-Gerät, Langzeit-Beatmungsgerät;

- die erforderliche Anzahl von qualifizierten Prüfern, die willig sind, an der klinischen Prüfung mitzuwirken;
- neben den Prüfern das erforderliche Fachpersonal für die Durchführung von Untersuchungen durch andere Fachrichtungen (z.B. Radiologen, Laborärzte);
- die für die Durchführung der klinischen Prüfung erforderlichen zeitlichen Ressourcen und
- eine ausreichende Anzahl von geeigneten potenziellen Probanden.

HINWEIS 11

Jede Prüfstelle sollte eine ausreichende Anzahl, jedoch in der Regel mindestens zwei Prüfer benennen können, damit im Abwesenheitsfall (z.B. Krankheit, Urlaub) die Aufgabenwahrnehmung gewährleistet ist. Nur durch mindestens zwei Prüfer kann eine durchgängige Ansprechbarkeit für Prüfungsteilnehmer insbesondere bei Problemen gewährleistet sein. Das Medizinprodukterecht überträgt den Prüfern auch die Aufgabe der unverzüglichen Meldung schwerwiegender unerwünschter Ereignisse an den Sponsor (§ 63 MPDG) sowie die unverzügliche Einleitung von risikominimierenden Maßnahmen zur Abwendung unmittelbarer oder mittelbarer Gefahr (§ 66 Abs. 1 MPDG). Da die Aufgaben unverzüglich wahrzunehmen sind, müssen zur Gewährleistung der geforderten Frist ebenfalls mindestens zwei Prüfer in einer Prüfstelle tätig sein.

Unverzüglich heißt nicht sofort, aber ohne schuldhaftes Verzögern. Begonnene Tätigkeiten, wie eine Untersuchung oder Behandlung, dürfen beendet werden.

Darüber hinaus ist bei länger andauernden klinischen Prüfungen gerade an größeren Kliniken mit der Fluktuation von Ärzten und damit auch dem Weggang von Prüfern zu rechnen.

Die zuständige Ethik-Kommission prüft bei der ethischen Bewertung der klinischen Prüfung die Gegebenheiten an der Prüfstelle.

7 Prinzipien der guten klinischen Praxis

Die gute klinische Praxis legt nach ethischen und wissenschaftlichen Gesichtspunkten Regeln für die Durchführung klinischer Prüfungen fest. Dabei wird die Sicherheit der Prüfungsteilnehmer in den Fokus genommen sowie die Qualität der erhobenen klinischen Daten.

Seit 1964 gibt es die Deklaration des Weltärztebundes zu ethischen Grundsätzen für die medizinische Forschung am Menschen (Deklaration von Helsinki). Diese legt insbesondere fest, dass es die Pflicht und die Verantwortung des Prüfers ist, das Leben, die Gesundheit, die Würde, die Integrität, das Selbstbestimmungsrecht, die Privatsphäre und die Vertraulichkeit persönlicher Informationen der Prüfungsteilnehmer zu schützen. Weiterhin enthält die Deklaration das Instrumentalisierungsverbot, das Gebot zur Beachtung der Autonomie, der Gerechtigkeit und der Schadensvermeidung.

Diese Norm stellt die gute klinische Praxis für klinische Prüfungen von Medizinprodukten dar. Sie unterscheidet sich nur unwesentlich von der guten klinischen Praxis für Arzneimittel. Das Medizinprodukterecht legt die Einhaltung der guten klinischen Praxis für klinische Prüfungen zu Konformitätsbewertungszwecke verbindlich fest (Anh. XV Kap. II Nr. 4 MDR).

Die gute klinische Praxis in dieser Norm beinhaltet folgende Punkte:

- Übereinstimmung mit den ethischen Grundsätzen

  Klinische Prüfungen sind unter Einhaltung der ethischen Grundsätze durchzuführen. Diese gehen auf die Deklaration von Helsinki zurück und werden umfassend in dieser Norm dargestellt.

- Nutzen übersteigt das Risiko

  Der Sponsor hat bei der Planung einer klinischen Prüfung die vorhersehbaren Risiken und Unannehmlichkeiten gegen den erwarteten Nutzen für die Prüfungsteilnehmer und die Gesellschaft abzuwägen. Rechtfertigt der zu erwartende Nutzen die Risiken (positives Nutzen-Risiko-Verhältnis), darf eine klinische Prüfung durchgeführt werden. Ergeben sich während der klinischen Prüfung Aspekte, die den Nutzen oder das Risiko beeinflussen, ist eine neue Abwägung durchzuführen.

- Schutz der Prüfungsteilnehmer hat oberste Priorität

  Die Rechte, die Sicherheit und das Wohlbefinden der Prüfungsteilnehmer in einer klinischen Prüfung haben oberste Priorität. Die Interessen der Wissenschaft und der Gesellschaft sind dagegen nachrangig.

- Klinische Prüfung muss gerechtfertigt sein

  Auf der Grundlage vorliegender nichtklinischer und klinischer Daten über das Prüfprodukt muss die Verwendung des Prüfproduktes an menschlichen Prüfungsteilnehmern gerechtfertigt sein.

- Wissenschaftlich fundierte Prüfung

  Eine klinische Prüfung muss wissenschaftlich fundiert sein und in einem klinischen Prüfplan (siehe Anhang A dieser Norm) beschrieben werden.

- Durchführung nach Prüfplan

  Eine klinische Prüfung muss nach dem von der Ethik-Kommission zustimmend bewerteten und ggf. von der Bundesoberbehörde genehmigten oder angezeigten Prüfplan durchgeführt werden.

- Prüfer sind qualifiziert

  Die Verantwortung für die medizinische Versorgung im Rahmen einer klinischen Prüfung obliegt qualifiziertem medizinischem Fachpersonal.

- Alle Durchführenden sind ausreichend qualifiziert

  Alle an der Planung, Durchführung, Aufzeichnung, Auswertung und Berichterstattung einer klinischen Prüfung beteiligten Personen müssen durch ihre Ausbildung, Schulung und Erfahrung für die Ausführung ihrer jeweiligen Aufgaben qualifiziert sein.

- Einwilligung nach Aufklärung liegt vor

  Ein Patient darf nur in eine klinische Prüfung eingeschlossen werden, wenn er oder ggf. sein gesetzlicher Vertreter zuvor freiwillig eine Einwilligung nach Aufklärung erteilt hat.

- Datenerhebung nachvollziehbar

  Alle in einer klinischen Prüfung erhobenen Informationen müssen so aufgezeichnet, behandelt und sicher gespeichert werden, dass eine genaue Berichterstattung, Interpretation, Monitoring, Auditierung und Verifizierung möglich sind.

- Vertraulichkeit der Daten ist gewährleistet

  Die Vertraulichkeit der in einer klinischen Prüfung erhobenen personenbezogenen Daten muss gewahrt werden. Die Identifizierung eines Prüfungsteilnehmers darf in der Regel nur den Prüfern erlaubt sein.

- Prüfprodukte sind sicher anzuwenden

  Prüfprodukte müssen sicher konstruiert, hergestellt, behandelt und gelagert werden. Sie müssen in Übereinstimmung mit dem Prüfplan, der Prüferbroschüre und der Gebrauchsanweisung verwendet werden.

- Qualitätssicherung wird durchgeführt

  Während einer klinischen Prüfung ist mit geeigneten Verfahren die Sicherstellung der Qualität aller Aspekte der klinischen Prüfung zu gewährleisten.

8 Klinisches Qualitätsmanagement

Qualitätsmanagement im Allgemeinen bedeutet eine strukturierte und geplante Vorgehensweise bei der Identifizierung, Erfassung und Erfüllung von Produkt- oder Patientenanforderungen. Es hat die Aufgabe, qualitätsbezogene Maßnahmen zusammen mit den zugehörigen Spezifikationen zielgerichtet zu planen, umzusetzen, zu steuern, zu kontrollieren und ggf. zu modifizieren bzw. anzupassen. Medizinprodukteherstellern ist diese Vorgehensweise in der Entwicklung, Produktion und im Marketing (kundenorientierte Betrachtung) bereits durch die ISO 13485[12] bekannt, auf die auch diese Norm verweist.

Das klinische Qualitätsmanagement folgt denselben Maßgaben, der Unterschied besteht hierbei nur im speziellen Anwendungsbereich der klinischen Prüfung.

Das klinische Qualitätsmanagement besteht somit aus Prozessen, die sicherstellen, dass die klinische Prüfung nach dem Stand der Wissenschaft geplant, durchgeführt und überwacht wird und dass die daraus resultierenden Daten erfasst, dokumentiert, aufgezeichnet, ausgewertet und publiziert werden. Bei der Verarbeitung der Daten ist die DSGVO[13] zu berücksichtigen. Dies muss nach dem genehmigten CIP, dieser Norm und dem Medizinprodukterecht erfolgen. Alle Änderungen an der fortlaufenden Dokumentation sind beim Qualitätsmanagement zu berücksichtigen. Jede Abweichung dieser Spezifikationen impliziert im ersten Moment eine Verminderung der Qualität und muss erkannt, definiert und bewertet werden. Das daraus folgende Ergebnis entscheidet über den weiteren Verlauf der klinischen Prüfung.

Im Grunde ist die Anforderung des klinischen Qualitätsmanagements für Sponsoren und Prüfer (obwohl neu in dieser Norm) nicht neu in der Praxis der Durchführung klinischer Prüfungen. Der Sponsor hat bisher auch schon die klinische Prüfung in Phasen strukturiert, Anforderungen für die Phasen festgelegt und diese erfüllt. Darauf aufbauend hat er Verfahrensanweisungen und Dokumentationsvorgaben in die Prüfstellen gegeben und durch Monitoring und Auditierung die Einhaltung der Verfahrensanweisungen und Dokumentation überwacht. Diese Vorgehensweise sowie die daraus gewonnenen Daten wurden auch bisher schon bewertet und schriftlich dokumentiert.

---

12 DIN EN ISO 13485:2021-12 Medizinprodukte – Qualitätsmanagementsysteme – Anforderungen für regulatorische Zwecke [7]

13 Datenschutz-Grundverordnung [17]

Die Aufgabe, ein klinisches Qualitätsmanagementsystem *[9.1]* einzuführen und dauerhaft anzuwenden, obliegt dem Sponsor. Das klinische Qualitätsmanagement kann separat erfolgen oder der Sponsor kann es in sein ggf. bereits vorhandenes Qualitätsmanagementsystem (soweit er Hersteller eines Medizinproduktes ist) integrieren.

Dabei hat der Sponsor alle an der klinischen Prüfung Beteiligten in das Qualitätsmanagementsystem einzubeziehen, z. B. Prüfungsteam, Monitor, ggf. DMC und Verfahrensbevollmächtigte.

HINWEIS 12

Die Verpflichtung zum Qualitätsmanagementsystem richtet sich primär an den Sponsor. Der Hauptprüfer oder die Prüfer sollten darauf achten, dass sie vom Sponsor Verfahrensanweisungen hinsichtlich ihrer Aufgaben und Verantwortlichkeiten zur Verfügung gestellt bekommen.

Weiterhin muss der Hauptprüfer für sein Team entsprechende qualitätssichernde SOPs bereithalten.

8.1 Systematischer Aufbau und Ablauf

Dem klinischen Qualitätsmanagement liegt ein systematischer Aufbau und Ablauf der Organisation zugrunde.

Systematischer Aufbau

Der systematische Aufbau bedeutet, dass der Sponsor die Aufgaben, die Verantwortlichkeiten, die Zuständigkeiten und die Befugnisse definiert und dokumentiert. Diese Dokumente müssen bei Änderungen aktualisiert werden. Diese Änderungen müssen fortlaufend dokumentiert werden (siehe Kapitel 11.1).

Tiefergehende Informationen über das Qualitätsmanagement können der DIN EN ISO 13485, Punkte 5.5.1 „Verantwortung und Befugnisse" und 6.2 „Personelle Ressourcen" entnommen werden[14].

Systematischer Ablauf

Nach den Qualitätsmanagement-Prinzipien muss sichergestellt werden, dass die klinische Prüfung geplant, durchgeführt und überwacht wird.

Dies kann über den PDCA-Prozess erfolgen. Dieser setzt sich aus den folgenden Komponenten zusammen:

14 DIN EN ISO 13485:2021-12 Medizinprodukte – Qualitätsmanagementsysteme – Anforderungen für regulatorische Zwecke [7]

Tabelle 3: PDCA-Prozess

Plan:	Planung der Ablauforganisation Beispiel: Festlegung der Ziele der klinischen Prüfung, Erstellung der Dokumente wie Prüfplan, Festlegung der Kriterien für die Auswahl der Prüfstelle, Definition der Tätigkeiten aller Beteiligten im Rahmen der klinischen Prüfung und Erstellen von Verträgen (siehe Kapitel 9)
Do:	Durchführung der klinischen Prüfung entsprechend den Festlegungen aus der Planung (inklusive des klinischen Prüfplans) Beispiel: Auswahl der mitarbeitenden Einheiten, z. B. Monitor, Prüfstellen, Prüfer, ggf. DMC nach den vorgegebenen Kriterien und Erstellung der detaillierten zugehörigen Dokumentation zur Auswahl dieser Einheiten.
Check:	Die ständige Überwachung der Wirksamkeit der Maßnahmen Beispiel: Der Sponsor hat anhand der festgelegten Maßnahmen die Erreichung der definierten Ziele zu prüfen. Anhand der vom Hauptprüfer berichteten Ereignisse (z. B. Abweichung vom Prüfplan, AE oder SAE, Produktmangel) prüft der Sponsor z. B., ob die festgelegten Verfahren eingehalten werden oder die Risikotoleranzgrenze überschritten ist.
Act:	Wenn die definierten Ziele nicht erreicht bzw. die Risikotoleranzgrenzen überschritten werden, sind die zuvor festgelegten Maßnahmen weiter anzupassen. Eine weitergehende Maßnahme könnte z. B. auch die Unterbrechung der klinischen Prüfung, eine Schulung der Prüfer oder die Anpassung der Gebrauchsanweisung sein. Alle neuen Maßnahmen sind in die Dokumentation des klinischen Qualitätsmanagements aufzunehmen und in der Praxis umzusetzen.

Für eine kontinuierliche Verbesserung müssen diese Phasen ständig durchlaufen und die Dokumente aus dem systematischen Ablauf und Aufbau ständig angepasst werden. Wie in dem vom Sponsor verfassten CIP beschrieben sind die im Rahmen des klinischen Qualitätsmanagements gewonnenen Daten zu erfassen, schriftlich zu dokumentieren und auszuwerten.

8.2 Aufgaben

Die Verantwortung für das klinische Qualitätsmanagement liegt hauptsächlich beim Sponsor. Der Sponsor muss

- alle Verfahrensanweisungen, Vorlagen für alle dokumentationspflichtigen Vorgänge und Zuweisungen der Befugnisse für die Prüfer erstellen.
- die Prüfstellen und die Prüfer nach den zuvor festgelegten Kriterien auswählen, dies detailliert dokumentieren und Verträge mit den Prüfstellen abschließen, die die Mitwirkung an der klinischen Prüfung, die Tätigkeiten sowie die damit verbundenen Pflichten, festlegen.

Die Prüfstellen bzw. Prüfer müssen

- darauf achten, dass Verfahrensanweisungen, Vorlagen für alle dokumentationspflichtigen Vorgänge und die Zuweisungen der Befugnisse vom Sponsor zur Verfügung gestellt werden und
- nach den Vorgaben des Sponsors handeln, einschließlich der zugehörigen Dokumentation

  Beispiel: Aufklärung der potenziellen Prüfungsteilnehmer nach CIP, angemessene Bedenkzeit nach der Aufklärung einräumen und anschließende Dokumentation der Einwilligung nach Aufklärung.

8.3 Verfahrensanweisungen und Vorlagen

Diese Norm sieht vor, dass die Verfahrensanweisungen, welche in der Prüfstelle anzuwenden sind, grundsätzlich vom Sponsor zur Verfügung gestellten werden müssen *[9.1.a]* und in der Prüfstelle einzuhalten sind. Meistens ist es jedoch erforderlich, die Verfahrensanweisungen an die Gegebenheiten in der Prüfstelle anzupassen. Wird beispielsweise in einer Prüfstelle das Krankenhaus-Informations-System (KIS) verwendet, ist die Verfahrensanweisung über die Prüfungsteilnehmerdaten dahingehend anzupassen. Diese Anpassungen müssen immer in Absprache mit dem Sponsor erfolgen und dokumentiert werden.

Die Vorlagen für alle dokumentationspflichtigen Vorgänge werden in der Regel vom Sponsor der Prüfstelle und damit dem Hauptprüfer zur Verfügung gestellt. Der Hauptprüfer hat darauf zu achten, dass alle Vorlagen in der Prüfstelle und für das Prüfungsteam in der Prüfstelle zugänglich sind. Weiter hat er sicherzustellen, dass die Vorlagen benutzt und ordnungsgemäß ausgefüllt werden.

Diese Vorlagen betreffen beispielsweise:

- **Schulungs- und Trainingsnachweise für das Prüfprodukt:** Der Inhalt und das Datum der Schulung, der Name des Schulungsleiters sowie die Teilnehmer mit deren datierter Unterschrift sollten eingetragen werden.
- **Delegation Log:** Namen aller Personen des Prüfungsteams mit einer eindeutigen Beschreibung der Aufgaben, die die jeweilige Person zu verantworten hat. Sowohl der Hauptprüfer als auch die Person, der Aufgaben übertragen werden, haben die Aufgabenübertragung durch datierte Unterschrift zu bestätigen. Soweit nicht extra geführt, kann hier ggf. ein Unterschriftskürzel jeder Person hinterlegt werden.
- **Dokumentenmanagement:** Eingangsdatum der Dokumente beim Hauptprüfer, Verteilung in der Prüfeinrichtung

  Beispiel: Bestätigung jedes Prüfers mit Namen, Datum und Unterschrift über den Erhalt des Prüfplans sowie dessen Änderungen.
- **Verwendungsnachweis:** In dieser Vorlage muss erfasst werden, wann das Produkt in der Prüfstelle eingegangen ist, mit der Dokumentation der Seriennummer, den in der Eingangskontrolle durchgeführten Aufgaben mit Datum und Namen, dem Lagerort, der Anwendung am oder der Implantation im Prüfungsteilnehmer unter Angabe der Seriennummer des Prüfproduktes und des Namens des Prüfers, ggf. Datum der Rücksendung an den Sponsor oder Vernichtung des Prüfproduktes *[7.9]*.
- **Randomisierungsliste:** Diese wird grundsätzlich vom Sponsor erstellt. Die Zuweisung der Prüfungsteilnehmer in der Prüfstelle nimmt der Hauptprüfer anhand dieser Liste vor. Dies kann z. B. mit einem programmierten Verfahren erfolgen, über einen Telefonanruf oder als papierbasierte Liste.
- **Prüfungsteilnehmer-Identifizierungsliste:** In diesem Dokument wird dem Namen des Prüfungsteilnehmers eine studienspezifischen ID zugewiesen. Diese ID wird in allen Studienunterlagen als Verschlüsselung für den Prüfungsteilnehmer verwendet. Der Sponsor darf nur auf die Verschlüsselungsliste zugreifen, in dieser stehen nur die ID-Nummern der Prüfungsteilnehmer und keine Klarnamen.
- **CRF bzw. eCRF:** Diese Vorlagen dienen der Erfassung aller relevanten klinischen Daten in den Prüfstellen und werden der Prüfstelle und den Prüfern in geeigneter Form zur Verfügung gestellt.

  Der Sponsor sollte den Prüfstellen Vorgaben für den zu führenden Prüferordner machen. Dabei sollte der Inhalt, der Aufbewahrungsort und die Aufbewahrungszeit der Dokumente vorgegeben werden *[Anhang E]*. Sollten Dokumente an einem anderen Ort gelagert werden, muss sich ein Hinweis darauf im Prüferordner finden.

9 Planung und Vorbereitung der klinischen Prüfung

Der Sponsor ist verantwortlich für die Planung und Vorbereitung einer klinischen Prüfung. Nachdem das Erfordernis einer klinischen Prüfung festgestellt und die Ziele definiert wurden, ist das Design der klinischen Prüfung festzulegen und die Durchführung vorzubereiten. Unter anderem muss der Sponsor das Prüfprodukt und die zugehörige Dokumentation erstellen, eventuell den Komparator bereitstellen sowie die erforderlichen Genehmigungen einholen. Im Folgenden werden die Schritte in einer möglichen chronologischen Abfolge dargestellt.

9.1 Begründung für die Durchführung einer klinischen Prüfung

Für jedes Medizinprodukt ist im Rahmen des Konformitätsbewertungsverfahrens zur Erlangung der CE-Kennzeichnung in der Regel eine klinische Bewertung zu erstellen. Die klinische Bewertung dient dem Nachweis der grundlegenden Sicherheits- und Leistungsanforderungen bei bestimmungsgemäßer Verwendung, der Beurteilung unerwünschter Wirkungen sowie der Vertretbarkeit des Nutzen-Risiko-Verhältnisses des Produktes. Die klinische Bewertung ist anhand von klinischen Daten durchzuführen und beinhaltet eine Beurteilung sowie eine Bewertung (siehe Kapitel 1.1).

Sollten die vorhandenen klinischen Daten nicht für die klinische Bewertung ausreichen, muss eine klinische Prüfung durchgeführt werden. Der Sponsor hat dabei schriftlich die Durchführung der klinischen Prüfung zu begründen und dieses Dokument zusammen mit allen anderen Unterlagen zur klinischen Prüfung aufzubewahren *[6.3]*.

9.2 Festlegung des Studiendesigns

Während oder nach der Literaturerhebung für die klinische Bewertung kann sich die Notwendigkeit einer klinischen Prüfung herauskristallisieren, z. B. wenn nicht alle erforderlichen Daten in der vorhandenen Literatur zu finden sind.

Der Sponsor muss die Ergebnisse aus der klinischen Bewertung und der Risikoanalyse verwenden, um das Design der klinischen Prüfung festzulegen und zu begründen. Dabei wird zuerst betrachtet, ob sich anhand der Ergebnisse eine Hypothese für den primären Endpunkt der klinischen Prüfung festlegen lässt. Hier unterscheidet man zwei Methoden für klinische Prüfungen.

- **Explorative klinische Prüfung:** z. B. eine Machbarkeitsstudie, mit der eine Hypothese generiert werden soll *[I.4.2]*.
- **Konfirmatorische klinische Prüfung**: Diese dient der Bestätigung der zuvor generierten Hypothese für den primären Endpunkt. Es handelt sich dabei um eine kontrollierte Studie, die nach einem in der Planungsphase der klinischen Prüfung festgelegten Prüfplan durchgeführt wird *[I.4.3]*.

Eine detailliertere Beschreibung der einzelnen Studiendesigns in Abhängigkeit von dem regulatorischen Status des Medizinproduktes befindet sich in der **Tabelle 2**: Übersicht der klinischen Prüfungen nach Entwicklungsstadien in Kapitel 5.

Sobald das Design der klinischen Prüfung feststeht, lassen sich mit den schon vorliegenden Ergebnissen aus der klinischen Bewertung und der Risikoanalyse weitere Kriterien für die klinische Prüfung ableiten:

- die relevanten Endpunkte;
- die Einflussfaktoren,

  z. B. Alter oder Geschlecht der Probanden, Ausbildungsstand der Anwender, Handhabungstraining;
- der optimale Aufbau,

  z. B. monozentrisch bei innovativen Prüfprodukten, multizentrisch bei Implantaten, national oder international;
- die Auswahl und Begründung von Komparatoren,

  z. B. Randomisierung, Verblindung, Art des Komparators (z. B. Arzneimittel oder anderes Medizinprodukt) oder Vergleichsverfahrens (z. B. physiotherapeutische Behandlung).

Eine klinische Prüfung muss so geplant und durchgeführt werden, dass

- die Eignung des Prüfproduktes für den vorgesehenen Zweck (z. B. Population, Indikation, Anwendung) bewertet werden kann,
- sichergestellt ist, dass die gewonnenen Ergebnisse klinisch relevant und wissenschaftlich nachvollziehbar sind und
- die Ziele der klinischen Prüfung belegt oder widerlegt werden können.

9.3 Auswahl der Mitarbeiter, Prüfer und der Prüfstellen

Bereits in der Planungsphase ist vom Sponsor zu klären, welche Qualifikationen die einzelnen Mitarbeiter (beim Sponsor und in den Prüfstellen) benötigen, um Entscheidungen oder Aufgaben im Zusammenhang mit der Planung und der Durchführung der klinischen Prüfung zu übernehmen.

Dabei hat der Sponsor auf Grundlage des Studiendesigns für die Planung und Durchführung der klinischen Prüfungen insbesondere:

- die einzelnen Tätigkeiten (z. B. beim Sponsor, in der Prüfstelle, ggf. bei weiteren externen Beteiligten) zu identifizieren, definieren und dokumentieren;
- die zur Ausübung der jeweiligen Tätigkeiten benötigten Qualifikationskriterien zu identifizieren, definieren und dokumentieren;
- die zugehörigen Verfahrensanweisungen für die Auswahl der Mitarbeiter zur Ausübung der einzelnen Tätigkeiten zu erstellen;
- ggf. weitere für die Durchführung der klinischen Prüfung benötigten externen Einheiten zu identifizieren, definieren und dokumentieren;
- die für die Prüfstellen und ggf. weitere externe Einheiten insbesondere der benötigten Ressourcen, Abteilungen und der darin erforderlichen Ausstattung zu identifizieren, definieren und dokumentieren;
- die zugehörigen Verfahrensanweisungen für die Auswahl der Prüfstellen und ggf. der externen Einheiten zu erstellen.

Bei der Festlegung der erforderlichen Qualifikation hat er neben den Erfordernissen, die sich aus der klinischen Prüfung ergeben (z. B. aus einer erforderlichen Implantation),

- bei Prüfern die gesetzlich festgelegten Qualifikationsanforderungen sowie die Anforderungen dieser Norm zu berücksichtigen (siehe hierzu Kapitel 6).
- bei weiteren Mitarbeitern die Art der Tätigkeit sowie die Anforderungen dieser Norm zu berücksichtigen.

Auswahl der Prüfer

Der Sponsor hat anhand der von ihm festgelegten Kriterien geeignete Prüfer (Prüfer, Hauptprüfer, koordinierender Prüfer/Leiter) für die Durchführung der klinischen Prüfung auszuwählen. Die für die einzelnen Aufgaben ausgewählten Personen müssen diese Qualifikation in einer geeigneten Form

(z. B. Lebensläufe oder Zeugnisse) nachweisen. Nach dieser Norm ist lediglich der Lebenslauf jedes Hauptprüfers der Ethik-Kommission beim Antrag auf ethische Stellungnahme vorzulegen *[5.6.2 e]*. In Deutschland müssen alle Qualifikationsnachweise für jeden Prüfer vom Sponsor der Ethik-Kommission vorgelegt werden (siehe dazu Kapitel 6. 2. 1). Eine Checkliste zur „Prüferqualifikation/Prüfstelleneignung“ ist auf der Homepage vom Arbeitskreis Medizinischer Ethik-Kommissionen hinterlegt.

Sollten im Verlauf der klinischen Prüfung neue Prüfer hinzukommen, müssen entsprechende Qualifikationsunterlagen bei der Ethik-Kommission eingereicht werden *[5.6.4 e]*. Prüfer, die die Prüfstelle verlassen, sollten bei der Ethik-Kommission abgemeldet werden.

Der Sponsor muss die Qualifikation einschließlich der Nachweise in seinen Studienunterlagen schriftlich dokumentieren.

Auswahl weiterer Mitglieder des Prüfungsteams

Nach dieser Norm wählt der Hauptprüfer in der Prüfstelle sein Team aus, das durch Ausbildung, Schulung und Erfahrung qualifiziert ist. Die Nachweise für die Qualifikation der Mitglieder des Teams sind vom Sponsor bei der Ethik-Kommission vorzulegen *[5.6.2 l]*. Mitglieder des Teams dürfen ihre Tätigkeit erst aufnehmen, wenn sie im Hinblick auf die Anforderungen der klinischen Prüfung ausreichend geschult wurden. Diese Schulung muss dokumentiert werden *[7.6]*.

Die Qualifikationsnachweise der Prüfer und der Mitglieder des Teams müssen im Prüferordner abgelegt werden *[10.3 b]*.

Eignung und Auswahl der Prüfstellen

Die Prüfstellen müssen, damit die Durchführung der geplanten klinischen Prüfung möglich ist, über die erforderliche Ausstattung und die erforderliche Anzahl von qualifizierten Prüfern verfügen. Um ein nachvollziehbares Verfahren für die Auswahl der Prüfstellen zu gewährleisten, müssen diese Kriterien vom Sponsor bereits vor Beginn der klinischen Prüfung schriftlich festgelegt werden *[6.8]*.

Weder diese Norm noch das Medizinprodukterecht führen Kriterien auf, die eine Prüfstelle erfüllen muss. Jedoch spricht diese Norm *[6.8]* und das MPDG von der Eignung der Prüfstelle und die MDR davon, dass eine Prüfstelle in der Lage sein muss, die klinische Prüfung gemäß dem CIP durchzuführen. Weitere Ausführungen zur Prüfstelle finden sich in Kapitel 6.8.

9.4 Vereinbarungen zwischen Sponsor und anderen Beteiligten

Nach dieser Norm *[6.9]* sowie dem Medizinprodukterecht schließt der Sponsor mit den Hauptprüfern bzw. den Prüfstellen und jeder anderen Partei (z. B. CRO, Laboratorien) eine Vereinbarung ab, in der die Verantwortlichkeiten sowie deren Aufgaben und Verpflichtungen bei der klinischen Prüfung festgelegt werden. Grundsätzlich kann der Sponsor nur Aufgaben, nicht aber seine Verantwortung delegieren. Diese Vereinbarungen müssen schriftlich und von allen Vertragspartnern datiert und unterschrieben sein. Sie sollten bei den Dokumenten zur klinischen Prüfung aufbewahrt werden.

Beispielsweise muss bei einer klinischen Prüfung vor dem Inverkehrbringen mit dieser Vereinbarung sichergestellt werden, dass der Prüfer zeitnah alle unerwünschten Ereignisse, jeden Produktmangel und alle neuen Erkenntnisse an den Sponsor meldet (Anh. XV, Kap. III, Nr. 2 MDR).

Bereits vor Beginn der klinischen Prüfung muss der Sponsor alle finanziellen Vereinbarungen zwischen ihm und dem Hauptprüfer oder der Prüfstelle abschließen und diese dokumentieren *[9.2.2 f]*.

9.5 Datenüberwachungskomitee (DMC)

Der Sponsor entscheidet aufgrund der Risikobewertung (siehe dazu Kapitel 11.1) vor Beginn der klinischen Prüfung über die Einrichtung eines Datenüberwachungskomitees *[6.11]*. Dabei müssen die Risiken für die Prüfungsteilnehmer, Anwender und Dritte in Verbindung mit der Anwendung des Prüfproduktes berücksichtigt werden.

Grundsätzlich sollte der Sponsor bei Medizinprodukten der Klasse IIb invasiv und der Klasse III ein DMC einrichten, und zwar unabhängig davon, ob das Medizinprodukt CE-zertifiziert ist oder nicht. Zusätzlich zum DMC muss der Ethik-Kommission die Charta vorgelegt werden, aus der klar hervorgeht, dass es sich bei dem DMC um ein unabhängiges Gremium handelt.

Die Hauptaufgaben des DMCs müssen im CIP beschrieben werden. Die Aufgabe des Komitees ist es, den Fortgang der klinischen Prüfung, die Sicherheitsdaten oder die kritischen Leistungspunkte zu bewerten und dem Sponsor hinsichtlich einer erforderlichen Unterbrechung, eines Abbruchs oder einer Änderung der klinischen Prüfung Empfehlungen zu geben.

In einer Satzung, die vom Sponsor oder dem DMC erstellt werden muss, sollten mindestens folgende Punkte detailliert aufgeführt werden:

- Verantwortlichkeiten und Aufgaben des DMCs in der klinischen Prüfung,
- Häufigkeit, Form und Dokumentation der Treffen einschließlich der getroffenen Ergebnisse und Entscheidungen und
- Vorkehrungen für den Umgang mit Notfallsituationen, einschließlich der Entscheidungs- und Informationswege, der Maßnahmen und der Dokumentation.

Wichtig ist, dass der Sponsor ein Verfahren festlegt, wie er mit den Empfehlungen des DMC umgeht, und dieses dokumentiert.

9.6 Vorbereitung des Prüfproduktes

Prüfprodukt

Grundsätzlich muss ein Medizinprodukt so ausgelegt und hergestellt sein, dass seine vorgesehene Anwendung weder den klinischen Zustand und die Sicherheit der Patienten noch die Sicherheit und die Gesundheit der Anwender oder gegebenenfalls Dritter gefährdet. Dabei müssen etwaige Risiken gemessen am Nutzen für den Patienten vertretbar sein. Dies gilt auch für ein Medizinprodukt, das in einer klinischen Prüfung untersucht werden soll. Ein Prüfprodukt muss die grundlegenden Sicherheits- und Leistungsanforderungen nach Anhang I der MDR einhalten, mit Ausnahme der Punkte, die Gegenstand der klinischen Prüfungen sind. Hinsichtlich dieser Punkte kann eine klinische Prüfung nur durchgeführt werden, wenn alle Vorsichtsmaßnahmen zum Schutz der Gesundheit und der Sicherheit der Prüfungsteilnehmer, Anwender und Dritter getroffen wurden.

Der Sponsor hat mit dem Antrag auf eine zustimmende Stellungnahme bei der zuständigen Ethik-Kommission und mit dem Antrag auf Genehmigung/Anzeige eine entsprechende unterzeichnete Erklärung des Herstellers (Anh. XV Kap. II Ziffer 4.1 MDR) hierüber einzureichen (§ 14 Nr. 2 MPDG).

> HINWEIS 13
>
> Die Erklärung über die Einhaltung der grundlegenden Sicherheits- und Leistungsanforderungen muss nicht beigefügt werden, wenn das Prüfprodukt ein CE-Kennzeichen trägt und die klinische Prüfung nicht der Bewertung dieses Produktes außerhalb der Zweckbestimmung dient (§ 14 Nr. 2 MPDG).

Zu den grundlegenden Sicherheits- und Leistungsanforderungen gehören Sicherheitsaspekte wie z. B. die elektrische, mechanische und hygienische Sicherheit, die Biokompatibilität, der Strahlenschutz, die Gebrauchsinformationen sowie die Leistungsfähigkeit.

Durch geeignete Verfahren, Tests oder Prüfungen hat der Sponsor nachzuweisen, dass alle grundlegenden Sicherheits- und Leistungsanforderungen eingehalten werden, es sei denn, sie gehören zu den Fragestellungen der klinischen Prüfung. Dient die klinische Prüfung z. B. dazu, die Leistungsfähigkeit eines Prüfproduktes zu belegen, müssen alle grundlegenden Anforderungen, die die Sicherheit betreffen, erfüllt sein.

Um die sichere Anwendung eines Prüfproduktes zu gewährleisten, sind dem Produkt Informationen beizufügen, die den Ausbildungs- und Kenntnisstand der vorgesehenen Anwender berücksichtigen. Zu diesen Informationen gehören die Kennzeichnung des Prüfproduktes und die Gebrauchsanweisung.

Kennzeichnung

Als Kennzeichnung wird die geschriebene, gedruckte oder grafisch dargestellte Information bezeichnet, die entweder auf dem Prüfprodukt selbst, auf der Verpackung jeder Einheit oder auf der Verpackung mehrerer Produkte angebracht ist. Sie muss den Schutz der Prüfungsteilnehmer, Anwender oder Dritter und die Rückverfolgbarkeit sicherstellen, die Identifizierung des einzelnen Prüfproduktes, des Herstellers und eine ordnungsgemäße Anwendung gewährleisten (Artikel 2 Nr. 13 MDR).

Auf dem Prüfprodukt selbst müssen, soweit praktikabel, alle für eine sichere Anwendung vorgeschriebenen Angaben (Anh. I, Kap. III Nr. 23 MDR i. V. m. DIN EN ISO 15223-1)[15] angebracht sein. Ist eine solche Kennzeichnung nicht möglich oder sinnvoll (z. B. bei Implantaten), ist diese auf der Stückpackung oder auf der Handelspackung anzubringen.

Die Kennzeichnungen sollen in vom Menschen lesbarer Form, d. h. nach Möglichkeit in Form von Symbolen nach den harmonisierten Normen (s. u.), vorliegen. Zusätzlich können diese durch maschinenlesbare Informationen ergänzt werden.

– **DIN EN ISO 20417:2022-03:** Medizinprodukte – Anforderungen an vom Hersteller bereitzustellende Informationen[16]

---

15 DIN EN ISO 15223-1:2022-02: Medizinprodukte – Symbole zur Verwendung im Rahmen der vom Hersteller bereitzustellenden Informationen – Teil 1: Allgemeine Anforderungen [6]

16 DIN EN ISO 20417:2022-03: Medizinprodukte – Anforderungen an vom Hersteller bereitzustellende Informationen [11]

- **DIN EN ISO 15223-1:2022-02:** Medizinprodukte – Symbole zur Verwendung im Rahmen der vom Hersteller bereitzustellenden Informationen – Teil 1: Allgemeine Anforderungen[17]

Die verwendeten Symbole sind in der Gebrauchsanweisung zu erklären.

Zu dieser Kennzeichnung *[6.10]* gehört für Prüfprodukte auch der Hinweis „ausschließlich für klinische Prüfungen" (Anh. I, Kap. III, Nr. 23.2 q und Nr. 23.3 f MDR).

Gebrauchsanweisung

Jedem Medizinprodukt muss eine Gebrauchsanweisung beigefügt sein. Eine Ausnahme besteht nur für Medizinprodukte der Klassen I und IIa für den Fall, dass eine vollständig sichere Anwendung des Medizinproduktes ohne Gebrauchsanweisung gewährleistet ist (Anh. I, Kap. III, Nr. 23.1 d MDR). Dies gilt auch für Prüfprodukte, da diese die grundlegenden Sicherheits- und Leistungsanforderungen einhalten müssen, ausgenommen in den Punkten, die Gegenstand der Prüfungen sind. Die erforderlichen Angaben müssen auch in der Prüferbroschüre (siehe dazu Kapitel 9.7.1) enthalten sein, soweit damit eine sichere Anwendung des Prüfproduktes möglich ist.

Ein Medizinprodukt darf in Deutschland nur dann an Anwender oder Patienten abgegeben werden, wenn die Gebrauchsanweisung in deutscher Sprache zur Verfügung gestellt wird. Soweit es sich um professionelle Anwender handelt, darf die Gebrauchsanweisung auch in englischer Sprache oder einer anderen für den Anwender des Medizinproduktes leicht verständlichen Sprache zur Verfügung gestellt werden. Dies ist jedoch nur möglich, wenn die sicherheitsbezogenen Informationen auch in deutscher Sprache oder in der Sprache des Anwenders zur Verfügung gestellt werden (§ 8 Abs. 2 MPDG).

> HINWEIS 14
>
> Bei Prüfprodukten, die z. B. aufgrund einer Vielzahl von Bedienelementen schwierig zu bedienen sind, sollte in jedem Fall eine Gebrauchsanweisung vorhanden sein und ggf. auch eine Kurzanleitung.

17 DIN EN ISO 15223-1:2022-02: Medizinprodukte – Symbole zur Verwendung im Rahmen der vom Hersteller bereitzustellenden Informationen – Teil 1: Allgemeine Anforderungen [6]

9.7 Vorbereitung der Dokumente

Der Sponsor hat alle für die ordnungsgemäße Durchführung der klinischen Prüfung erforderlichen Dokumente zu erstellen und im Verlauf der klinischen Prüfung aktuell zu halten. Eine Auflistung der grundlegenden Dokumente vor, während und nach der klinischen Prüfung findet sich im informativen Anhang E dieser Norm. Jedoch ist es von der Art der klinischen Prüfung und des Prüfproduktes abhängig, welche der genannten Dokumente tatsächlich benötigt werden. Einige Dokumente werden ausschließlich beim Sponsor und andere ausschließlich in der Prüfstelle gelagert; die meisten Dokumente müssen an beiden Stellen vorhanden sein.

Darüber hinaus fordert das Medizinprodukterecht (Anh. XV, Kap. II MDR), dass der Sponsor bei klinischen Prüfungen vor dem Inverkehrbringen eine produktbezogene Dokumentation anfertigt und dem Genehmigungsantrag beifügt. Hierzu zählen u. a.

- der Nachweis der sicherheitstechnischen Unbedenklichkeit,
- eine Beschreibung und Erläuterung zum Verständnis der Funktionsweise,
- die Risikoanalyse und -bewertung einschließlich Beschreibung der bekannten Restrisiken,
- die Ergebnisse einer biologischen Sicherheitsprüfung oder sonstiger erforderlicher Prüfungen,
- die Gebrauchsanweisung und
- eine Liste über die angewendeten grundlegenden Sicherheits- und Leistungsanforderungen mit Angabe der ganz oder teilweise angewandten Normen.

Die wichtigsten Dokumente werden im Folgenden mit kurzen Erläuterungen der Fundstelle in dieser Norm und im Medizinprodukterecht aufgeführt.

9.7.1 Klinischer Prüfplan und Prüferbroschüre

Klinischer Prüfplan

Der klinische Prüfplan (CIP) *[6.4]* ist ein vom Sponsor bzw. unter seiner Verantwortung erstelltes Dokument, welches die klinische Prüfung in allen Phasen beschreibt. Er muss dem jeweiligen Stand von Wissenschaft und Technik entsprechen und so angelegt sein, dass sich die Angaben des Sponsors zur Sicherheit, zur Leistung und zu den Aspekten bezüglich Nutzen-Risiko des

Prüfproduktes bestätigen oder widerlegen lassen (Anh. XV Kap. I Nr. 2.1 MDR). Er enthält insbesondere folgende Angaben:

- Begründung für die Durchführung der klinischen Prüfung;
- Identifizierung und Beschreibung der klinischen Prüfung, des Prüfproduktes und der Durchführenden (Sponsor, Prüfer, Hauptprüfer);
- vorgesehene Analysen und Methodik bei der Auswertung der klinischen Daten;
- Monitoringplan;
- eigentliche Durchführung der klinischen Prüfung einschließlich der Berichtsführung (Prüfbögen).

Die Angaben, die ein Prüfplan enthalten muss, sind im normativen Anhang A dieser Norm dargestellt.

Beim Antrag auf zustimmende Stellungnahme durch die zuständige Ethik-Kommission und auf Genehmigung durch die zuständige Bundesoberbehörde sowie bei der Anzeige einer klinischen Prüfung ist der klinische Prüfplan mit anderen Unterlagen vorzulegen (Anh. XV Kap. II MDR). Der Sponsor und der koordinierende Prüfer/Leiter müssen den jeweils aktuellen Prüfplan mit Datum unterzeichnen *[9.2.2 a]*.

Nachträgliche wesentliche Änderungen der klinischen Prüfung sind, soweit das Medizinprodukterecht dies vorsieht, der zuständigen Bundesoberbehörde und der zuständigen Ethik-Kommission mitzuteilen (siehe Kapitel 10.9).

Prüferbroschüre

Die Prüferbroschüre *[6.5]*, auch „Handbuch des klinischen Prüfers" oder „Investigator's Brochure" (IB) genannt, hat u. a. die Aufgabe, jedem an der klinischen Prüfung beteiligten Prüfer ausreichende Sicherheits- und Leistungsdaten bereitzustellen, und enthält eine Zusammenstellung der präklinischen und klinischen Daten zum Prüfprodukt sowie bis dahin bekannte Informationen zur Wirkung und zu den Risiken des Prüfproduktes und der klinischen Prüfung.

Sie muss die Prüfer über nachfolgende Punkte informieren:

- Name und Anschrift des Sponsors,
- Angaben zum Prüfprodukt, z. B.
  - eine allgemeine Beschreibung des Produktes und des dazugehörigen Zubehörs,
  - die Gebrauchsanweisung,

  - Wirk- und/oder Funktionsweise des Medizinproduktes einschließlich seiner klinischen Leistungen,
- bereits vorliegende klinische Daten zum Prüfprodukt,
- die Ergebnisse
  - der Risikoanalyse, Risikobewertung und Risikobeherrschung,
  - von Gebrauchstauglichkeitsuntersuchungen,
  - von präklinischen Tests wie z. B. Biokompatibilitätsuntersuchungen, Validierung der Software, Prüfungen zur elektrischen und mechanischen Sicherheit.

Die erforderlichen Angaben in der Prüferbroschüre sind für klinische Prüfungen zu Konformitätsbewertungszwecken im Anhang XV Kap. II Nr. 2 MDR festgelegt. Für Sonstige klinische Prüfungen und zur Ergänzung kann der normative Anhang B dieser Norm herangezogen werden. Soweit diese Angaben in anderen Dokumenten, wie z. B. dem CIP, enthalten sind, muss in der Prüferbroschüre darauf verwiesen werden. Die Broschüre ist vom Sponsor hinsichtlich neuer Erkenntnisse z. B. bei neu bekannt gewordenen Risiken zu aktualisieren und allen Prüfstellen zur Verfügung zu stellen.

Der Sponsor hat die Prüferbroschüre beim Antrag auf zustimmende Stellungnahme durch die zuständige Ethik-Kommission und auf Genehmigung durch die zuständige Bundesoberbehörde sowie bei der Anzeige einer klinischen Prüfung mit einzureichen (Anh. I Kap. II MDR).

Der Hauptprüfer muss den Erhalt der Prüferbroschüre sowie jede folgende neue Version quittieren und die darin enthaltenen Informationen vertraulich behandeln.

HINWEIS 15

Der Hauptprüfer hat dafür Sorge zu tragen, dass alle Prüfer die aktuelle Version kennen. Nur so sind die Prüfer über die mit der klinischen Prüfung verbundenen Risiken informiert. Hierzu sollte der Hauptprüfer entsprechende schriftliche Aufzeichnungen führen (Anh. XV Kap. II Nr. 2. MDR) *[9.2.2 a]*.

9.7.2 Information der Prüfungsteilnehmer

Die Information der Prüfungsteilnehmer *[5.8.4]* wird auch Probandeninformation oder Patienteninformation bzw. -aufklärung genannt und ist schriftlich in deutscher Sprache zu verfassen (§ 33 Abs. 2 MPDG). Dabei muss diese in einer für die Prüfungsteilnehmer verständlichen Sprache (z. B. wenige oder keine Fremdwörter oder Fachausdrücke) erstellt werden, d. h. technische und medizinische Fachbegriffe sind zu vermeiden.

Diese Norm legt die in der Information und die in der zu unterzeichnenden Einwilligungserklärung erforderlichen Angaben fest (siehe Kapitel 10. 7. 1).

Auf der Homepage der zuständigen Ethik-Kommissionen oder des Arbeitskreises der medizinischen Ethik-Kommissionen finden sich (herunterladbare) Mustertexte für die Information der Prüfungsteilnehmer. Diese erfüllen die Anforderungen dieser Norm und stellen eine gute Hilfestellung bei der Erarbeitung der Probandeninformation dar.

9.7.3 Prüfbögen

Unter Berücksichtigung der Fragestellungen der klinischen Prüfung sowie der festgelegten Daten und Endpunkte entwickelt der Sponsor Prüfbögen *[6.6]*. Diese dienen der Übertragung der pseudonymisierten Daten der Prüfungsteilnehmer an den Sponsor.

Sie werden in der Praxis auch CRFs (Case Report Forms) genannt und dienen der Umsetzung des Prüfplans und einer vergleichbaren, systematischen Erfassung von Daten. Ein Prüfbogen sollte für jeden Prüfungsteilnehmer vorhanden sein und jede Phase der klinischen Prüfung (insbesondere das Screening, die Einverständniserklärung, Eingriffe oder Behandlung, die Nachuntersuchungsvisiten, unerwünschte Ereignisse, Abweichungen vom Prüfplan, Ende der klinischen Prüfung) abdecken.

Prüfbögen können in gedruckter, optischer oder elektronischer Form vorliegen, sollten eine Versionsnummer tragen und den Rückschluss auf die klinische Prüfung zulassen. Angaben über Aufbau und Inhalt der Prüfbögen finden sich im informativen Anhang C dieser Norm.

Elektronische Prüfbögen (eCRF) halten zunehmend Einzug in die klinische Prüfung von Medizinprodukten. Hierbei erfolgt die Datenerfassung und die Datenverarbeitung elektronisch, oft internetgestützt. Sponsoren, die viele klinische Prüfungen durchführen, können die eCRFs programmieren oder „fertige" eCRFs kaufen. In beiden Fällen müssen eCRFs an die einzelne klinische Prüfung angepasst werden. Ob der Sponsor Papier- oder eCRFs zur Verfügung stellt, hängt in der Regel von der Anzahl der Prüfungsteilnehmer und vom Budget des Sponsors ab.

> HINWEIS 16
>
> Um Rückfragen zu vermeiden, wird dem Sponsor empfohlen, für die Mitarbeiter in der Prüfstelle einen Leitfaden zum Ausfüllen der CRFs/eCRFs zu erstellen. Dieser sollte Anweisungen beinhalten zum
>
> – Ausfüllen der Prüfbögen,
> – Korrigieren der Prüfbögen,
> – Unterzeichnen der Prüfbögen,
> – Umgang mit Abweichungen bei der klinischen Prüfung,
> – Umgang mit fehlenden Daten bei der klinischen Prüfung.

Hinweise über den Inhalt und die Form von CRFs finden sich in dieser Norm *[Anhang C]* und in der MDCG 2020-10/1[18] und/2[19].

9.7.4 Monitoringplan

Die vorliegende Norm sieht ein risikobasiertes Monitoring auf der Grundlage der Risikobeurteilung (siehe Kapitel 11.1) vor. Der Sponsor muss in einem Monitoringplan *[6.7]* den Umfang und die Art des Monitorings einschließlich der folgenden Punkte festlegen:

– Monitoring-Besuche vor Ort, z. B. für den Quelldatenabgleich,
– zentralisiertes Monitoring (Remote-Monitoring), z. B. für die Prüfung der Plausibilität der Daten, sowie
– eine zeitnahe Berichterstattung über das Monitoring an Sponsor und Prüfstelle.

Dabei müssen sich diese auf folgende Aspekte stützen:

– das Ziel der klinischen Prüfung,
– die Art der klinischen Prüfung (z. B. randomisiert, verblindet, vergleichend) und die Größe (monozentrisch, multizentrisch, national oder international),

18 MDCG 2020-10/1: Safety reporting in clinical investigations of medical devices under the Regulation (EU) 2017/745, Mai 2020 [14]

19 MDCG 2020-10/2 Clinical Investigation Summary Safety Report Form, Mai 2020 [15]

- die Art des Prüfproduktes (CE-gekennzeichnet oder nicht CE-gekennzeichnet),
- die Population der Prüfungsteilnehmer (insbesondere Minderjährige, Geschäftsunfähige, Schwangere und Stillende),
- die Komplexität der Fragestellungen einschließlich der kritischen Datenpunkte sowie die Endpunkte der klinischen Prüfung und
- das Ausmaß der Abweichungen von der üblichen klinischen Praxis.

Der Monitoringplan muss den Monitor in die Lage versetzen, das geplante Monitoring durchzuführen, die erforderlichen Maßnahmen durchzuführen und die vorgesehene Dokumentation zu führen.

10 Voraussetzungen für den Beginn und die Durchführung

Alle klinischen Prüfungen von Medizinprodukten sind im Einklang mit der Deklaration von Helsinki, unter der Einhaltung des Medizinprodukterechts und unter Berücksichtigung dieser Norm durchzuführen.

> HINWEIS 17
>
> Das Medizinprodukterecht und diese Norm definieren den „Beginn einer klinischen Prüfung“ nicht. Aus der Historie könnte abgeleitet werden, dass eine klinische Prüfung dann beginnt, wenn bei Vorliegen der Voraussetzungen für den Beginn der erste Prüfungsteilnehmer seine Einwilligung (nach Aufklärung) zur Teilnahme an der klinischen Prüfung erteilt hat.

Aus dem Medizinprodukterecht lässt sich ableiten, dass es grundsätzlich folgende Arten von klinischen Prüfungen gibt:

1) Klinische Prüfungen zum Zweck der Konformitätsbewertung
   - vor dem Inverkehrbringen
   - nach dem Inverkehrbringen
2) Sonstige klinische Prüfungen zur Beantwortung wissenschaftlicher oder anderer Fragestellungen

Die sich aus dem Medizinprodukterecht ergebenden rechtlichen Voraussetzungen für den Beginn und die Durchführung einer klinischen Prüfung variieren je nach Art der klinischen Prüfungen. Da es für klinische Prüfungen mit CE-gekennzeichnete Prüfprodukte, die im Rahmen ihrer zertifizierten Zweckbestimmung ohne zusätzliche belastende oder invasive Verfahren geprüft werden (Risikoarme klinische Prüfungen), nur wenige bis keine medizinprodukte-rechtlichen Anforderungen gibt, werden diese Prüfungen in diesem Kapitel nicht weiter berücksichtigt.

Bild 3 stellt die klinischen Prüfungen mit den jeweiligen Unterscheidungskriterien und einzuhaltenden Durchführungsvorschriften dar.

Klinische Prüfung (KP)		
Klinische Prüfung zum Zwecke der Konformitätsbewertung		Sonstige klinische Prüfung
Ohne CE-Kennzeichnung	Mit CE-Kennzeichnung	Sonstige KP (ohne Prüfungen nach § 47 Abs. 3 MPDG)
Klinische Prüfung vor dem Inverkehrbringen nach Art. 62 Abs. 1 MDR Zur Feststellung der Leistung, des Nutzens oder der Sicherheit	Klinische Prüfung nach dem Inverkehrbringen nach Art. 74 Abs. 1 S. 1 MDR Innerhalb der Zweckbestimmung mit belastenden oder invasiven Verfahren	Sonstige klinische Prüfung nach Art 82 MDR i. V. m. § 47 Abs. 1 und 2 MPDG Die klinische Prüfung dient zur Beantwortung wissenschaftlicher oder anderer Fragestellungen
Anwendbare Rechtsvorschriften Art. 62 – 81 MDR	Anwendbare Rechtsvorschriften Art. 74 Abs . 1 S. 2 und 3 i. V. m. Art. 62 Abs . 4 b – k, und m, Art. 75 – 77 und Art. 80 Abs. 5 sowie Anh. XV MDR	Anwendbare Rechtsvorschriften Art. 82 i. V. m. Art 62 Absätze 2 und 3, Absatz 4 b, c, d, f, h und l und Absatz 6 MDR
§§ 24 – 46, 62, 63, 65 und 66 MPDG		§§ 24 – 30, 47 – 66 MPDG

Bild 3: Übersicht der Voraussetzungen von klinischen Prüfungen

Im Weiteren werden die jeweiligen Voraussetzungen für oben genannten klinische Prüfungen von Medizinprodukten beschrieben. Das Medizinprodukterecht legt umfangreiche Voraussetzungen für klinische Prüfungen fest, wobei sich viele Regelungen in der MDR finden. Diese gelten unmittelbar, d.h. ohne dass sie in nationales Recht umgesetzt werden. Zusätzliche nationale Regelungen für klinische Prüfungen, die in Deutschland durchgeführt werden, finden sich im MPDG.

Das Medizinprodukterecht fordert für klinische Prüfungen (ohne Risikoarme klinische Prüfung) Genehmigungen und Anzeigen vor Beginn (z.B. Antrag auf Genehmigung oder zustimmende Stellungnahme) und während der klinischen Prüfung (z.B. von wesentlichen Änderungen) sowie Meldungen an die Bundesoberbehörde (z.B. Meldung von SAE). Diese Anträge, Anzeigen und Meldungen sollen online über Datenbanksysteme getätigt werden. Es gibt zwei Datenbanksysteme, die zu nutzen sind:

- die europäische Datenbank für Medizinprodukte (EUDAMED) für
  - Antrag auf Genehmigung einer klinischen Prüfung vor dem Inverkehrbringen bei der Bundesoberbehörde (Art. 70 MDR)
  - Antrag auf Genehmigung in einem koordinierten Verfahren von klinischen Prüfungen vor dem Inverkehrbringen bei einer Bundesoberbehörde (Art. 78 MDR)
  - Anzeige einer klinischen Prüfung nach dem Inverkehrbringen bei der Bundesoberbehörde (Art. 74 MDR)
  - Antrag bei wesentlichen Änderungen bei einer klinischen Prüfung zu Konformitätsbewertungszwecken bei der Bundesoberbehörde (Art. 75 MDR)
  - Meldungen (Anzeige) von schwerwiegenden unerwünschten Ereignissen und Produktmängeln aus einer klinischen Prüfung vor dem Inverkehrbringen bei der Bundesoberbehörde (Artikel 80 MDR)
  - Mitteilung (Anzeige) über Unterbrechung oder Abbruch oder Ende bei einer klinischen Prüfung zu Konformitätsbewertungszwecken an die Bundesoberbehörde (Art. 77 MDR)
  - Vorlage des Schlussberichts bei einer klinischen Prüfung zu Konformitätsbewertungszwecken bei der Bundesoberbehörde (Art. 77 Abs. 5 MDR)
- das Deutsche Medizinprodukteinformations- und Datenbanksystem (DMIDS)
  - Antrag auf zustimmende Stellungnahme für eine klinische Prüfung vor dem Inverkehrbringen bei der zuständigen Ethik-Kommission (Art. 62 Abs. 4 b MDR i. V. m. § 33 MPDG)
  - Antrag auf zustimmende Stellungnahme für eine klinische Prüfung nach dem Inverkehrbringen bei der zuständigen Ethik-Kommission (Art. 74 MDR)
  - Anzeigen einer Sonstigen klinischen Prüfung bei der Bundesoberbehörde (Art. 82 MDR i. V. m. § 47 Abs. 2 MPDG)
  - Antrag auf Stellungnahme für eine Sonstige klinische Prüfung bei der zuständigen Ethik-Kommission (Art 82 MDR i. V. m. § 48 MPDG)
  - Anzeige von Änderungen von Sonstigen klinischen Prüfungen bei der Bundesoberbehörde und der zuständigen Ethik-Kommission (§ 54 MPDG)
  - Antrag auf zustimmende Stellungnahme bei wesentlichen Änderungen von Sonstigen klinischen Prüfungen bei der zuständigen Ethik-Kommission (§ 55 MPDG)

- Meldungen von schwerwiegenden unerwünschten Ereignissen bei Sonstigen klinischen Prüfungen an die Bundesoberbehörde (§ 64 Abs. 1 MPDG)
- Mitteilung über Unterbrechung oder Abbruch bei einer Sonstigen klinischen Prüfung an die zuständige Ethik-Kommission, die zuständige Bundesoberbehörde und die für den Sponsor zuständige Landesbehörde (§ 64 Abs. 2 MPDG)
- Vorlage Schlussbericht bei einer Sonstigen klinischen Prüfung bei der Bundesoberbehörde (§ 64 Abs. 3 MPDG)

Zusammenfassend lässt sich sagen, dass alle erforderlichen Anträge und Anzeigen im Zusammenhang mit klinischen Prüfungen vor und nach dem Inverkehrbringen über die europäische Datenbank für Medizinprodukte (EUDAMED) einzureichen sind. Alle Anträge und Anzeigen im Zusammenhang mit Sonstigen klinischen Prüfungen sind über das Deutsche Medizinprodukteinformations- und Datenbanksystem (DMIDS) verbunden. Bis zur Funktionsfähigkeit von EUDAMED ist das DMIDS zu nutzen. In Annex IV findet sich eine Übersicht der für die Anträge und Anzeigen nach Medizinprodukterecht zu nutzenden Datenbank bei den verschiedenen klinischen Prüfungen.

10.1 Voraussetzungen für klinische Prüfungen vor dem Inverkehrbringen

- Die klinische Prüfung vor dem Inverkehrbringen
  - wurde von einer nach Landesrecht bestimmten Ethik-Kommission zustimmend bewertet (Art. 62 Abs. 4 b MDR).
  - wird nach dem genehmigten und ethisch überprüften Prüfplan durchgeführt (Anhang XV Kapitel I Nr. 2.1 MDR); dies stellen der Prüfer oder Hauptprüfer sicher (§ 62 Abs. 1 MPDG).
  - ist so geplant, dass sie mit möglichst wenig Schmerzen, Beschwerden, Angst und Risiken für die Prüfungsteilnehmer verbunden ist. Risikoschwelle und Belastung sind im Prüfplan definiert und werden ständig überprüft (Art. 62 Abs. 4 i MDR). Dabei rechtfertigt der zu erwartende Nutzen die vorhersehbaren Risiken und Nachteile (Art. 62 Abs. 4 e MDR).
  - ist so konzipiert und durchgeführt, dass der Schutz der Rechte, der Sicherheit, der Würde und des Wohls der Prüfungsteilnehmer gewährleistet ist und Vorrang vor allen sonstigen Interessen hat und die gewonnenen klinischen Daten wissenschaftlich fundiert, zuverlässig und solide sind (Art. 62 Abs. 3 S. 1 MDR).

- wird so geplant und durchgeführt, dass das Recht des Prüfungsteilnehmers auf körperliche und geistige Unversehrtheit, seine Privatsphäre und der Schutz seiner personenbezogenen Daten gewahrt bleibt (Art. 62 Abs. 4 h MDR).
- ist in einer öffentlich zugänglichen Datenbank registriert (Anh. XV Kap. 1 Nr. 1 MDR, *[5.4]*).
- wird nach den Anforderungen des Anhangs XV der MDR durchgeführt (Art. 62 Abs. 4 m MDR).

– Der Sponsor

- oder der rechtliche Vertreter des Sponsors sind in der Europäischen Union niedergelassen (Art. 62 Abs. 4 c MDR).
- bestimmt, soweit erforderlich, qualifizierte Hauptprüfer und einen koordinierenden Prüfer/Leiter der klinischen Prüfung (§ 30 MPDG).

– Die Versicherung

- muss zugunsten der Prüfungsteilnehmer abgeschlossen werden (§ 26 Abs. 1 MPDG).
- muss für Schäden haften, wenn bei der Durchführung der klinischen Prüfung ein Prüfungsteilnehmer getötet oder sein Körper oder seine Gesundheit verletzt wird, und auch Leistungen gewähren, wenn kein anderer für den Schaden haftet (§ 26 Abs. 2 MPDG).
- muss so umfassend sein, dass sie im Umfang ein angemessenes Verhältnis zu den Risiken der Prüfung hat und auf der Grundlage der Risikoabschätzung so festgelegt wurde, dass für jeden Fall des Todes oder der fortdauernden Erwerbsunfähigkeit eines Prüfungsteilnehmers mindestens 500 000 Euro zur Verfügung stehen (§ 26 Abs. 3 MPDG).

Soweit aus der Versicherung geleistet wird, erlischt ein Anspruch der Prüfungsteilnehmer auf Schadensersatz (§ 26 Abs. 4 MPDG).

– Die Prüfungsteilnehmer

- haben ihre Einwilligung nach Aufklärung zu erteilen oder, falls diese dazu nicht in der Lage sind, haben ihre gesetzlichen oder rechtsgeschäftlichen Vertreter diese zu erteilen (Art. 62 Abs. 4 f MDR i. V. m. § 28 MPDG).
- dürfen nicht aufgrund einer behördlichen Anordnung oder einer gerichtlichen Anordnung oder Genehmigung freiheitsentziehend untergebracht sein (§ 27 MPDG).
- werden hinsichtlich der Teilnahme nicht beeinflusst (Art. 62 Abs. 4 k MDR).

- haben ihre Einwilligung in die Verarbeitung personenbezogener Daten zu erteilen (§ 29 MPDG).
- können jederzeit ihre Teilnahme an der klinischen Prüfung beenden (Art. 62 Abs. 5 MDR i. V. m. § 28 Abs. 6 MPDG).
- die einer schutzbedürftigen Bevölkerungsgruppe angehören, werden angemessen geschützt (Art. 62 Abs. 4 d MDR). Hierzu zählen z. B. Minderjährige, Schwangere oder Stillende (siehe hierzu Kapitel 6. 7. 1).
- wurden über die Kontaktdaten einer Stelle für weitere Informationen informiert (Art. 62 Abs. 4 g MDR). In Deutschland ist als Kontaktstelle das Bundesinstitut für Arzneimittel und Medizinprodukte bestimmt (§ 70 MPDG).
- haben eine Ausfertigung der Patienteninformation sowie der Einverständniserklärung ausgehändigt bekommen (Art. 63 Abs. 1 Satz 4 i. V. m. Abs. 2 MDR).

– Das Prüfprodukt

- entspricht den grundlegenden Sicherheits- und Leistungsanforderungen mit Ausnahme der Punkte, die Gegenstand der klinischen Prüfung sind (Art. 62 Abs. 4 l MDR).

– Die Prüfer

- sind durch erforderliche Kenntnisse und Erfahrung qualifiziert. Sonstige Mitarbeiter sind durch Ausbildung, Fortbildung bzw. Erfahrung qualifiziert (Art. 62 Abs. 6 MDR).
- sind qualifizierte und erfahrene Ärzte/Ärztinnen oder Zahnärzte/Zahnärztinnen (§ 30 Abs. 2 MPDG).

Abweichend davon können es auch Personen ohne ärztliche oder zahnärztliche Qualifikation sein, sofern sie zur Ausübung eines Berufs berechtigt sind, der zu einer klinischen Prüfung oder einer Sonstigen klinischen Prüfung qualifiziert (§ 30 Abs. 3 MPDG).

– Die Verantwortung für die medizinische Versorgung der Prüfungsteilnehmer trägt ein qualifizierter Arzt/Zahnarzt (Art. 62 Abs. 4 j MDR).

– Eine Genehmigung muss vorliegen (siehe hierzu Kapitel 10. 4. 1).

– Eine wesentliche Änderung muss vor deren Umsetzung gemeldet werden (siehe hierzu Kapitel 10. 9. 1).

10.2 Voraussetzungen für klinische Prüfung nach dem Inverkehrbringen

Klinische Prüfungen nach dem Inverkehrbringen (auch PMCF-Studien genannt) mit Ausnahme der Risikoarmen klinischen Prüfungen müssen folgende Voraussetzungen einhalten:

– Die klinische Prüfung nach dem Inverkehrbringen
  - wurde von einer nach Landesrecht bestimmten Ethik-Kommission zustimmend bewertet (Art. 62 Abs. 4 b MDR).
  - wird nach dem genehmigten und ethisch überprüften Prüfplan durchgeführt (Art. 74 Abs. 1 i. V. m. Anhang XV Kapitel I Nr. 2.1 MDR); dies stellen der Prüfer oder Hauptprüfer sicher (§ 62 Abs. 1 MPDG).
  - ist so geplant, dass sie mit möglichst wenig Schmerzen, Beschwerden, Angst und Risiken für die Prüfungsteilnehmer verbunden ist. Risikoschwelle und Belastung sind im Prüfplan definiert und werden ständig überprüft (Art. 74 Abs. 1 i. V. m. Art. 62 Abs. 4 i MDR).

    Dabei rechtfertigt der zu erwartende Nutzen die vorhersehbaren Risiken und Nachteile (Art. 74 Abs. 1 i. V. m. Art. 62 Abs. 4 e MDR).
  - wird so geplant und durchgeführt, dass das Recht des Prüfungsteilnehmers auf körperliche und geistige Unversehrtheit, seine Privatsphäre und der Schutz seiner personenbezogenen Daten gewahrt bleibt (Art. 74 Abs. 1 i. V. m. Art. 62 Abs. 4 h MDR).
  - ist in einer öffentlich zugänglichen Datenbank registriert (Art. 74 Abs. 1 i. V. m. Anh. XV Kap. 1 Nr. 1 MDR, *[5.4]*).
  - wird nach den Anforderungen des Anhangs XV der MDR durchgeführt (Art. 74 Abs. 1 i. V. m. Art. 62 Abs. 4 m MDR).

– Der Sponsor
  - oder der rechtliche Vertreter des Sponsors sind in der Europäischen Union niedergelassen (Art. 74 Abs. 1 i. V. m. Art. 62 Abs. 4 c MDR).

– Die Versicherung
  - muss zugunsten der Prüfungsteilnehmer abgeschlossen werden (§ 26 Abs. 1 MPDG).
  - muss für Schäden haften, wenn bei der Durchführung der klinischen Prüfung ein Prüfungsteilnehmer getötet oder sein Körper oder seine Gesundheit verletzt wird, und auch Leistungen gewähren, wenn kein anderer für den Schaden haftet (§ 26 Abs. 2 MPDG).

  - muss so umfassend sein, dass sie im Umfang ein angemessenes Verhältnis zu den Risiken der Prüfung hat und auf der Grundlage der Risikoabschätzung so festgelegt wurde, dass für jeden Fall des Todes oder der fortdauernden Erwerbsunfähigkeit eines Prüfungsteilnehmers mindestens 500 000 Euro zur Verfügung stehen (§ 26 Abs. 3 MPDG).

  Soweit aus der Versicherung geleistet wird, erlischt ein Anspruch der Prüfungsteilnehmer auf Schadensersatz (§ 26 Abs. 4 MPDG).

- Die Prüfungsteilnehmer
  - haben ihre Einwilligung nach Aufklärung zu erteilen oder falls diese dazu nicht in der Lage sind, haben ihre gesetzlichen oder rechtsgeschäftlichen Vertreter diese zu erteilen (Art. 74 Abs. 1 i. V. m. Art. 62 Abs. 4 f MDR).
  - dürfen nicht aufgrund einer behördlichen Anordnung oder einer gerichtlichen Anordnung oder Genehmigung freiheitsentziehend untergebracht sein (§ 27 MPDG).
  - werden hinsichtlich der Teilnahme nicht beeinflusst (Art. 74 Abs. 1 i. V. m. Art. 62 Abs. 4 k MDR).
  - die einer schutzbedürftigen Bevölkerungsgruppe angehören, werden angemessen geschützt (Art. 74 Abs. 1 i. V. m. Art. 62 Abs. 4 d MDR). Hierzu zählen z. B. Minderjährige, Schwangere oder Stillende.
  - wurden über die Kontaktdaten einer Stelle für weitere Informationen informiert (Art. 74 Abs. 1 i. V. m. Art. 62 Abs. 4 g MDR). In Deutschland ist als Kontaktstelle das Bundesinstitut für Arzneimittel und Medizinprodukte bestimmt (§ 70 MPDG).
- Die Verantwortung für die medizinische Versorgung
  - der Prüfungsteilnehmer trägt ein qualifizierter Arzt/Zahnarzt (Art. 74 Abs. 1 i. V. m. Art. 62 Abs. 4 j MDR).
- Die Anzeige bei der Bundesoberbehörde muss vor Beginn der klinischen Prüfung erstattet sein (siehe Kapitel 10.4.3).
- Eine wesentliche Änderung
  - muss vom Sponsor der Bundesoberbehörde mitgeteilt werden (Art. 74 Abs. 1 i. V. m. Art. 75 Abs. 1 MDR).
  - darf frühestens 38 Tagen (nach Mitteilung der wesentlichen Änderung durch den Sponsor an die Behörde) in die klinische Prüfung eingeführt werden, es sei denn, die Bundesoberbehörde oder die zuständige Ethik-Kommission hat diese abgelehnt (Art. 74 Abs. 1 i. V. m. Art. 75 Abs. 3 MDR).

10.3 Voraussetzungen für Sonstige klinische Prüfungen

Sonstige klinische Prüfungen mit Ausnahme der Risikoarmen klinischen Prüfungen müssen folgende Voraussetzungen einhalten:

- Die Sonstige klinische Prüfung
  - wird nach dem genehmigten und ethisch bewerteten Prüfplan durchgeführt; dies stellen der Prüfer oder Hauptprüfer (§ 62 Abs. 1 MPDG) sicher.
  - ist so geplant, dass sie mit möglichst wenig Schmerzen, Beschwerden, Angst und Risiken für die Prüfungsteilnehmer verbunden ist. Risikoschwelle und Belastung sind im Prüfplan definiert und werden ständig überprüft (§ 47 Abs. 1 Nr. 2 MPDG).

    Dabei rechtfertigt der zu erwartende Nutzen die vorhersehbaren Risiken und Nachteile (§ 47 Abs. 1 Nr. 1 MPDG).
  - ist so konzipiert und durchgeführt, dass der Schutz der Rechte, der Sicherheit, der Würde und des Wohls der Prüfungsteilnehmer gewährleistet ist und Vorrang vor allen sonstigen Interessen hat und die gewonnenen klinischen Daten wissenschaftlich fundiert, zuverlässig und solide sind (Art. 62 Abs. 3 S. 1 MDR).
  - wird so geplant und durchgeführt, dass das Recht des Prüfungsteilnehmers auf körperliche und geistige Unversehrtheit, seine Privatsphäre und der Schutz seiner personenbezogenen Daten gewahrt bleiben (Art. 62 Abs. 4 h MDR).
  - wurde einer ethischen Überprüfung unterzogen (Art. 62 Abs. 3 S. 2-3 MDR). Dabei wird entweder eine nicht ablehnende oder eine zustimmende Stellungnahme gefordert (siehe Kapitel 10. 4. 1).
  - ist in einer öffentlich zugänglichen Datenbank registriert *[5.4]*.
  - wird in Räumlichkeiten durchgeführt, die geeignet sind (§ 47 Abs. 1 Nr. 5 MPDG).
- Der Sponsor
  - oder der rechtliche Vertreter des Sponsors hat seinen Sitz in einem Mitgliedstaat der Europäischen Union oder in einem anderen Vertragsstaat des Abkommens über den europäischen Wirtschaftsraum (§ 25 MPDG).
  - bestimmt, soweit erforderlich, qualifizierte Hauptprüfer und einen koordinierenden Prüfer/Leiter der klinischen Prüfung (§ 30 MPDG).

- Die Versicherung
  - muss zugunsten der Prüfungsteilnehmer bei einem Versicherer, der in einem Mitgliedstaat der Europäischen Union oder in einem anderen Vertragsstaat des Abkommens über den europäischen Wirtschaftsraum zum Geschäftsbetrieb zugelassen ist, abgeschlossen werden (§ 26 Abs. 1 MPDG).
  - muss für Schäden haften, wenn bei der Durchführung der klinischen Prüfung ein Prüfungsteilnehmer getötet oder sein Körper oder seine Gesundheit verletzt wird, und auch Leistungen gewähren, wenn kein anderer für den Schaden haftet (§ 26 Abs. 2 MPDG).
  - muss so umfassend sein, dass sie im Umfang ein angemessenes Verhältnis zu den Risiken der Prüfung hat und auf der Grundlage der Risikoabschätzung so festgelegt wurde, dass für jeden Fall des Todes oder der fortdauernden Erwerbsunfähigkeit eines Prüfungsteilnehmers mindestens 500 000 Euro zur Verfügung stehen (§ 26 Abs. 3 MPDG).

  Soweit aus der Versicherung geleistet wird, erlischt ein Anspruch der Prüfungsteilnehmer auf Schadensersatz (§ 26 Abs. 4 MPDG).
- Die Prüfungsteilnehmer
  - haben ihre Einwilligung nach Aufklärung zu erteilen oder falls diese dazu nicht in der Lage sind, haben ihre gesetzlichen oder rechtsgeschäftlichen Vertreter diese zu erteilen (§ 28 MPDG).
  - dürfen nicht aufgrund einer behördlichen Anordnung oder einer gerichtlichen Anordnung oder Genehmigung freiheitsentziehend untergebracht sein (§ 27 MPDG).
  - werden hinsichtlich der Teilnahme nicht beeinflusst (§ 47 Abs. 1 Nr. 4 MPDG).
  - haben ihre Einwilligung in die Verarbeitung personenbezogener Daten zu erteilen (§ 29 MPDG).
  - können jederzeit ihre Teilnahme an der klinischen Prüfung beenden (Art. 62 Abs. 5 MDR i. V. m. § 28 Abs. 6 MPDG).
  - die einer schutzbedürftigen Bevölkerungsgruppe angehören, werden angemessen geschützt (Art. 62 Abs. 4 d MDR). Hierzu zählen z. B. Minderjährige, Schwangere oder Stillende.

- Das Prüfprodukt
  - entspricht den grundlegenden Sicherheits- und Leistungsanforderungen mit Ausnahme der Punkte, die Gegenstand der klinischen Prüfung sind (Art. 62 Abs. 4 l MDR).
- Die Prüfer
  - sind Ärzte/Ärztinnen oder Zahnärzte/Zahnärztinnen (§ 30 Abs. 2 MPDG).
  - Abweichend davon können es auch Personen ohne ärztliche oder zahnärztliche Qualifikation sein, sofern sie zur Ausübung eines Berufs berechtigt sind, der zu einer klinischen Prüfung oder einer Sonstigen klinischen Prüfung qualifiziert (§ 30 Abs. 3 MPDG).
  - sind durch erforderliche Kenntnisse und Erfahrung qualifiziert. Sonstige Mitarbeiter sind durch Ausbildung, Fortbildung bzw. Erfahrung qualifiziert (Art. 62 Abs. 6 MDR).
- Die Verantwortung für die medizinische Versorgung
  - der Prüfungsteilnehmer trägt ein qualifizierter Arzt/Zahnarzt (Art. 62 Abs. 4 j MDR i. V. m. § 47 Abs. 1 Nr. 3 MPDG).
- Die Anzeige bei der Bundesoberbehörde muss vor Beginn der klinischen Prüfung erstattet sein (siehe Kapitel 10. 4. 3).
- Eine wesentliche Änderung muss vor deren Umsetzung gemeldet werden (siehe Kapitel 10. 9. 2).

HINWEIS 18

Obwohl das Medizinprodukterecht die Aushändigung einer Ausfertigung der Patienteninformation sowie der Einverständniserklärung bei Sonstigen klinischen Prüfungen nicht explizit vorsieht, ist dies jedoch zwingend erforderlich.

10.4 Besondere Voraussetzungen für den Beginn

Je nach Art der klinischen Prüfung hat der Sponsor vor Beginn gegenüber der Bundesoberbehörde eine Anzeige zu tätigen oder eine Genehmigung zu beantragen und eine ethische Stellungnahme einzuholen.

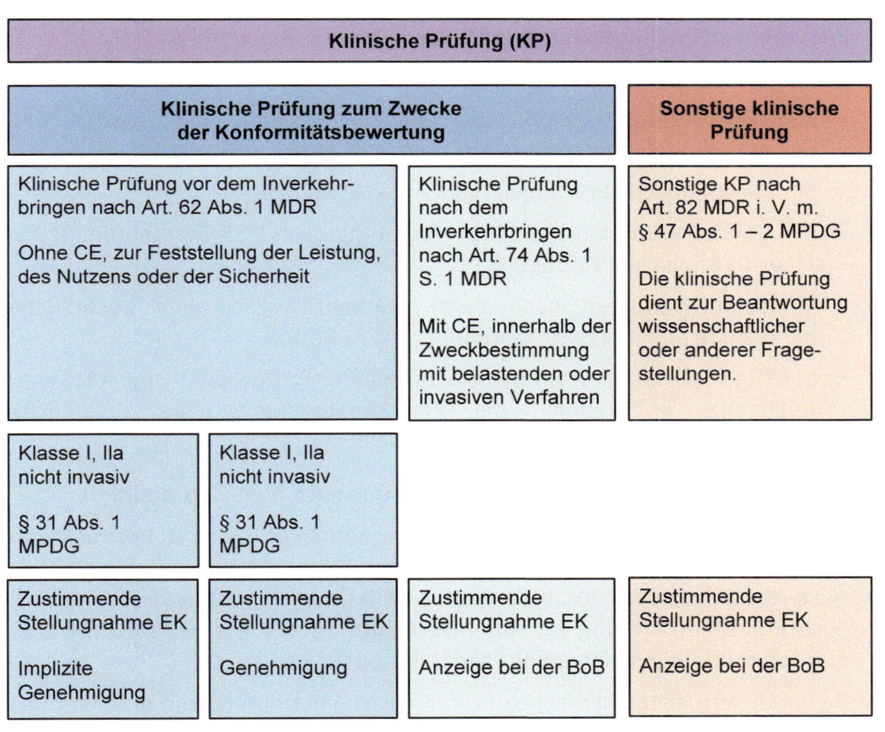

Bild 4: Genehmigungs- oder Anzeigepflichten bei klinischen Prüfungen

Die zustimmende Stellungnahme der Ethik-Kommission ist vor einer Genehmigung bzw. vor einer Anzeige zu beantragen (sequenzielles Verfahren). Die Stellungnahme der Ethik-Kommission ist bei klinischen Prüfungen vor dem Inverkehrbringen bei der Bundesoberbehörde mit anderen Unterlagen einzureichen (§ 38 Abs. 1 MPDG). Bei Sonstigen klinischen Prüfungen ist die von der Ethik-Kommission im Rahmen des Verfahrens zur Stellungnahme vergebene Kennnummer bei der Anzeige anzugeben (§ 53Abs. 2 MPDG).

10.4.1 Stellungnahme der Ethik-Kommission

Das Medizinprodukterecht fordert für klinische Prüfungen eine ethische und rechtliche Prüfung durch eine nach Landesrecht bestimmte Ethik-Kommission (Art. 62 Abs. 3 MDR). Dabei kann man zwei Arten der ethischen Prüfung unterscheiden:

- Zustimmende Stellungnahmen nach Medizinprodukterecht für
  - klinische Prüfungen vor dem Inverkehrbringen (Art. 62 Abs. 1 MDR).
  - klinische Prüfung nach dem Inverkehrbringen mit zusätzlichen belastenden oder invasiven Verfahren (Art. 74 Abs. 1 S. 1 MDR).
  - Sonstige klinische Prüfungen (§ 47 Abs. 1-2 MPDG).
- Berufsrechtliche und berufsethische Beratung nach § 15 Berufsordnung für Risikoarme klinische Prüfungen:
  - Klinische Prüfungen nach dem Inverkehrbringen ohne zusätzliche belastende oder invasive Verfahren (Art. 74 MDR).
  - Sonstige klinische Prüfungen von einem Prüfprodukt mit CE-Kennzeichnung, im Rahmen der Zweckbestimmung ohne zusätzliche belastende oder invasive Verfahren (§ 47 As. 3 MPDG).

Verfahren bei der zustimmenden Stellungnahme nach Medizinprodukterecht

- Der Sponsor hat die zustimmende Stellungnahme über das Deutsche Medizinprodukteinformations- und Datenbanksystem (DMIDS) zu beantragen (§ 86 Abs. 1 Nr. 2d MPDG). In Annex II und III finden sich Übersichten der bei einer klinischen Prüfung vor dem Inverkehrbringen sowie bei Sonstigen klinischen Prüfungen einzureichenden Unterlagen.
- Bei multizentrischen klinischen Prüfungen, die in Deutschland durchgeführt werden, ist die Ethik-Kommission zuständig, in deren Bereich der Leiter der klinischen Prüfung seine Prüfstelle hat. Bei monozentrischen klinischen Prüfungen ist die Ethik-Kommission zuständig, in deren Bereich der Hauptprüfer, ggf. der alleinige Prüfer, seine Prüfstelle hat.
- Die zuständige Ethik-Kommission prüft den Antrag auf Vollständigkeit, fordert ggf. fehlende Angaben oder Unterlagen nach und teilt dem Sponsor den Eingang des ordnungsgemäßen Antrags mit. Im Anschluss prüft sie die dem Antrag beigefügten Unterlagen hinsichtlich ethischer und rechtlicher Gesichtspunkte. Sofern weitere Prüfstellen an der Durchführung der klinischen Prüfung beteiligt sind, prüfen die beteiligten Ethik-Kommissionen die Qualifikation der Prüfer und die Eignung der Prüfstelle in ihrem Zuständigkeitsbereich. Ihre Stellungnahmen teilen die beteiligten

Ethik-Kommissionen innerhalb von 20 Tagen der zuständigen Ethik-Kommission mit. Die zuständige Ethik-Kommission kann eine ablehnende Stellungnahme erteilen, wenn die vorgelegten Unterlagen nicht dem Stand der wissenschaftlichen Erkenntnisse entsprechen, insbesondere wenn die klinische Prüfung ungeeignet ist, den Nachweis der Sicherheit, der Leistung oder des Nutzens des Produktes für die Prüfungsteilnehmer und Patienten zu erbringen.

- Die zuständige Ethik-Kommission erteilt in der Regel innerhalb von 30 Tagen nach ordnungsgemäßer Antragstellung (vollständig und richtig) eine zustimmende oder ablehnende Stellungnahme. Fordert die Ethik-Kommission zusätzliche Informationen beim Sponsor an, ist der Ablauf dieser Frist gehemmt (§ 36 bzw. § 50 MPDG).
- Die Stellungnahme der zuständigen Ethik-Kommission kann unter bestimmten Voraussetzungen versagt (§ 37 Abs. 2 bzw. § 52 Abs. 2 MPDG), widerrufen oder zurückgenommen werden (§ 43 Abs. 1 bzw. § 60 Abs. 1 MPDG).

Verfahren berufsrechtliche und berufsethische Beratung nach § 15 Berufsordnung

- Der Antrag ist vom Prüfer (nicht über das Deutsche Medizinprodukteinformations- und Datenbanksystem) bei der für ihn zuständigen Ethik-Kommission zu stellen.
- Umfang und Inhalt des Antrags sowie das Verfahren richten sich nach den Vorgaben der jeweiligen Ethik-Kommission und sind deren Homepage zu entnehmen.

10.4.2 Genehmigung der Behörde

Eine Genehmigung der zuständigen Bundesoberbehörde ist für eine klinische Prüfung, die vor der CE-Kennzeichnung des Prüfproduktes durchgeführt wird (Art. 62 Abs. 1 MDR), erforderlich.

Verfahren bei Genehmigung

- Der Sponsor beantragt die Genehmigung (§ 38 MPDG) in deutscher oder englischer Sprache über die Europäische Datenbank für Medizinprodukte (EUDAMED);

  solange EUDAMED noch nicht funktionsfähig ist, ist der Antrag über das Deutsche Medizinprodukteinformations- und Datenbanksystem (DMIDS) zu beantragen (§ 97 MPDG).

Dem Antrag sind die Unterlagen gemäß Anhang XV Kap. II MDR anzufügen. Im Annex II findet sich eine Übersicht der bei einer klinischen Prüfung vor dem Inverkehrbringen einzureichende Unterlagen.

- Die Genehmigung kann beantragt werden als:
  - dezentrale Genehmigung

    Bei dem dezentralen Genehmigungsverfahren (Artikel 70 MDR) reicht der Sponsor bei jedem zukünftig an der klinischen Prüfung beteiligten Mitgliedstaat einen Antrag auf Genehmigung ein, z. B. in Deutschland bei der zuständigen Bundesoberbehörde (BfArM).

  oder

  - koordinierte Genehmigung

    Bei dem koordinierten Genehmigungsverfahren (Artikel 78 MDR) reicht der Sponsor einen einzigen Antrag über EUDAMED ein, der automatisch an alle beteiligten Mitgliedstaaten übermittelt wird. Der Sponsor macht dabei einen Vorschlag des koordinierenden Mitgliedstaats. Solange EUDAMED noch nicht funktionsfähig ist, kann das koordinierende Genehmigungsverfahren nicht gewählt werden.
- Die Bundesoberbehörde prüft den Antrag auf Vollständigkeit, ggf. fordert sie fehlende Angaben oder Unterlagen nach. Die Bundesoberbehörde teilt dem Sponsor den ordnungsgemäßen Eingang des Antrags mit Datum (Datum der Validierung) mit (Art. 70 Abs. 5 MDR).
- Der Antrag wird durch die Bundesoberbehörde dahingehend geprüft, ob die klinische Prüfung so angelegt ist, dass die potenziellen Restrisiken für die Prüfungsteilnehmer oder Dritte nach der Risikominimierung gemessen an dem zu erwartenden klinischen Nutzen vertretbar sind (Art. 71 Abs. 3 MDR).
- Bei Prüfprodukten
  - der Klasse I oder im Fall von nicht-invasiven Produkten der Klassen IIa

    gilt die Genehmigung als erteilt, wenn die zuständige Bundesoberbehörde innerhalb von zehn Tagen nach Eingang des Antrags auf Genehmigung diesem nicht widersprochen hat (implizite Genehmigung) (§ 31Abs. 1 Nr. 1 MPDG).
  - der Klassen IIa, die invasiv sind, sowie allen Produkten der Klasse IIb und III

    gilt die Genehmigung mit dem Bescheid der zuständigen Bundesoberbehörde als erteilt (§ 31 Abs. 2 Nr. 1 MPDG). Die Bundesoberbehörde hat den Bescheid in der Regel innerhalb von 45 Tagen nach dem Datum der Validierung zu übersenden (Art. 70 Abs. 7 MDR).

- Die Genehmigung kann unter bestimmten Voraussetzungen von der zuständigen Bundesoberbehörde zurückgenommen, widerrufen oder versagt werden. Die klinische Prüfung kann in bestimmten Fällen durch die zuständige Bundesoberbehörde unterbrochen werden (§ 45 MPDG).

Spätere Änderungen, die wahrscheinlich wesentliche Auswirkungen auf die Sicherheit, die Gesundheit oder die Rechte der Prüfungsteilnehmer oder die Belastbarkeit oder Zuverlässigkeit der im Rahmen der Prüfung gewonnenen klinischen Daten haben, teilt der Sponsor der Bundesoberbehörde mit (siehe Kapitel 10.9).

10.4.3 Anzeige bei der Behörde

Folgende klinischen Prüfungen müssen vor Beginn angezeigt werden.

- **Klinische Prüfung nach dem Inverkehrbringen**

  Eine klinische Prüfung nach dem Inverkehrbringen ist vor Beginn anzuzeigen, wenn das CE-gekennzeichnete Prüfprodukt im Rahmen seiner Zweckbestimmung angewendet wird und zusätzliche belastende oder invasive Verfahren durchgeführt werden (Art. 74 Abs. 1 MDR).

  Die Anzeige

  - hat der Sponsor mindestens 30 Tage vor Beginn der Prüfung bei der Bundesoberbehörde einzureichen (Art. 74 Abs. 1 MDR). Er fügt dieser Anzeige die Unterlagen gemäß Anhang XV Kapitel II MDR bei.
  - ist mit Unterlagen nach Anhang XV Kap. II der MDR einzureichen (Artikel 74 Absatz 1).

- **Sonstige klinische Prüfung**

  Eine Sonstige klinische Prüfung (mit Ausnahme einer Risikoarmen klinischen Prüfung), die in Deutschland durchgeführt wird, muss vor Beginn bei der Bundesoberbehörde angezeigt werden (§ 47 MPDG). Eine Anzeige ist nicht erforderlich, wenn das Prüfprodukt CE-gekennzeichnet ist, innerhalb seiner Zweckbestimmung angewendet werden soll und keine zusätzlichen invasiven oder belastenden Verfahren durchgeführt werden. Im Annex III findet sich eine Übersicht der bei einer Sonstigen klinischen Prüfung einzureichende Unterlagen.

  Das BfArM weist der angezeigten Sonstigen klinischen Prüfung eine Kennnummer zu und teilt dem Sponsor, der zuständigen EK und den beteiligten EK den Eingang des Antrags und die Kennnummer mit (§ 48 Abs. 3 MPDG).

Die Anzeige

- ist vom Sponsor in deutscher oder englischer Sprache über das Deutsche Medizinprodukteinformations- und Datenbanksystem (DMIDS) zu erstatten (§ 53 Abs. 1 MPDG).
- ist neben einer zustimmenden Stellungnahme durch die Ethik-Kommission eine Voraussetzung für den Beginn einer klinischen Prüfung (§ 47 Abs. 2 MPDG).

10.5 Einhaltung des klinischen Prüfplans

Die klinische Prüfung ist in Übereinstimmung mit dem klinischen Prüfplan durchzuführen. Diese Forderung findet sich in dieser Norm im Abschnitt Zusammenfassung der Prinzipien der guten klinischen Praxis *[4 f]* sowie im Abschnitt Übereinstimmung mit dem CIP *[10.6]*. Das Medizinprodukterecht fordert die Einhaltung des Prüfplans explizit für klinische Prüfungen zu Konformitätsbewertungszwecken *(*Anh. XV Kap. I Nr. 2.1 MDR). Verantwortlich für die Einhaltung des Prüfplans sind der Sponsor *[9]* und der Prüfer oder Hauptprüfer (§ 62 Abs. 1 MPDG). Die Verantwortung für die Durchführung nach Prüfplan wird in dieser Norm dem Hauptprüfer übertragen *[10.6 b]*.

Der Hauptprüfer muss den Erhalt des Prüfplans sowie jede folgende neue Version quittieren (Art. 72, Anh. XV Kap. I Nr. 2.4 und 2.7 MDR).

> HINWEIS 19
>
> Grundsätzlich muss jede klinische Prüfung in Übereinstimmung mit dem Prüfplan durchgeführt werden. Nur so ist die die Reproduzierbarkeit und die Qualität der klinischen Daten gewährleistet.
>
> Der Hauptprüfer sollte dafür Sorge tragen, dass alle Prüfer den CIP in der gültigen Version kennen. Nur so ist sichergestellt, dass die klinische Prüfung in der Prüfstelle nach dem CIP durchgeführt wird. Hierzu sollte der Hauptprüfer ein Unterschriftenblatt führen, auf dem alle Prüfer in der Prüfstelle den Erhalt des CIP quittieren und bestätigen, dass sie diesen verstanden haben und die klinische Prüfung danach durchführen.

Abgewichen werden darf vom Prüfplan nur zum Schutz der Gesundheit und Sicherheit der Prüfungsteilnehmer. Abweichungen vom klinischen Prüfplan sind entsprechend dem im Prüfplan festgelegten Verfahren zu prüfen, zu melden und zu dokumentieren (siehe Kapitel 10.8).

Der Sponsor hat die Aufgabe, mit geeigneten Maßnahmen sicherzustellen, dass die klinische Prüfung ordnungsgemäß durchgeführt wird (Anh. XV Kap. III Nr. 4 MDR). Er hat

- zur Qualitätssicherung Arbeitsanweisungen (Standard Operating Procedure – SOP) zu erstellen und zu implementieren sowie Audits während der klinischen Prüfung zu veranlassen und
- zur Qualitätskontrolle ein Monitoring durchzuführen.

10.5.1 Auditierung

Der Sponsor oder eine von ihm beauftragte, von der klinischen Prüfung unabhängige Person hat Audits durchzuführen, um die Übereinstimmung der klinischen Prüfung mit dem Prüfplan, den schriftlichen Anweisungen des Sponsors, dem Medizinprodukterecht und dieser Norm zu beurteilen. Die Audits dürfen alle beteiligten Parteien, Systeme, Prozesse und Einrichtungen einschließen und erfolgen unabhängig und getrennt von Qualitätskontrollen oder vom routinemäßigen Monitoring *[7.11]*.

Ein Audit sollte u. a. durchgeführt werden

a) im Rahmen der Qualitätssicherung des Sponsors,

b) um den Erfolg des Monitorings zu beurteilen,

c) nach Auftreten schwerer oder wiederholter Abweichungen vom klinischen Prüfplan oder bei Verdacht auf Betrug,

d) zur Vorbereitung von behördlichen Inspektionen (in der Regel wird hier kein Audit, sondern ein Monitoring durchgeführt) oder

e) wenn die Behörde dies fordert.

Dem Auditor ist vom Hauptprüfer ein direkter Zugang zu jeder Art von Daten, einschließlich Quelldaten, zu ermöglichen (§ 62 Abs. 1 Nr. 4 MPDG).

Die Inhalte und die Häufigkeit von Audits hat der Sponsor in einem schriftlich niedergelegten Verfahren oder mit einem speziellen Plan (Auditplan) festzulegen. Darin sind auch das Vorgehen bei Audits sowie die Form und der Inhalt von Auditberichten und Audit-Zertifikaten zu beschreiben.

Der Plan und die Verfahren für ein Audit einer klinischen Prüfung müssen sich an der Bedeutung der klinischen Prüfung, der Anzahl der Prüfungsteilnehmer, dem Typ und der Komplexität der klinischen Prüfung, dem Gefährdungsgrad für die Prüfungsteilnehmer und etwaigen erkannten Problemen orientieren.

Die Auditoren müssen durch Schulung qualifiziert sein und Erfahrung in der sachgerechten Durchführung der Audits haben. Sie dürfen nicht an der klinischen Prüfung beteiligt sein.

Die Ergebnisse eines Audits müssen dokumentiert und den betroffenen Parteien (Sponsor und auditierte Einrichtung) – mitgeteilt werden *[7.11]*. In der Praxis erhält der Sponsor die Ergebnisse und wird den Einrichtungen relevante Teile zur Kenntnis oder zum Ergreifen von Maßnahmen übermitteln.

Werden beim Audit Abweichungen vom Prüfplan, von den gesetzlichen Regelungen oder dieser Norm festgestellt, hat der Sponsor Maßnahmen zu ergreifen, um die Übereinstimmung wiederherzustellen. Diese Audits finden neben dem Monitoring statt und bestätigen so auch dessen Effektivität. Der Sponsor muss das Audit-Zertifikat aufbewahren.

10.5.2 Monitoring

Das Monitoring muss nach einem vom Sponsor festgelegten Monitoringplan erfolgen (siehe Kapitel 9.7.4). Der Zweck des Monitorings ist die Verifizierung, dass

- die Rechte, die Sicherheit und das Wohlbefinden des Prüfungsteilnehmers geschützt werden,
- die Genauigkeit, Vollständigkeit und Nachvollziehbarkeit der erhaltenen Daten sichergestellt ist und
- die klinische Prüfung ordnungsgemäß durchgeführt wird, insbesondere die Einhaltung
  - des klinischen Prüfplans, einschließlich aller späteren Änderungen. Soweit die klinische Prüfung einer Genehmigung oder einer Anzeige bedarf, gilt der jeweils in diesen Verfahren vorgelegte klinische Prüfplan.
  - dieser Norm sowie
  - der gesetzlichen Vorschriften.

Das Monitoring wird vom Sponsor oder einer von ihm beauftragten Person durchgeführt. In der Regel besucht der Monitor die Prüfstellen in Form von

- einem Erstbesuch (Initiierungsbesuch) zu Beginn der klinischen Prüfung *[7.2]*,
- routinemäßigen Besuchen während der klinischen Prüfung *[9.2.4.5]* und
- einem Abschlussbesuch nach Beendigung der klinischen Prüfung *[9.2.4.6]*.

Die Qualifikationsanforderungen sowie die Aufgaben des Monitors sind in Kapitel 6.5 dargestellt.

Zentralisiertes Monitoring

Beim zentralisierten Monitoring handelt es sich um eine Fernbeurteilung (Beurteilung ohne Besuch der Prüfstelle) der erfassten Daten und der Einhaltung des Prüfplans *[3.5.1]*. Dabei kann es sich um folgende Aktivitäten handeln *[6.7]*:

- Untersuchung der Datenqualität
- Fernkontakte mit der Prüfstelle
- Prüfung von unerwünschten Ereignissen
- Verwendungsnachweis für das Prüfprodukt

Während einer klinischen Prüfung besteht normalerweise die Notwendigkeit eines Vor-Ort-Monitorings und das zentralisierte Monitoring kann als Ergänzung durchgeführt werden. Dafür muss der Sponsor schriftlich definierte Verfahren festlegen. Hierbei hat der Sponsor

- eine schriftliche Begründung zu liefern, warum auf die Überprüfung der Quelldaten verzichtet werden kann,
- die Prozesse zur Datenaufzeichnung, Dateneingabe, Berichterstattung sowie für den zeitnahen Zugriff auf die klinischen Daten schriftlich festzulegen und während des Verlaufs der klinischen Prüfung an der Prüfstelle sicherzustellen,
- die zugehörige Dokumentation zu unterstützen.

Risikobasiertes Monitoring

Das risikobasierte Monitoring ergibt sich aus den Ergebnissen der Risikobeurteilung und sollte folgende Aspekte berücksichtigen:

- mit der klinischen Prüfung verbundene Risiken *[6.2.3]* und Informationen zu geeigneten Risikokontrollmaßnahmen;
- zuvor beschriebene bzw. sich aus der Risikobeurteilung ergebende Prozesse, die zu überwachen sind, einschließlich der Daten, deren Verifizierung in den Quelldokumenten erforderlich ist;
- Monitoringverfahren (Vor-Ort- oder Kombination aus Vor-Ort- und zentralisiertem Monitoring);
- Verantwortlichkeiten;

- Verfahren und Anforderungen für die Überwachung der klinischen Prüfung;
- Methoden zur schriftlichen Dokumentation und Kommunikation der Monitoringergebnisse;
- Verfahren zur Einhaltung der Vorgaben;
- Prozess der Eskalation bei Fällen anhaltender oder außergewöhnlicher Verletzung der Vorgaben;
- Aspekte der klinischen Prüfung, die besonderer Aufmerksamkeit bedürfen, weil sie bei falscher oder unzureichender Durchführung den Schutz der Prüfungsteilnehmer oder die Integrität der Daten beeinträchtigen würden;
- besondere Anforderungen im Hinblick auf den Schutz personenbezogener Daten.

10.6 Verbot der Fortsetzung

Das deutsche Medizinprodukterecht verbietet die Fortsetzung von klinischen Prüfungen in Deutschland in folgenden Fällen explizit:

- bei klinischen Prüfungen nach Art. 62 Abs. 1 MDR (§ 46 MPDG), wenn
  - die Stellungnahme der zuständigen Ethik-Kommission zurückgenommen oder widerrufen wurde,
  - die Genehmigung einer klinischen Prüfung zurückgenommen oder widerrufen wurde,
  - das Ruhen der klinischen Prüfung oder die sofortige Unterbrechung der klinischen Prüfung angeordnet wurde
- bei Sonstigen klinischen Prüfungen, wenn
  - die zustimmende Stellungnahme der Ethik-Kommission zurückgenommen oder widerrufen wurde (§ 61 MPDG).

10.7 Einwilligung nach Aufklärung

Die Einwilligung nach Aufklärung ist das Verfahren, mit dem die Prüfungsteilnehmer über die klinische Prüfung aufgeklärt werden und im Anschluss ihre Einwilligung zur Teilnahme an der klinischen Prüfung geben *[5.8]*. Unabhängig von der Art der klinischen Prüfung ist vor Einschluss jedes Prüfungsteilnehmers seine Einwilligung nach Aufklärung einzuholen.

10.7.1 Verfahren zur Einwilligung nach Aufklärung

Beim Verfahren zur Einwilligung nach Aufklärung sind folgende Aspekte zu beachten *[5.8.2]*:

- Die Aufklärung und die Einholung der Einwilligung der potenziellen Prüfungsteilnehmer sind nach Medizinprodukterecht von einem Prüfer durchzuführen. Der aufklärende Prüfer muss Arzt oder bei einem für die Zahnheilkunde bestimmten Prüfprodukt Zahnarzt sein (§ 28 Abs. 2 MPDG). Obwohl auch andere als Ärzte oder Zahnärzte Prüfer sein können, dürfen diese nicht die Aufklärung und die Einwilligungseinholung durchführen.
- Ist der Prüfungsteilnehmer nicht in der Lage, eine Einwilligung nach Aufklärung zu erteilen, hat die Aufklärung und die Einholung des Einverständnisses zur Teilnahme an der klinischen Prüfung bei seinem gesetzlichen oder rechtsgeschäftlichen Vertreter zu erfolgen (§ 28 Abs. 2 MPDG).
- Die Aufklärung hat alle Aspekte der klinischen Prüfung, die für die Entscheidung des Prüfungsteilnehmers zur Teilnahme an der gesamten klinischen Prüfung relevant sind, zu umfassen.
- Der Prüfungsteilnehmer darf keinem Zwang ausgesetzt werden. Es dürfen keine übermäßigen unzulässigen Einwirkungen oder Anreize auf ihn ausgeübt werden, um ihn zur Teilnahme zu bewegen.
- Die Aufklärung hat den Prüfungsteilnehmer über das Wesen, die Ziele, den Nutzen, die Folgen und die Risiken der klinischen Prüfung in einer für ihn verständlichen Form zu informieren.
- Dem Prüfungsteilnehmer ist ausreichend Zeit zu geben, die Information und die Einwilligungserklärung zu lesen und zu verstehen und über die Teilnahme an der klinischen Prüfung nachzudenken.
- Die Einverständniserklärung ist vom Prüfungsteilnehmer und vom aufklärenden Prüfer jeweils persönlich zu datierten und zu unterschreiben.
- Dem Prüfungsteilnehmer sind Kopien der unterschriebenen und datierten Information, der Einwilligungserklärung und weiterer schriftlicher Informationen (z. B. Versicherungsschein, Versicherungsbedingungen, Implantatepass) zur Verfügung zu stellen.
- Die unterschriebenen Originale der Information und der Einwilligungserklärung verbleiben in der Prüfstelle bei den Unterlagen zum Prüfungsteilnehmer.

Im Rahmen des Aufklärungsgesprächs erhält der Prüfungsteilnehmer eine schriftliche Patienten- oder Probandeninformation, die alle relevanten Informationen über die klinische Prüfung enthält *[5.8.4]*. Die Information hat in einer für den potenziellen Prüfungsteilnehmer verständlichen Sprache, ohne die Verwendung von technischen und medizinischen Fachbegriffen, abgefasst zu sein.

Information der Prüfungsteilnehmer

Die Information der Prüfungsteilnehmer, auch Patienten- oder Probandeninformation genannt, sollte folgende Angaben enthalten:

- Ablauf und Zweck der klinischen Prüfung,
- den möglichen Nutzen für die Prüfungsteilnehmer und ggf. für die Heilkunde,
- die existierenden und möglichen Risiken und Unannehmlichkeiten für den Prüfungsteilnehmer,
- die vorhandenen alternativen Verfahren,
- die Information, dass alle Daten vertraulich sind und nur im festgelegten Rahmen weitergegeben werden:
    - Einsichtnahme z. B. durch Behörden, Ethik-Kommission und Monitor,
    - Weitergabe von pseudonymisierten Daten z. B. an den Sponsor.
- die Informationen über die Rolle des Repräsentanten des Sponsors (z. B. Monitor, Produktspezialist, Außendiensttechniker) bei der klinischen Prüfung,
- die Information, wie bei etwaigen Änderungen an der klinischen Prüfung, die die Bereitschaft des Prüfungsteilnehmers zur weiteren Teilnahme an der klinischen Prüfung beeinflussen können, diese dem Prüfungsteilnehmer zur Verfügung gestellt werden,
- die Information darüber, dass
    - der Hausarzt oder der behandelnde Arzt nur mit Zustimmung des Prüfungsteilnehmers über seine Teilnahme an der klinischen Prüfung informiert wird.
    - der Aufenthaltsort des Prüfungsteilnehmers bei einer bezeichneten Person oder beim Melderegister im Falle einer erforderlichen Nachverfolgung (z. B. zur Abwendung von Risiken) erfragt wird.
- die Informationen zur Versicherung, sofern erforderlich zur Aufwandsentschädigung oder bei Unkosten,

- einen Ansprechpartner bei Fragen zu Schäden und Rechten des Prüfungsteilnehmers,
- zum Vorgehen bei Abbruch der klinischen Prüfung,
- die Information, dass die klinische Prüfung in einer öffentlich zugänglichen Datenbank registriert wird.

HINWEIS 20

Soweit in die klinische Prüfung auch Prüfungsteilnehmer einbezogen werden, die die deutsche Sprache nicht vollumfänglich verstehen, da sie eine andere Muttersprache haben, ist neben der deutschsprachigen Information eine Version in deren Sprache (z. B. französisch, spanisch) zu verfassen.

Sollen Prüfungsteilnehmer eingeschlossen werden, die zwar die deutsche Sprache mündlich verstehen, aber die Schriftzeichen nicht lesen können, ist neben der Information in lateinischen Buchstaben eine Version in deren Schriftart (z. B. arabisch, kyrillisch) zu verfassen.

Einwilligungserklärung

Die Einwilligung des Prüfungsteilnehmers oder seines gesetzlichen oder rechtsgeschäftlichen Vertreters, falls er selbst nicht in der Lage ist, eine Einwilligung nach Aufklärung zu erteilen, sollte folgende Punkte umfassen *[5.8.5]*:

- die Zustimmung zur freiwilligen Teilnahme an der klinischen Prüfung und zum Einhalten der Anweisungen des Prüfers,
- eine Erklärung, die feststellt, dass die Verweigerung der Teilnahme nicht dazu führt, dass der Prüfungsteilnehmer eine Strafe erhält oder Leistungen nicht erhält, die ihm üblicherweise zustehen,
- eine Erklärung, die feststellt, dass eine Rücknahme der Einwilligungserklärung zu einem beliebigen Zeitpunkt für den Prüfungsteilnehmer keine Nachteile zur Folge hat. Dabei sollten die möglichen Folgen eines Ausscheidens aus der klinischen Prüfung erklärt sein,
- eine Bestätigung, dass seitens des Aufklärenden alle erforderlichen Informationen gegeben und alle Fragen des Prüfungsteilnehmers beantwortet wurden,
- eine Bestätigung des Prüfungsteilnehmers, dass er während des Verfahrens der Einwilligung nach Aufklärung alle vorgesehenen Informationen erhalten hat und genügend Zeit hatte, über die Teilnahme nachzudenken,

- eine Erklärung, die bestätigt, dass der Prüfungsteilnehmer der Verwendung seiner relevanten personenbezogenen Daten zum Zweck der klinischen Prüfung zustimmt,
- die Zustimmung des Prüfungsteilnehmers zum direkten Zugang zu medizinischen Aufzeichnungen des Prüfungsteilnehmers durch Vertreter des Sponsors, der Aufsichtsbehörden und Vertretern der EK,
- eine Erklärung, in der der Prüfungsteilnehmer den Namen einer Person angibt, die der Hauptprüfer kontaktieren kann, wenn der Prüfungsteilnehmer zum Zweck der Nachverfolgung nicht erreichbar ist,
- die Zustimmung des Prüfungsteilnehmers zur Information des Hausarztes über die Teilnahme an der klinischen Prüfung,
- die Zustimmung des Prüfungsteilnehmers zur Informationseinholung über Aufenthaltsort des Prüfungsteilnehmers bei einer bezeichneten Person oder beim Melderegister im Falle einer erforderlichen Nachverfolgung z. B. zur Abwendung von Risiken.

10.7.2 Einwilligung bei besonderen Prüfungsteilnehmern

Prüfungsteilnehmer, die nicht lesen oder schreiben können

Kann der Prüfungsteilnehmer oder der gesetzliche Vertreter nicht lesen oder schreiben, muss die Einwilligungserklärung durch ein überwachtes mündliches Verfahren eingeholt werden. Es muss ein unabhängiger und unbefangener Zeuge anwesend sein. Die schriftliche Einwilligungserklärung sowie alle weiteren Informationen müssen dem potenziellen Prüfungsteilnehmer oder seinem gesetzlichen Vertreter laut vorgelesen und erklärt werden. Soweit es möglich ist, muss der Prüfungsteilnehmer oder sein gesetzlicher Vertreter die Einwilligungserklärung unterschreiben und persönlich datieren. Der Zeuge muss die Einwilligungserklärung ebenfalls unterzeichnen und persönlich datieren sowie bestätigen, dass die Informationen genau erklärt wurden und dass die Einwilligungserklärung freiwillig abgegeben wurde *[5.8.3.3]*.

Einwilligung bei Minderjährigen

Ist der potenzielle Prüfungsteilnehmer minderjährig, muss die Einwilligung durch den gesetzlichen Vertreter oder Betreuer abgegeben werden. Sie ist nur wirksam, wenn der gesetzliche Vertreter oder der Betreuer durch einen Arzt, bei für die Zahnheilkunde bestimmten Medizinprodukten auch durch einen Zahnarzt, über die klinische Prüfung aufgeklärt wurde. Ist der Minderjährige selbst in der Lage, Wesen, Bedeutung und Tragweite der klinischen Prüfung einzusehen und seinen Willen hiernach zu bestimmen, so ist auch seine schriftliche Einwilligung erforderlich (§ 28 Abs. 4 MPDG).

Einwilligung bei nicht einwilligungsfähigen Prüfungsteilnehmern

Soweit ein potenzieller Prüfungsteilnehmer nicht einwilligungsfähig ist, bedarf es der Einwilligung des gesetzlichen Vertreters. Der gesetzliche Vertreter ist zuvor von einem Prüfer (der Arzt oder bei Medizinprodukten zur Zahnheilkunde Zahnarzt ist) über die klinische Prüfung aufzuklären. Der Prüfungsteilnehmer ist so weit wie möglich in den Einwilligungsprozess einzubeziehen. Dabei hat er die Informationen zur klinischen Prüfung in einer Form zu erhalten, die seiner Fähigkeit, diese zu begreifen, angemessen ist.

Äußert ein nicht einwilligungsfähiger Prüfungsteilnehmer (der aber in der Lage ist, sich eine Meinung zu bilden) den ausdrücklichen Wunsch, nicht an der klinischen Prüfung teilnehmen zu wollen oder die Teilnahme zu beenden, wird dies vom Prüfer beachtet (Art. 64 MDR). Siehe hierzu auch den Hinweis in Kapitel 6.7.1.

Einwilligung in Notfällen

Legt der CIP den Einschluss von Prüfungsteilnehmern in Notfällen fest, kann die Einwilligung nach Aufklärung zur Teilnahme an einer klinischen Prüfung nach dem Einschluss des Prüfungsteilnehmers erfolgen. Dies ist jedoch nur möglich, wenn auch die Einwilligung des gesetzlichen Vertreters im Vorfeld nicht möglich ist. In diesem Fall dürfen Interventionen im Rahmen der klinischen Prüfung vor Einwilligung durchgeführt werden.

Unverzüglich danach ist die Einwilligung nach Aufklärung bei dem Prüfungsteilnehmer oder seinem gesetzlichen Vertreter nach dem in Kapitel 10.7.1 beschriebenen Verfahren einzuholen. Erteilt der Prüfungsteilnehmer oder sein gesetzlicher Vertreter seine Einwilligung nicht, ist vom Aufklärenden auf das Recht hinzuweisen, dass der Nutzung von Daten, die im Rahmen der klinischen Prüfung gewonnen wurden, widersprochen werden kann (Art. 68 MDR).

Der Einwilligung des gesetzlichen Vertreters bedarf es so lange nicht, als eine Behandlung (hier im Rahmen der klinischen Prüfung) ohne Aufschub erforderlich ist, um das Leben des Kranken zu retten, seine Gesundheit wiederherzustellen oder sein Leiden zu erleichtern, und eine Erklärung über die Einwilligung nicht herbeigeführt werden kann (Art. 68 Abs. 1 MDR). Soweit dies möglich ist, sollten nur Prüfungsteilnehmer in eine klinische Prüfung eingeschlossen werden, die selbst einwilligen können. So kann z. B. eine Rücknahme der vom gesetzlichen Vertreter gegebenen Einwilligung durch den nunmehr einwilligungsfähigen Prüfungsteilnehmer (z. B. nach Erlangung des vollen Bewusstseins nach Bewusstlosigkeit) vermieden werden.

10.8 Abweichungen vom klinischen Prüfplan (CIP)

Eine Abweichung vom CIP kann eine bewusste oder unbewusste Nichteinhaltung sein. Geplante vorsätzliche Abweichungen („Waiver"), die nicht dem unmittelbaren Schutz der Gesundheit und Sicherheit der Prüfungsteilnehmer dienen, dürfen nach dem Medizinprodukterecht nicht durchgeführt werden.

Die vorliegende Norm besagt, dass der Prüfplan eine Erklärung beinhalten muss, die dem Prüfer untersagt, vom Prüfplan (außer in den genannten Fällen) abzuweichen *[A.10]*.

Eine Abweichung kann bewusst, unbewusst, gewollt oder ungewollt sein. Zu den Abweichungen zählen u. a.

- nicht durchgeführte Untersuchungen, da der Prüfungsteilnehmer nicht zur geplanten Nachuntersuchung erschienen ist oder diese nicht wollte, sowie
- zusätzliche Untersuchungen, die z. B. eine bestimmte unerwartete Wirkung des Produktes verifizieren sollen.

Der Prüfplan muss eine Strategie und ein Verfahren zur Nachverfolgung und Handhabung von Abweichungen vom klinischen Prüfplan in der Prüfstelle und zu Folgemaßnahmen und ein klares Verbot von Ausnahmeregelungen vom klinischen Prüfplan enthalten [Anh. XV Kap. II Nr. 3.10 MDR]. Dies beinhaltet Anweisungen zum Aufzeichnen, Melden und Analysieren der Abweichungen vom klinischen Prüfplan sowie die Anforderungen an die Meldung und den zeitlichen Rahmen *[A.10]*.

Diese Norm legt das bei Abweichungen durchzuführende Verfahren fest:

- Der Hauptprüfer muss unverzüglich über alle Abweichungen vom klinischen Prüfplan berichten, die die Rechte, die Sicherheit oder das Wohl des Prüfungsteilnehmers oder die wissenschaftliche Integrität der klinischen Prüfung beeinflussen. Er hat alle aufgetretenen Abweichungen zu dokumentieren und zu begründen *[10.6 g]*.
- Der Monitor hat Abweichungen mit dem Hauptprüfer zu besprechen, zu dokumentieren, dem Sponsor schriftlich mitzuteilen sowie ggf. der Ethik-Kommission zu melden *[9.2.4.5 a]*.
- Der Sponsor hat zu prüfen, ob die Abweichungen im Sinne der klinischen Prüfung und der Prüfungsteilnehmer sind. Ist dies der Fall, hat der Sponsor die Dokumente der klinischen Prüfung entsprechend zu ändern. Er hat Änderungen der Bundesoberbehörde unter Beifügung des geänderten Prüfplans mitzuteilen (siehe Kapitel 10.9).

- Der Sponsor informiert die Ethik-Kommission über Abweichungen, die die Sicherheit und Gesundheit der Prüfungsteilnehmer oder die wissenschaftliche Vollständigkeit der klinischen Prüfung betreffen *[5.6.4 b]*.
- Der Sponsor hat bei wiederholten, schwerwiegenden Abweichungen ggf. ein Audit in der Prüfstelle zu veranlassen und das Beenden oder das Aussetzen der klinischen Prüfung an dieser Prüfstelle in Betracht zu ziehen *[8.2.1]*.
- Der Sponsor hat alle Abweichungen nach Beendigung der klinischen Prüfung im klinischen Prüfbericht aufzuführen und zu begründen *[8.4 b]*.

10.9 Änderungen der klinischen Prüfung

Soll eine klinische Prüfung während der Durchführung geändert werden, hat der Sponsor die Dokumentation entsprechend zu ändern. Die Änderungen können aufgrund

- neuer Erkenntnisse vom Sponsor eigeninitiiert sein (z. B. nach unerwarteten unerwünschten Ereignissen),
- einer Anforderung der Behörde veranlasst sein (z.B. im Zuge deren Bewertung von Risiken durch die Bundesoberbehörde) sowie
- aufgrund von Überwachungsmaßnahmen und Veranlassungen der Überwachungsbehörden erforderlich sein.

Das Medizinprodukterecht unterscheidet zwischen wesentlichen Änderungen bei klinischen Prüfungen zu Konformitätsbewertungszwecken und Änderungen bei Sonstigen klinischen Prüfungen.

10.9.1 Wesentliche Änderungen bei klinischen Prüfungen zu Konformitätsbewertungszwecken

Wesentliche Änderungen einer klinischen Prüfung sind Änderungen, die wahrscheinlich einen wesentlichen Einfluss auf die Sicherheit, die Gesundheit oder die Rechte der Prüfungsteilnehmer oder die Belastbarkeit oder Zuverlässigkeit der im Rahmen der Prüfung gewonnenen klinischen Daten haben (Art. 75 Abs. 1 MDR).

Verfahren bei wesentlichen Änderungen in klinischen Prüfungen vor dem Inverkehrbringen

- Der Sponsor hat wesentliche Änderung bei der Bundesoberbehörde anzuzeigen (§ 86 Abs. 1 Nr. 2 d MPDG). Dabei sind die Gründe für die Änderungen sowie deren Art anzugeben und die geänderten Unterlagen, in denen die Änderungen kenntlich gemacht wurden, sind der Anzeige beizufügen (Art. 75 Abs. 1 MDR).

- Die Bundesoberbehörde unterrichtet die zuständige Ethik-Kommission über die angezeigte wesentliche Änderung (§ 40 MPDG).
- Die zuständige Ethik-Kommission prüft die wesentliche Änderung hinsichtlich ethischer und rechtlicher Gesichtspunkte. Sofern die Qualifikation der Prüfer oder die Eignung der Prüfstelle von der Änderung betroffen sind, werden die für diese Prüfer zuständigen (beteiligten) Ethik-Kommissionen beteiligt, welche dann innerhalb von 20 Tagen ihre Stellungnahme abgeben müssen. Die zuständige Ethik-Kommission kann zu den Änderungen eine ablehnende Stellungnahme erteilen, wenn die vorgelegten Unterlagen nicht dem Stand der wissenschaftlichen Erkenntnisse entsprechen, insbesondere wenn die Änderung der klinischen Prüfung ungeeignet ist, den Nachweis der Sicherheit, der Leistung oder des Nutzens des Produktes für die Prüfungsteilnehmer zu erbringen. Die zuständige Ethik-Kommission erteilt dem Sponsor innerhalb von 37 Tagen eine zustimmende oder eine ablehnende Stellungnahme (§ 41 MPDG).
- Die Bundesoberbehörde prüft, ob auch mit der Änderung die potenziellen Restrisiken für die Prüfungsteilnehmer oder Dritte nach der Risikominimierung gemessen an dem zu erwartenden klinischen Nutzen vertretbar sind. Sie kann die Änderungen aus Gründen der öffentlichen Gesundheit, der Sicherheit oder Gesundheit der Prüfungsteilnehmer und Anwender oder der öffentlichen Ordnung ablehnen (Art. 75 MDR).
- Der Sponsor darf die Änderungen frühestens 38 Tage nach der Mitteilung an die Bundesoberbehörde vornehmen, es sei denn,
  - die Bundesoberbehörde hat dem Sponsor innerhalb von 37 Tagen mitgeteilt, dass die wesentliche Änderung abgelehnt ist, oder
  - die zuständige Ethik-Kommission hat eine ablehnende Stellungnahme in Bezug auf die wesentliche Änderung der klinischen Prüfung abgegeben (Art. 75 Abs. 2 MDR).

Verfahren bei wesentlichen Änderungen in klinischen Prüfungen nach dem Inverkehrbringen

Während das Verfahren für Änderungen in klinischen Prüfungen vor dem Inverkehrbringen im deutschen Medizinprodukterecht detailliert geregelt ist, ergibt sich das Verfahren für klinische Prüfungen nach dem Inverkehrbringen (soweit zusätzliche belastende und invasive Verfahren angewendet werden) vornehmlich aus Art. 74. Abs. 1 i. V. m. Art. 75 MDR. Es ist jedoch davon auszugehen, dass das Verfahren entsprechend dem Verfahren für klinische Prüfungen vor dem Inverkehrbringen durchgeführt wird.

10.9.2 Änderungen bei Sonstigen klinischen Prüfungen

Änderungen einer Sonstigen klinischen Prüfung (§ 47 Abs. 1-2 MPDG) sind Änderungen der beim Erstantrag bei der Bundesoberbehörde oder bei der Ethik-Kommission eingereichten Unterlagen. Wesentliche Änderungen sind Änderungen, die wahrscheinlich eine wesentliche Auswirkung auf die Sicherheit, die Gesundheit oder die Rechte der Prüfungsteilnehmer haben werden.

Verfahren bei Änderungen einer Sonstigen klinischen Prüfungen

- Der Sponsor hat Änderungen bei der Bundesoberbehörde und der zuständigen Ethik-Kommission über das Deutsche Medizinprodukteinformations- und Datenbanksystem (DMIDS) anzuzeigen (§ 54 Abs. 1 MPDG). Die Anzeige hat die Angabe der Gründe für die Änderungen zu enthalten. Weiter sind die geänderten Unterlagen, in denen die Änderungen kenntlich gemacht wurden, der Anzeige beizufügen.

> HINWEIS 21
>
> Anders als wesentliche Änderungen bei klinischen Prüfungen zu Konformitätsbewertungszwecken sind Änderungen bei Sonstigen klinischen Prüfungen neben der Bundesoberbehörde auch der Ethik-Kommission anzuzeigen.

- Die Bundesoberbehörde unterrichtet die zuständigen Überwachungsbehörden über den Eingang der Änderungsanzeige (§ 54 Abs. 2 MPDG).

> HINWEIS 22
>
> Das Medizinprodukterecht sieht keine inhaltliche Prüfung der Anzeigen von (einfachen) Änderungen vor, sodass die entgegennehmende Stelle (Bundesoberbehörde oder Ethik-Kommission) lediglich ihre Zuständigkeit und die Vollständigkeit der Anzeige prüft. Da keine Eingangsbestätigung erfolgen muss, obliegt es der Verantwortlichkeit des Sponsors, die Anzeige nachvollziehbar zu dokumentieren.

Verfahren bei wesentlichen Änderungen einer Sonstigen klinischen Prüfung

- Beabsichtigt der Sponsor eine wesentliche Änderung, beantragt er über das Deutsche Medizinprodukteinformations- und Datenbanksystem (DMIDS) bei der zuständigen Ethik-Kommission eine zustimmende Stellungnahme (§ 55 Abs. 1 MPDG) und zeigt diese wesentliche Änderung der Bundesoberbehörde als Änderung (§ 54 Abs. 1 MPDG) an.

- Die zuständige Ethik-Kommission prüft den Antrag auf Vollständigkeit, fordert ggf. fehlende Angaben oder Unterlagen nach und teilt dem Sponsor innerhalb von 10 Tagen das Eingangsdatum des ordnungsgemäßen Antrags mit (§ 56 MPDG). Im Anschluss prüft die Ethik-Kommission die wesentliche Änderung hinsichtlich ethischer und rechtlicher Gesichtspunkte. Sofern die Qualifikation der Prüfer oder die Eignung der Prüfstelle von der Änderung betroffen sind, werden die für diese Prüfer zuständigen (beteiligten) Ethik-Kommissionen beteiligt, welche dann innerhalb von 20 Tagen ihre Stellungnahme abgeben müssen. Die zuständige Ethik-Kommission kann zu den Änderungen eine ablehnende Stellungnahme abgeben, wenn die vorgelegten Unterlagen nicht dem Stand der wissenschaftlichen Erkenntnisse entsprechen, insbesondere wenn die klinische Prüfung ungeeignet ist, den Nachweis der Sicherheit, der Leistung oder des Nutzens des Produktes für Patienten oder die Prüfungsteilnehmer zu erbringen. Die zuständige Ethik-Kommission erteilt dem Sponsor innerhalb von 37 Tagen eine zustimmende oder eine ablehnende Stellungnahme (§ 58 MPDG).
- Der Sponsor darf die Änderungen frühestens 38 Tage nach Erhalt der Mitteilung der Ethik-Kommission über den ordnungsgemäßen Eingang des Antrags vornehmen, es sei denn, die zuständige Ethik-Kommission hat eine ablehnende Stellungnahme in Bezug auf die wesentliche Änderung der klinischen Prüfung abgegeben (§ 59 MPDG).

11 Bewertung der Sicherheit

Mit der Durchführung einer klinischen Prüfung soll die Leistungsfähigkeit, die Wirksamkeit sowie die Sicherheit eines Medizinproduktes nachgewiesen werden. Erbracht wird dieser Nachweis über die klinischen Daten, welche im Laufe der klinischen Prüfung gewonnen werden. Diese Daten müssen solide sein, d.h. ihre Erfassung muss vorab klar definiert werden, sie müssen während und nach der klinischen Prüfung jederzeit nachvollziehbar sein sowie eindeutige Rückschlüsse auf das Nutzen-Risiko-Verhältnis zulassen.

Um dies zu gewährleisten, hat der Sponsor bereits vor Beginn der klinischen Prüfung ein Risikomanagement aufzubauen, welches er über die gesamte Dauer der klinischen Prüfung auf dem aktuellen Stand hält.

Somit wird der Identifizierung von Gefahren, welche von dem Prüfprodukt ausgehen könnten, und den daraus resultierenden Risiken eine große Bedeutung beigemessen.

11.1 Risikomanagement-Prozess und zugehörige Sponsoraufgaben

Risikomanagement-Prozess

Nachdem für das Risikomanagement *[6.2]* in klinischen Prüfungen keine eigene Norm existiert, verweist dieses Kapitel auf die DIN EN ISO 14971:2022-04 „Anwendung des Risikomanagements auf Medizinprodukte“. Diese Norm gilt für den gesamten Lebenszyklus eines Medizinproduktes und beinhaltet auch die klinische Prüfung, die oftmals die erste Phase des Zyklus darstellt.

Das Risikomanagement setzt sich aus verschiedenen Prozessen zur Ermittlung und zum Umgang mit Risiken zusammen. Für jeden einzelnen dieser Prozesse muss der Sponsor vor Beginn der klinischen Prüfung Verfahrensanweisungen erstellen, Kriterien für die einzelnen Risiken festlegen und Schwellwerte für die Akzeptanz der Risiken definieren. Die Verfahrensanweisungen sind in das Qualitätsmanagementsystem des Sponsors aufzunehmen.

Der Sponsor muss die Eignung des Risikomanagement-Prozesses im Laufe der klinischen Prüfung regelmäßig überprüfen, um die fortlaufende Wirksamkeit des Prozesses sicherzustellen. Alle Prozesse, erstellten Verfahrensanweisungen und auf deren Grundlage erstellte Dokumente, einschließlich aller getroffenen Entscheidungen und den damit verbundenen Maßnahmen, müssen vom Sponsor nachvollziehbar dokumentiert werden.

Der Risikomanagement-Prozess eines Produktes (DIN EN ISO 14971) ist in einem klinischen Risikomanagement-Prozess eines Prüfproduktes (vorliegende Norm) weiterzuführen. Die Ergebnisse aus der Risikobetrachtung der klinischen Prüfung fließen in den Risikomanagement-Prozess nach DIN EN ISO 14971 zurück. Bild 5 zeigt das Zusammenspiel der Risikomanagement-Prozesse des Prüfproduktes mit der klinischen Prüfung.

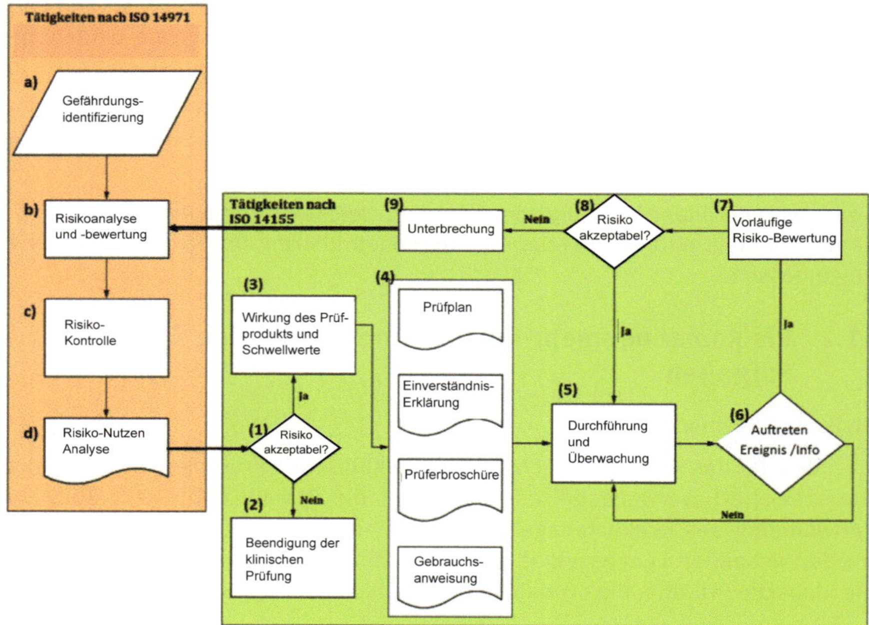

Bild 5: Zusammenspiel des Risikomanagement-Prozesses von MP und KP

Im Folgenden sind die verschiedenen Prozesse des Risikomanagements wie in Bild 5 dargestellt beschrieben und berücksichtigen dabei die DIN EN ISO 14971.

11.1.1 Risikomanagement-Prozess nach DIN EN ISO 14971

Die Tätigkeiten von der Gefährdungsidentifizierung bis zur Nutzen-Analyse (roter Kasten aus Bild 5) sind für alle Lebenszyklus-Phasen eines Medizinproduktes gleich. Die Verantwortung für die Durchführung des Risikomanagement-Prozesses vom Medizinprodukt obliegt dem Hersteller oder potenziellen Hersteller.

a) **Gefährdungsidentifizierung**

Dieser Prozess dient zur Identifizierung von Gefahrenquellen sowie Gefährdungssituationen, die im Zusammenhang mit dem Medizinprodukt, der klinischen Anwendung sowie dem klinischen Prüfverfahren auftreten können und dabei für Patienten, Anwender oder Dritte eine Gefahr darstellen.

> HINWEIS 23
>
> Es können alle verfügbaren medizinischen und wissenschaftlichen Daten zur Identifizierung der Gefahrenquellen und der Gefährdungssituationen herangezogen werden. Beispielsweise sind das Daten aus Literaturrecherchen, von früheren Generationen oder von ähnlichen Medizinprodukten.
>
> Bei der Gefährdungsidentifizierung sind auch mögliche Wechselwirkungen mit gleichzeitig angewendeten klinischen Behandlungen zu berücksichtigen.

Die Vorgehensweise zur Identifizierung der Gefahrenquellen sowie der Gefährdungssituationen ist ausführlich und nachvollziehbar zu dokumentieren. Die identifizierten Gefahrenquellen und Gefährdungssituationen sind schriftlich zu definieren.

b) **Risikoanalyse und -bewertung**

Dieser Prozess, der auch als Risikobeurteilung bezeichnet wird, teilt sich in die Schritte der Risikoanalyse und der Risikobewertung auf, die einzeln zu betrachten sind.

– **Risikoanalyse**

Für jede identifizierte Gefahrenquelle/Gefährdungssituation ist Art, Eintrittswahrscheinlichkeit, Schwere und das daraus resultierende Risiko für den Patienten, Anwender und Dritte zu ermitteln. Dieses Verfahren ist zu definieren und jedes einzelne daraus resultierende Risiko abzuschätzen.

– **Risikobewertung**

Die dem Medizinprodukt zugeordneten Risiken sind gegen den Nutzen abzuwägen und die Risikotoleranzgrenzen festzulegen. Damit kann die Entscheidung getroffen werden, ob es sich um ein akzeptables oder nicht akzeptables Risiko handelt.

Bei einem nicht akzeptablen Risiko müssen Maßnahmen ergriffen werden, um die Risiken auf ein akzeptables Niveau zu reduzieren.

Maßnahmen können beispielsweise Schulungen der Anwender oder Designänderungen des Medizinproduktes sein.

Die Zusammenfassung der Risikoanalyse und der Risikobewertung muss in die IB aufgenommen werden.

c) **Risikokontrolle**

Die Maßnahmen der Risikominimierung sind in der Praxis auf ihre Effektivität zu kontrollieren und zu bewerten (Risikokontrolle). Die bei der Kontrolle anfallenden Aufgaben müssen implementiert werden.

d) **Nutzen-Risiko-Analyse**

Zum Ende des Prozesses muss das verbleibende Gesamtrestrisiko gegen den Nutzen abgewogen werden. Übersteigt der Nutzen das Restrisiko, kann eine klinische Prüfung mit dem Medizinprodukt durchgeführt werden.

Wird eine klinische Prüfung durchgeführt, geht die Verantwortlichkeit für die Durchführung vom Hersteller auf den Sponsor über und aus dem Medizinprodukt wird ein Prüfprodukt. Hieraus ergibt sich, dass der Hersteller und der Sponsor, soweit es sich nicht um dieselbe Person handelt, alle relevanten Informationen austauschen müssen.

11.1.2 Risikomanagement-Prozess der klinischen Prüfung

Der grün hinterlegte Teil in Bild 5 zeigt die Abfolge der Tätigkeiten des Risikomanagement-Prozesses in klinischen Prüfungen nach dieser Norm. In der Folge werden diese Tätigkeiten beschrieben.

(1) Risiko akzeptabel?

Der Sponsor muss die Risiken des Prüfproduktes, die er vom Hersteller erfahren hat, bewerten.

Das Medizinprodukterecht schreibt vor, dass klinische Prüfungen zu Konformitätsbewertungszwecken nur durchgeführt werden dürfen, wenn alle Risiken und Restrisiken den zu erwarteten Nutzen für die Prüfungsteilnehmer oder für die öffentliche Gesundheit rechtfertigen (Art. 62 Abs. 4 e MDR). Sonstige klinische Prüfungen dürfen nur durchgeführt werden, wenn alle Risiken und Restrisiken gemessen an der voraussichtlichen Bedeutung des Prüfproduktes für die Heilkunde ärztlich vertretbar sind (§ 47 Abs. 1 Nr. 1 MPDG).

(2) Beendigung der klinischen Prüfung

Hat der Sponsor das vorhandene Risiko als nicht akzeptabel bewertet, darf er die klinische Prüfung nicht beginnen bzw. muss er die klinische Prüfung beenden. Im weiteren Verlauf hat er die Möglichkeit, entweder die Risiken beim Medizinprodukt oder die Risiken aus der klinischen Prüfung zu senken *[8.3]*.

(3) Wirkung des Prüfproduktes und Risikotoleranzgrenzen (Schwellenwerte)

In diesem Prozess-Schritt sind vom Sponsor alle vorhersehbaren Risiken des Produktes, des klinischen Verfahrens und der klinischen Prüfung schriftlich festzulegen. Der erwartete Nutzen ist den vorhersehbaren unerwünschten Wirkungen des Produktes (ADE), also den vom Prüfprodukt ausgehenden Risiken, gegenüberzustellen.

Die Schwellwerte für die Risikoakzeptanz sind vom Sponsor festzulegen und schriftlich zu definieren. Grundlage dafür bilden die vom Hersteller des Medizinproduktes festgelegten Kriterien aus der Risikobewertung und der Bewertung der Restrisiken *[6.2.1]*.

Weiterhin muss der Sponsor ein Verfahren für die Risikobewertung festlegen, Maßnahmen bei der Überschreitung der Risikotoleranzgrenzen angeben und die Erfassung vorhersehbarer ADEs vorgeben.

(4) Dokumente

Dieser Prozess-Schritt beinhaltet die Dokumentierung der Ergebnisse aus dem Risikomanagement-Prozess in den für die klinische Prüfung geforderten Dokumenten.

Klinischer Prüfplan (CIP)

Die Risiken und der klinische Nutzen des Prüfproduktes sind nach Medizinprodukterecht bei klinischen Prüfungen zu Konformitätsbewertungszwecken in den CIP aufzunehmen (Anh. XV, Kap. II, Nr. 3.3 MDR). Diese Norm fordert darüber hinaus die Beschreibung von Maßnahmen zur Risikokontrolle im CIP *[A.4.]*.

Einverständniserklärung

Die vorhersehbaren Risiken und Unannehmlichkeiten sind in die Informationen für die Prüfungsteilnehmer aufzunehmen *[5.8.4 b und c]*.

Prüferbroschüre

Die Prüferbroschüre muss eine Zusammenfassung der Nutzen-Risiko-Analyse sowie die Gegenanzeigen und Warnhinweise für das Prüfprodukt enthalten *[B.5]*. Das Medizinprodukterecht fordert dies für klinische Prüfungen zu Konformitätsbewertungszwecken (Anh. XV Kap. II Nr. 2.1 MDR).

Gebrauchsanweisung

Der erwartete klinische Nutzen, Restrisiken und vorhersehbare unerwünschte Nebenwirkungen müssen in der Gebrauchsanweisung enthalten sein (Anh. I Kap. III den Nr. 23.4 c und g MDR).

(5) Durchführung und Überwachung

Um die Sicherheit der Prüfungsteilnehmer während der Durchführung der klinischen Prüfung zu gewährleisten, muss der Sponsor regelmäßige Überwachungen durchführen *[6.2.3]* und alle neuen Informationen sammeln, die sich auf das Prüfprodukt oder das Verfahren beziehen *[6.2.1* und *7.4.4]*.

(6) Auftreten eines Ereignisses/Neue Information

Der Sponsor hat Ereignisse (AE, Produktmängel) zu sammeln. Hierzu hat er durch Verfahren und CRF sicherzustellen, dass ihm alle Ereignisse aus den Prüfstellen gemeldet werden. Der Sponsor hat bei jedem gemeldeten Ereignis zu prüfen, ob es sich dabei um ein unvorhersehbares Sicherheitsproblem handelt *[7.4.4]*.

Handelt es sich um kein unvorhersehbares Sicherheitsproblem, dann kann die klinische Prüfung weiter durchgeführt werden, ansonsten geht der Prozess in (7) weiter.

(7) Vorläufige Risikobewertung

Der Sponsor hat unter Berücksichtigung des aufgetretenen Ereignisses, neuer Erkenntnisse und Informationen eine neue vorläufige Risikobewertung durchzuführen *[7.4.4]*.

(8) Risiko nicht akzeptabel?

Der Sponsor entscheidet auf der Grundlage der vorläufigen Risikobewertung, ob ein mögliches nicht akzeptables Risiko besteht. Dabei entscheidet er im Einzelnen, ob die neuen Informationen das bisher ermittelte Rest- und Gesamtrisiko für Prüfungsteilnehmer, Anwender und sonstige Personen beeinflusst.

Ergibt die vorläufige Risikobewertung, dass die Gefährdung innerhalb der Risikotoleranzgrenzen liegt und damit das Risiko akzeptabel ist, kann die klinische Prüfung weitergeführt werden.

Sollte der Sponsor jedoch zu dem Ergebnis kommen, dass das Risiko nicht mehr akzeptabel ist, muss er die klinische Prüfung umgehend unterbrechen.

(9) Unterbrechung

Die vom Sponsor bei einer Unterbrechung durchzuführenden Maßnahmen sind in Kapitel 12.2 beschrieben.

Unterbricht der Sponsor die klinische Prüfung aufgrund eines nicht akzeptablen Ereignisses, muss er eine erneute Risikoanalyse, -bewertung und -kontrolle für das Medizinprodukt durchführen. Kann der Sponsor danach mit Korrekturmaßnahmen das Risiko auf ein akzeptables Niveau senken, kann er die klinische Prüfung weiterführen.

Können keine Korrekturmaßnahmen ergriffen werden, um ein akzeptables Risiko zu erhalten, muss die klinische Prüfung abgebrochen werden.

11.1.3 Aufgaben des Sponsors im Bereich des Risikomanagements

Maßnahmen vor Beginn der klinischen Prüfung:

Für den Risikomanagement-Prozess ist es erforderlich, dass der Sponsor die unten beschriebenen Maßgaben für jeden einzelnen Prozess-Schritt festlegt. Diese sind nicht alleine auf die Tätigkeiten beim Sponsor bezogen, sondern er muss die Prüfeinrichtungen und Prüfer einbeziehen. Der Sponsor muss:

- einen fortlaufenden Risikomanagement-Prozess (siehe Kapitel 11.1.2) festlegen, implementieren und dokumentieren,
- Kriterien für die Akzeptanz von Risiken festlegen (Risikotoleranzgrenzen),
- Verfahrensanweisungen für die einzelnen Prozess-Schritte erstellen,
- Verfahren festlegen, die bei Überschreitung der Risikotoleranzgrenzen vorzunehmen sind (Unterbrechung, Abbruch oder Korrekturmaßnahmen),
- die Tätigkeiten und das Anforderungsprofil für alle beteiligten Personen in den einzelnen Prozess-Schritten definieren und dokumentieren (siehe Kapitel 9.3),

HINWEIS 24

Für die zugewiesene Aufgabe im Risikomanagement-Prozess können Wissen und Erfahrung bezüglich des Medizinproduktes, dessen Gebrauch, der verwendeten Technologien oder der Risikomanagement-Methoden erforderlich sein.

- weitere geeignete Ressourcen bereitstellen (z. B. nationale/international geltende Vorschriften),
- Verfahren zur Schulung der Beteiligten einrichten, einschließlich der Dokumentation der Schulung sowie der Teilnehmer,
- Verfahren zur Organisation und Durchführung des Vigilanzsystems beim Sponsor, bei den Prüfstellen und dem Monitor erstellen und laufend kontrollieren (siehe Kapitel 11.2.1) und
- Vereinbarungen zwischen dem Sponsor und Beteiligten abschließen (siehe Kapitel 9.4).

Maßnahmen während der klinischen Prüfung:

- Der Sponsor muss die Eignung des Risikomanagement-Prozesses im Laufe der klinischen Prüfung regelmäßig überprüfen, um die fortlaufende Wirksamkeit des Prozesses sicherzustellen.
- Alle Entscheidungen, die während des Prozesses zu treffen sind, und die damit verbundenen Maßnahmen müssen dokumentiert werden.
- Aktualisierung der Dokumente, z.B. bei neuen Erkenntnissen, Maßnahmen, Beteiligten (z.B. bei Mitarbeiter- oder Prüferwechsel). Eine detaillierte Historie ist vom Sponsor zu führen.

Maßnahmen am Ende der klinischen Prüfung:

Der Sponsor muss eine förmliche Überprüfung der Risikoinformationen, die sich auf die bestimmungsgemäße Verwendung und auf die Zielgruppe des Prüfproduktes bezieht, erstellen.

Die einzelnen Punkte der förmlichen Überprüfung sind im Anhang *[D.8]* „Diskussion und Gesamtschlussfolgerung“ beschrieben und in den klinischen Prüfbericht aufzunehmen.

11.2 Vigilanzsystem in klinischen Prüfungen

Ein Vigilanzsystem ist ein Beobachtungs- und Meldesystem für unerwünschte und risikobehaftete Ereignisse, das vornehmlich im Zusammenhang mit in Verkehr gebrachten Medizinprodukten steht.

Aber auch bei klinischen Prüfungen sind unerwünschte Ereignisse und unerwünschte Wirkungen des Produktes zu sammeln, zu dokumentieren, zu bewerten und, soweit erforderlich, Maßnahmen zu ergreifen. Deshalb wird in diesem Kommentar auch in klinischen Prüfungen der Begriff „Vigilanzsystem“ verwendet, um klarzustellen, dass es um ein geplantes, strukturiertes Verfahren geht, an dem fast alle Funktionsträger der klinischen Prüfung beteiligt sind.

Die Anforderungen, die an eine klinische Prüfung im Zusammenhang mit unerwünschten Ereignissen gestellt werden, finden sich sowohl in dieser Norm als auch im Medizinprodukterecht und sind annähernd gleich, weichen aber z.B. in folgenden Einzelheiten voneinander ab. So erlegt diese Norm dem Sponsor *[9.2.5]* und dem Hauptprüfer *[10.8]* Aufgaben und Verantwortlichkeiten auf, während das Medizinprodukterecht maßgeblich den Sponsor (Art. 80 MDR) und neben dem Hauptprüfer auch den Prüfer anspricht (§ 63 und § 66 Abs. 1 MPDG).

Unerwünschtes Ereignis (AE)

Die Definitionen des unerwünschten Ereignisses dieser Norm und des Medizinprodukterechts stimmen maßgeblich überein, wobei diese Norm jedoch präzisiert, dass es egal ist, ob das Ereignis vorhersehbar war oder nicht. Ein unerwünschtes Ereignis kann bei einem Prüfungsteilnehmer, Anwender oder anderen Personen auftreten und muss nicht im Zusammenhang mit dem Prüfprodukt stehen. Diese Norm erläutert hierzu, dass das Ereignis auch im Zusammenhang mit dem Komparator oder dem Verfahren (z.B. Implantation) auftreten kann, wobei diese Definition für Anwender oder andere Personen auf Ereignisse mit einem Zusammenhang mit dem Prüfprodukt oder Komparator beschränkt bleibt.

Schwerwiegendes unerwünschtes Ereignis (SAE)

Ein schwerwiegendes unerwünschtes Ereignis ist ein unerwünschtes Ereignis mit schwerwiegenden Folgen für Prüfungsteilnehmer, Anwender und andere Personen. Die Definitionen des schwerwiegenden unerwünschten Ereignisses dieser Norm und des Medizinprodukterechts sind nahezu gleich. Siehe hierzu auch die Definition AE und SAE in Kapitel 3.

Abweichend zu den bis 25. Mai 2021 geltenden gesetzlichen Regelungen muss das schwerwiegende unerwünschte Ereignis nach Medizinprodukterecht tatsächlich eingetreten sein. Schwerwiegende unerwünschte Ereignisse, die z.B. durch ein (glückliches) Eingreifen eines Prüfers verhindert wurden oder unter unglücklichen Umständen bei erneutem Auftreten unerwünschte Folgen haben könnten, sind nach geltendem Medizinprodukterecht kein SAE mehr.

Produktmangel

Der Produktmangel ist eine Unzulänglichkeit eines Prüfproduktes in Bezug auf seine Identifizierung, Qualität, Haltbarkeit, Zuverlässigkeit, Sicherheit oder Leistungsfähigkeit. Dies schließt auch Fehlfunktionen, Anwendungsfehler oder die Unzulänglichkeit bereitgestellter Informationen (Kennzeichnung und Gebrauchsanweisung) ein.

Kategorisierung unerwünschter Ereignisse nach dieser Norm *[F1]*

Diese Norm kategorisiert in Anhang F unerwünschte Ereignisse nach

- Produktbezug (nicht produktbezogen ←→ produkt- oder verfahrensbezogen),
- Schwere (nicht schwerwiegend ←→ schwerwiegend) und
- Vorhersehbarkeit (vorhersehbar ←→ unvorhersehbar).

Nach dieser Kategorisierung gibt es

1) unerwünschte Ereignisse (AE):

   nicht produktbezogen und nicht schwerwiegend (beinhaltet alle Kategorien)

2) unerwünschte Wirkungen des Produktes (ADE):

   produkt- oder verfahrensbezogen und nicht schwerwiegend (beinhaltet alle Kategorien, die produkt- oder prüfungsverfahrensbedingt sind)

3) schwerwiegende unerwünschte Ereignisse (SAE):

   nicht produktbezogen, aber schwerwiegend (beinhaltet alle Kategorien, die schwerwiegend sind)

4) schwerwiegende unerwünschte Wirkungen des Produktes (SADE):

   produkt- oder verfahrensbezogen, aber schwerwiegend

e) vorhersehbare schwerwiegende unerwünschte Wirkung des Produktes (ASADE) und

f) unvorhersehbare schwerwiegende unerwünschte Wirkung des Produktes (USADE).

Ein SAE schließt das „schwerwiegende unerwünschte Ereignis (SAE)“ und die „schwerwiegende unerwünschte Wirkung des Produktes (SADE)“ sowie den Produktmangel gemäß dieser Norm ein.

Im informativen Anhang F dieser Norm finden sich eine Tabelle und ein Entscheidungsbaum zur Kategorisierung von unerwünschten Ereignissen sowie ein Entscheidungsbaum zur Kategorisierung von Produktmängeln.

Für klinische Prüfungen nach dem Inverkehrbringen gelten die Vorschriften des Medizinprodukterechts zu SAE nicht (Art. 80 Abs. 5 MDR), es sei denn, es wurde ein Kausalzusammenhang mit dem vorangegangenen Prüfverfahren festgestellt (Art. 80 Abs. 6 MDR). Da das Prüfprodukt die CE-Kennzeichnung trägt, hat der Hersteller des Prüfproduktes die Verfahren für Vorkommnisse (Art. 87 – 90 MDR) einzuhalten. Hierzu hat er geeignete Regelungen zur Erfassung, Dokumentation und Meldung der Vorkommnisse festzulegen und in der klinischen Prüfung umzusetzen. Unbenommen davon kann der Sponsor die klinische Prüfung nach dem Inverkehrbringen dazu nutzen, AE und SAE zu erfassen. Alle getroffenen Regelungen sind im klinischen Prüfplan aufzunehmen.

11.2.1 Verfahren beim Auftreten von schwerwiegenden unerwünschten Ereignissen

Im Folgenden wird beschrieben, wer unter Berücksichtigung des Medizinprodukterechts und dieser Norm in zeitlicher Folge welche Aufgabe hat. Dabei schließt das „Ereignis" das unerwünschte Ereignis und den Produktmangel in jeder Schwereausprägung mit ein. Bei Risikoarmen klinischen Prüfungen muss der Sponsor das Verfahren im Prüfplan festlegen, da das Medizinprodukterecht hier keine Meldeverpflichtungen für Prüfer und Sponsor vorschreibt.

1) Der Hauptprüfer/Prüfer erfasst das Ereignis (z. B. durch Befragung des betroffenen Prüfungsteilnehmers oder weitere Untersuchungen) und versucht so weit wie möglich, alle relevanten Daten und Informationen zu eruieren, um das Ereignis entsprechend der Norm und den Vorgaben des Sponsors zu kategorisieren *[10.8 a]*.
2) Der Hauptprüfer/Prüfer bewertet das Ereignis hinsichtlich des Risikos und leitet unverzüglich alle erforderlichen Sicherheitsmaßnahmen ein, um die Probanden, Anwender oder Dritte vor unmittelbarer oder mittelbarer Gefahr zu schützen (§ 66 Abs. 1 MPDG).
3) Der Hauptprüfer/Prüfer meldet an den Sponsor (§ 63 MPDG).
   - unverzüglich jedes schwerwiegende unerwünschte Ereignis,
   - unverzüglich jeden Produktmangel, der bei Ausbleiben angemessener Maßnahmen oder eines Eingriffs oder unter weniger günstigen Umständen zu schwerwiegenden unerwünschten Ereignissen hätte führen können, sowie
   - entsprechend des Prüfplans alle unerwünschten Ereignisse.

   Dabei verwendet er den vom Sponsor zur Verfügung gestellten Prüfbogen mit dem zugehörigen Meldeverfahren *[10.8]*.

   Unverzüglich bedeutet „ohne schuldhaftes Verzögern" und heißt in der Praxis nicht sofort. Die gerade ausgeführte Tätigkeit darf beendet und der Arbeitsplatz aufgesucht werden.
4) Der Prüfer dokumentiert das Ereignis und die ggf. eingeleiteten Maßnahmen zusammen mit seiner Bewertung auf den vom klinischen Prüfplan vorgegebenen Prüfbögen; der Hauptprüfer fügt ggf. seine Bewertung an.
5) Der Sponsor kategorisiert das Ereignis entsprechend der im klinischen Prüfplan vorgesehenen Kriterien *[9.2.5]*.
6) Der Sponsor meldet wie folgt an die Bundesoberbehörde (BfArM):

a) bei klinischen Prüfungen vor dem Inverkehrbringen über EUDAMED, wobei die Meldefrist von der Schwere des Ereignisses abhängt (Art. 80 Abs. 1 MDR),

   - jedes schwerwiegende unerwünschte Ereignis, das einen Kausalzusammenhang mit dem Prüfprodukt, dem Komparator oder dem Prüfverfahren aufweist oder bei dem ein Kausalzusammenhang durchaus möglich erscheint,
   - jeden Produktmangel, der bei Ausbleiben angemessener Maßnahmen oder eines Eingriffs oder unter weniger günstigen Umständen zu schwerwiegenden unerwünschten Ereignissen hätte führen können,
   - neue Erkenntnisse in Bezug auf ein gemeldetes Ereignis.
   - Dies gilt auch für jedes oben genannte Ereignis, das in Drittländern vorgekommen ist, in denen eine klinische Prüfung nach dem gleichen Prüfplan durchgeführt wird (Art. 80 Abs. 2 MDR).

b) bei sonstigen klinischen Prüfungen unverzüglich über das Deutsche Medizinprodukteinformations- und Datenbanksystem folgende Ereignisse (§ 64 Abs. 1 MPDG):

   - jedes schwerwiegende unerwünschte Ereignis, das einen Kausalzusammenhang mit dem Prüfprodukt, dem Komparator oder dem Prüfverfahren aufweist oder bei dem ein Kausalzusammenhang durchaus möglich erscheint,
   - jeden Produktmangel, der bei Ausbleiben angemessener Maßnahmen oder eines Eingriffs oder unter weniger günstigen Umständen zu schwerwiegenden unerwünschten Ereignissen hätte führen können.

HINWEIS 25

Einige Ethik-Kommissionen verlangen, dass der Sponsor ihnen schwerwiegende unerwünschte Ereignisse meldet. Obwohl das Medizinprodukterecht diese Meldung nicht vorsieht, sollte der Sponsor diesem Verlangen unter Beachtung des Datenschutzes nachkommen.

7) Der Sponsor fordert beim Prüfer fehlende Informationen an und bewertet das Ereignis hinsichtlich *[9.2.5 a]*:

   - der Schwere des Ereignisses,

     ➔ nicht schwerwiegend oder schwerwiegend,

- des Zusammenhangs mit dem Prüfprodukt oder dem Verfahren,
- der Vorhersehbarkeit des Ereignisses

  ➔ vorhersehbar: in der Risikoanalyse aufgeführt oder

  ➔ nicht vorhersehbar: bisher unbekanntes Risiko
- und der erforderlichen risikominimierenden Maßnahmen.

  Die Maßnahmen können eine Prüfstelle oder alle Prüfstellen betreffen, eine Änderung des Prüfplans oder des Prüfproduktes sowie die Unterbrechung oder der Abbruch der klinischen Prüfung sein.

8) Der Hauptprüfer/Prüfer stellt dem Sponsor alle angeforderten Informationen im Zusammenhang mit dem Ereignis zur Verfügung *[10.8 e]*.
9) Der Sponsor dokumentiert seine Bewertung. Weicht die Bewertung des Sponsors von der des Prüfers ab, hat er dies zu dokumentieren und den Prüfer darüber zu unterrichten *[9.2.5 b]*.
10) Der Sponsor berichtet entsprechend der Verfahrensanweisung dem Datenüberwachungskomitee, sofern dieses für die klinische Prüfung eingerichtet wurde, alle relevanten Informationen in Bezug auf die Sicherheit *[9.2.5 e]*.
11) Der Sponsor informiert schriftlich alle Hauptprüfer über schwerwiegende unerwünschte Ereignisse *[9.2.5 f]*.
12) Der Sponsor passt bei unerwünschten Wirkungen des Produktes und bei Produktmängeln ggf. die Risikoanalyse und die Produkt- und Studiendokumentation an. Änderungen der bei der Genehmigung oder Genehmigungsbefreiung eingereichten Unterlagen sind der Bundesoberbehörde anzuzeigen oder bei wesentlicher Änderung ist die Genehmigung durch die Bundesoberbehörde und die Ethik-Kommission zu beantragen.

11.2.2 Eigenverantwortliche Maßnahmen

Treten während einer klinischen Prüfung (die in Deutschland durchgeführt wird) Umstände auf, die die Sicherheit der Prüfungsteilnehmer, der Anwender oder Dritter beeinträchtigen können, ergreifen der Sponsor sowie der Prüfer oder Hauptprüfer unverzüglich alle erforderlichen Sicherheitsmaßnahmen, um die Prüfungsteilnehmer, Anwender oder Dritte vor unmittelbarer oder mittelbarer Gefahr zu schützen (§ 66 Abs. 1 MPDG).

Die Vorschrift gilt für klinische Prüfung vor dem Inverkehrbringen sowie für Sonstige klinische Prüfungen. Die erforderlichen eigenverantwortlichen Maßnahmen können z. B. eine sofortige Behandlung, eine zusätzliche Diagnostik oder ein Aussetzen der Rekrutierung (bis hin zur Unterbrechung der klinischen

Prüfung) sein. Es handelt sich um risikominimierende Maßnahmen (eigenverantwortliche Maßnahmen), die den bereits eingetretenen Schaden mildern und das erneute Auftreten verhindern sollen.

Die Verantwortung für die Durchführung eigenverantwortlicher risikominimierender Maßnahmen wird dem Prüfer, dem Hauptprüfer und dem Sponsor übertragen, wobei derjenige, der zuerst von der Beeinträchtigung der Sicherheit erfährt, unverzüglich tätig wird. Die Beeinträchtigung sowie die eingeleiteten Sicherheitsmaßnahmen sind zu dokumentieren und soweit vom Prüfer oder Hauptprüfer bemerkt und durchgeführt, unterrichten diese umgehend den Sponsor.

Der Sponsor hat das Risiko für Prüfungsteilnehmer, Anwender und Dritte zu bewerten und ggf. Maßnahmen zur Verhinderung eines erneuten Auftretens der Beeinträchtigung durchzuführen. Diese Maßnahmen können z. B. weitere Untersuchungen der Prüfungsteilnehmer, eine Überprüfung des Prüfproduktes oder der Anwendung des Prüfproduktes sein. Ist das Risiko hoch und die Entscheidung über geeignete risikominimierende Maßnahmen aufgrund der vorliegenden Datenlage noch nicht möglich, muss der Sponsor eine Unterbrechung der klinischen Prüfung in Erwägung ziehen.

Der Sponsor unterrichtet über das Deutsche Medizinprodukteinformations- und Datenbanksystem unverzüglich die zuständige Bundesoberbehörde, die für ihn zuständige Behörde, die für die Prüfstellen zuständigen Behörden sowie die zuständige Ethik-Kommission über das beeinträchtigende Ereignis und die eingeleiteten Maßnahmen (§ 66 Abs. 2 MPDG).

HINWEIS 26

Obwohl SAE nur an die Bundesoberbehörde zu melden sind, die die klinische Prüfung genehmigt oder die Anzeige entgegengenommen hat, legt das Medizinprodukterecht fest, dass die Meldung von beeinträchtigenden Ereignissen und die eingeleiteten Maßnahmen neben der Bundesoberbehörde auch den zuständigen Überwachungsbehörden und der Ethik-Kommission zu melden sind. Da die Meldung an die Bundesoberbehörde über das Deutsche Medizinprodukteinformations- und Datenbanksystem zu erfolgen hat, ist davon auszugehen, dass die Meldung an die zuständigen Überwachungsbehörden und die Ethik-Kommission automatisch erfolgt.

11.2.3 Umsetzung des Vigilanzsystems

Da das Ziel einer klinischen Prüfung der Nachweis der Sicherheit, der Wirksamkeit oder der Leistungsfähigkeit eines Prüfproduktes ist und dies dazu dient, den Nachweis über die Einhaltung der grundlegenden Sicherheits- und Leistungsanforderungen zu führen, ist ein sorgfältiger, bewusster und ordnungsgemäßer Umgang mit unerwünschten Ereignissen unerlässlich.

HINWEIS 27

Um den Anforderungen an die Vigilanz in einer klinischen Prüfung gerecht zu werden, sollte der Sponsor im klinischen Prüfplan oder in einer Verfahrensanweisung die Verantwortlichkeiten und Aufgaben, insbesondere unter Berücksichtigung der Regelungen des Medizinprodukterechts, ausführlich und eindeutig beschreiben.

Um seinen Verpflichtungen im Vigilanzsystem, einschließlich der eigenverantwortlichen Maßnahmen, nachkommen zu können, muss der Sponsor Verfahren

- für die Meldung aus den Prüfstellen an ihn,
- zur internen Bewertung der beeinträchtigenden Ereignisse,
- für die Einleitung von erforderlichen Maßnahmen sowie
- für die Meldung an die Behörden

festlegen, schriftlich dokumentieren und in die Durchführung der klinischen Prüfung implementieren. Die Prüfer sollten im Rahmen der Schulung vor Beginn der klinischen Prüfung in die Verfahren eingeführt werden.

12 Unterbrechung oder Ende einer klinischen Prüfung

Eine klinische Prüfung kann durch reguläre Beendigung oder durch Abbruch enden. Unter bestimmten Bedingungen kann eine klinische Prüfung auch vorübergehend unterbrochen werden. Das Medizinprodukterecht sieht in Abhängigkeit von der Art der klinischen Prüfung unterschiedliche Regelungen vor. Die Regelungen aus dieser Norm dazu sollten bei allen klinischen Prüfungen angewendet werden. Die im Folgenden aufgeführten Vorschriften des Medizinprodukterechts gelten nicht für die Risikoarmen klinischen Prüfungen.

12.1 Reguläre Beendigung einer klinischen Prüfung

Wurde der klinische Prüfplan vollständig abgearbeitet, d.h. alle im Prüfplan vorgesehenen Interventionen, Eingriffe, Untersuchungen und Nachbeobachtungen wurden an der ebenfalls im Prüfplan vorgesehenen Anzahl von Prüfungsteilnehmern durchgeführt, gilt die klinische Prüfung als (regulär) beendet. Das reguläre Ende einer klinischen Prüfung wird auch kurz als „last patient last visit“ beschrieben und meint in einer multizentrischen klinischen Prüfung die letzte im Prüfplan vorgesehene Maßnahme an dem letzten in der Prüfung noch vorhandenen Prüfungsteilnehmer (Art. 77 Abs. 2 MDR).

Verfahren bei Beendigung einer klinischen Prüfung

Bei der regulären (planmäßigen) Beendigung einer klinischen Prüfung sehen diese Norm und das Medizinprodukterecht Aktivitäten vor, die den Umgang mit Produkten, Dokumenten und Prüfungsteilnehmern betreffen.

Die Beendigung der klinischen Prüfung zu Konformitätsbewertungszwecken ist der zuständigen Bundesoberbehörde (BfArM) vom Sponsor innerhalb von 15 Tagen zu melden (Art. 77 MDR). Die Beendigung einer sonstigen klinischen Prüfung ist nicht bei der Behörde zu melden. Der Ethik-Kommission ist die Beendigung nach dieser Norm mitzuteilen *[8.3]*, während das Medizinprodukterecht eine solche Unterrichtung nicht vorsieht.

Wird eine klinische Prüfung regulär beendet, muss durch den Sponsor sichergestellt sein, dass

- alle wichtigen Dokumente einschließlich CRFs vollständig und auf dem neuesten Stand sind,
- alle ausstehenden Rückfragen beantwortet sind,

- der aktuelle Stand aller fortdauernden unerwünschten Ereignisse dokumentiert ist,
- Vorkehrungen für das Archivieren und Aufbewahren der Aufzeichnungen getroffen wurden und
- die Entsorgung insbesondere von Prüfprodukten (einschließlich Zubehör) und verbliebenen Proben (z. B. Blut) durchgeführt und dokumentiert ist.

Der Hauptprüfer oder die Prüfer haben die Prüfungsteilnehmer, insbesondere bei Implantaten, über die Weiterbehandlung und erforderlichen Nachsorgeuntersuchungen zu informieren. Gegebenenfalls ist auch die Information des weiterbehandelnden Arztes nach Rücksprache mit den Prüfungsteilnehmern in Erwägung zu ziehen.

Der Sponsor hat auf der Grundlage der erhobenen klinischen Daten während der klinischen Prüfung einen Bericht (klinischen Prüfbericht) zu erstellen. Bei klinischen Prüfungen zu Konformitätsbewertungszwecken legt er diesen innerhalb von zwölf Monaten der Bundesoberbehörde über EUDAMED vor (Art. 77 MDR). Dem klinischen Prüfbericht ist eine Zusammenfassung beizufügen, die in einer für die vorgesehenen Anwender leicht verständlichen Sprache verfasst ist (Art. 77 Abs. 5 MDR). Unter bestimmten Voraussetzungen werden der Bericht und die Zusammenfassung in EUDAMED veröffentlicht (Art. 77 Abs. 7 MDR).

Darüber hinaus sind das planmäßige Ende der klinischen Prüfung sowie die Abschlussergebnisse in der öffentlich zugänglichen Datenbank, in welcher auch die Registrierung der klinischen Prüfung erfolgte, einzutragen *[8.3 b 3]*.

Für die Archivierung und Aufbewahrung aller Aufzeichnungen aus der klinischen Prüfung hat der Sponsor Vorkehrungen zu treffen.

12.2 Unterbrechung einer klinischen Prüfung

Die Unterbrechung einer klinischen Prüfung ist die vorübergehende Aussetzung

- des Einschlusses neuer Prüfungsteilnehmer in die klinische Prüfung oder
- aller oder teilweise der im klinischen Prüfplan vorgesehenen Interventionen, Eingriffe und Untersuchungen.

Der Sponsor darf die klinische Prüfung sowohl an einer einzelnen Prüfstelle als auch an sämtlichen Prüfstellen gleichzeitig infolge dokumentierter schwerwiegender Gründe unterbrechen. Darüber hinaus dürfen die Hauptprüfer und die für die Prüfstellen zuständigen Behörden eine klinische Prüfung an der jeweiligen Prüfstelle unterbrechen.

Der klinische Prüfplan hat Kriterien und Maßnahmen für eine Unterbrechung der klinischen Prüfung in einer oder mehreren oder allen Prüfstelle(n) zu enthalten. Soweit eine Verblindung der klinischen Prüfung vorgesehen ist, hat der Prüfplan Kriterien für eine Entblindung bei einer Unterbrechung zu enthalten. *[A.16]*

Bei einer Unterbrechung darf die Sicherheit der Prüfungsteilnehmer nicht beeinträchtigt werden, d. h., alle Untersuchungen und Behandlungen, die der Sicherheit und Gesundheit der Prüfungsteilnehmer dienen, sind weiterhin durchzuführen.

Die Gründe für eine Unterbrechung sind in der Regel neu aufgetretene Risiken durch unvorhersehbare schwerwiegende Wirkungen des Prüfproduktes, die zunächst einer gründlichen Untersuchung und Bewertung durch den Sponsor bedürfen und ggf. Änderungen am Produkt oder am klinischen Prüfplan nach sich ziehen.

Die Unterbrechung einer klinischen Prüfung zu Konformitätsbewertungszwecken ist vom Sponsor der Bundesoberbehörde innerhalb von 15 Tagen unter Angabe von Gründen zu melden. Wird eine klinische Prüfung zu Konformitätsbewertungszwecken vom Sponsor aus Sicherheitsgründen vorübergehend ausgesetzt, teilt er dies innerhalb von 24 Stunden über EUDAMED mit (Art. 77 Abs. 1 MDR).

Unterbricht der Sponsor eine Sonstige klinische Prüfung, teilt er dies der zuständigen Ethik-Kommission, der zuständigen Bundesoberbehörde und zuständigen Überwachungsbehörden über das Deutsche Medizinprodukteinformations- und Datenbanksystem innerhalb von 15 Tagen unter Angabe der Gründe mit. Erfolgt die Unterbrechung aus Sicherheitsgründen, hat die Mitteilung innerhalb von 24 Stunden zu erfolgen (§ 64 Abs. 2 MPDG). Die Mitteilung der Wiederaufnahme einer unterbrochenen klinischen Prüfung sieht das Medizinprodukterecht nicht vor.

Diese Norm legt anders als das Medizinprodukterecht ein Verfahren zur Wiederaufnahme einer unterbrochenen klinischen Prüfung fest. Hat der Sponsor die Gründe, die zur Unterbrechung geführt haben, z. B. durch Korrekturmaßnahmen beseitigt, kann er die klinische Prüfung wiederaufnehmen. Der Sponsor hat über seine Entscheidung und deren Begründung die Hauptprüfer, die Ethik-Kommission und die Bundesoberbehörde zu informieren *[8.2.2]*.

Wenn Prüfungsteilnehmer über die Unterbrechung informiert wurden, müssen sie ebenfalls über die Gründe der Wiederaufnahme informiert werden.

12.3 Abbruch einer klinischen Prüfung

Wird der klinische Prüfplan nicht bis zum Ende abgearbeitet, d.h. nicht alle im Prüfplan vorgesehenen Interventionen, Eingriffe, Untersuchungen und Nachbeobachtungen werden an allen Prüfungsteilnehmern durchgeführt oder die vorgesehene Anzahl von Prüfungsteilnehmern wird nicht eingeschlossen, gilt eine klinische Prüfung als abgebrochen (vorzeitig beendet). Eine klinische Prüfung kann durch den Sponsor, die Bundesoberbehörde sowie durch die Ethik-Kommission abgebrochen werden und kann die Folge einer Unterbrechung sein. Der Hauptprüfer kann die klinische Prüfung in seiner Prüfstelle abbrechen.

Gründe für einen Abbruch können sein:

Durchführungsgründe

Beispiele:

- schwerwiegende oder wiederholte Abweichungen an einer Prüfstelle.
- Ausscheiden eines Prüfers.
- Ausscheiden einer Prüfstelle, falls damit die Anzahl der Prüfungsteilnehmer nicht mehr erreicht werden kann und keine neue Prüfstelle gewonnen werden kann.

Sicherheits- und Leistungsgründe

Beispiele:

- Das Prüfprodukt ist für die im klinischen Prüfplan beschriebene Zweckbestimmung, Anwendung oder Indikation nicht geeignet.
- Die erwartete Leistung des Prüfproduktes bestätigt sich nicht (z.B. bei Zwischenauswertungen), sodass der Nutzen nicht mehr gegenüber dem Risiko überwiegt und eine Anwendung nicht mehr vertretbar ist.
- Während der klinischen Prüfung treten unvorhersehbare schwerwiegende Wirkungen des Prüfproduktes auf, sodass durch ein gestiegenes Risiko die Anwendung nicht mehr vertretbar ist.

Wirtschaftliche Gründe

Beispiele:

- Die Anwendung und der Betrieb erweisen sich, z.B. durch hohe Instandhaltungskosten, als zu kostenintensiv.
- Die Herstellungskosten erweisen sich für den zu erwartenden Preis des Produktes als zu hoch.
- Der Hersteller des Prüfproduktes oder der Sponsor geht während der klinischen Prüfung in Konkurs.

Behördliche Gründe

Beispiele:

- Die Bundesoberbehörde nimmt eine erteilte Genehmigung zurück oder widerruft diese (§ 46 MPDG).
- Die Ethik-Kommission nimmt ihre Stellungnahme zurück oder widerruft diese (§§ 46 und 61 MPDG).
- Die Bundesoberbehörde untersagt die weitere Durchführung der klinischen Prüfung in einem Prüfzentrum oder in allen Prüfzentren (§§ 69 Abs. 2 und 78 Abs. 1 Nr. 5 MPDG).

Verfahren bei Abbruch einer klinischen Prüfung *[8.2.1]*

Wird eine klinische Prüfung abgebrochen, sehen diese Norm und das Medizinprodukterecht Aktivitäten vor, die der Sponsor und die Hauptprüfer durchführen müssen, insbesondere im Hinblick auf die Sicherheit der Prüfungsteilnehmer.

- Derjenige (Prüfer, Hauptprüfer oder Sponsor), der die klinische Prüfung abbricht, hat seine Entscheidung schriftlich zu begründen und die anderen Parteien unverzüglich zu informieren.
- Der Sponsor hat zu prüfen, ob der Abbruch nur an einer Prüfstelle oder an allen Prüfstellen durchgeführt werden muss.
- Der Abbruch einer klinischen Prüfung zu Konformitätsbewertungszwecken ist vom Sponsor der Bundesoberbehörde innerhalb von 15 Tagen unter Angabe von Gründen zu melden. Wird diese klinische Prüfung aus Sicherheitsgründen abgebrochen, hat die Mitteilung innerhalb von 24 Stunden zu erfolgen (Art. 77 Abs. 1 MDR).
- Bricht der Sponsor eine Sonstige klinische Prüfung ab, teilt er dies der zuständigen Ethik-Kommission, der zuständigen Bundesoberbehörde und zuständigen Überwachungsbehörden über das Deutsche Medizinprodukteinformations- und Datenbanksystem innerhalb von 15 Tagen unter Angabe der Gründe mit. Erfolgt die Unterbrechung aus Sicherheitsgründen, hat die Mitteilung innerhalb von 24 Stunden zu erfolgen (§ 64 Abs. 2 MPDG).
- Sind Sicherheitsgründe ursächlich für den Abbruch, muss der Sponsor alle Hauptprüfer informieren.
- Der Sponsor hat mit geeigneten Maßnahmen die Sicherheit und die Versorgung der Prüfungsteilnehmer auch nach Abbruch der klinischen Prüfung weiterhin zu gewährleisten. Dies ist unabhängig von den Gründen für den

Abbruch der klinischen Prüfung. So muss insbesondere bei Implantaten sichergestellt sein, dass Prüfprodukte, die in den Prüfungsteilnehmern verbleiben sollen oder müssen, entsprechend ihrem Risiko nachbeobachtet oder, sofern erforderlich, explantiert werden.

- Der Hauptprüfer oder die Prüfer haben die Prüfungsteilnehmer umgehend über den Abbruch zu informieren *[8.2.1]*. Gegebenenfalls ist auch die Information des weiterbehandelnden Arztes nach Rücksprache mit den Prüfungsteilnehmern in Erwägung zu ziehen.
- Die noch an den Prüfstellen zum Zeitpunkt des Abbruchs vorhandenen Prüfprodukte sowie das dazugehörige Zubehör hat der Sponsor zurückzunehmen oder die Rücknahme durch den Monitor zu veranlassen. Soweit der Sponsor dieser Verpflichtung nicht nachkommt, obliegt dem Hauptprüfer diese Aufgabe.
- Der Sponsor hat auf der Grundlage der bis zum Abbruch der klinischen Prüfung erhobenen Daten einen Schlussbericht zu erstellen und diesen innerhalb von drei Monaten bei der Bundesoberbehörde einzureichen (Art. 77 Abs. 5 MDR) (siehe auch Kapitel 12.5).

12.4 Aufbewahrung von Dokumenten

Der Sponsor hat dafür Sorge zu tragen, dass Dokumente aus der klinischen Prüfung nach deren Ende so aufbewahrt werden, dass eine zufällige oder vorzeitige Vernichtung verhindert wird. Hierzu hat er die Dauer und die Art der Aufbewahrung festzulegen und mit den beteiligten Personen (z. B. mit den Hauptprüfern) entsprechende Verträge abzuschließen.

Diese Norm empfiehlt, dass Dokumente zur klinischen Prüfung (u. a. CIP, IB, CRF und klinische Prüfberichte), in die technische Produktdokumentation im Rahmen des Qualitätsmanagementsystems des Herstellers aufgenommen werden sollten. Soweit der Sponsor der klinischen Prüfung ein Prüfer ist (Sponsorprüfer), sollte die Archivierung der Dokumente im Rahmen des Möglichen erfolgen. Die Aufbewahrung kann vom Sponsor oder Prüfer auf Dritte übertragen werden, wobei diese Übertragung zu dokumentieren ist *[8.6]*.

HINWEIS 28

Bestimmte Dokumente können nur in der Prüfstelle aufbewahrt werden. Hierzu gehören alle Dokumente, in denen die Klarnamen der Prüfungsteilnehmer erscheinen.

Im informativen Anhang E dieser Norm werden die Dokumente tabellarisch gelistet, die in der Prüfstelle oder beim Sponsor aufbewahrt werden sollten und auf Verlangen der Behörden vorzulegen sind. Jedoch legt die Norm selbst keine Aufbewahrungsfristen für Dokumente fest, sondern verweist auf die gesetzlichen Fristen.

Im Medizinprodukterecht finden sich nur Regelungen zur Aufbewahrung der Dokumente aus klinischen Prüfungen zu Konformitätsbewertungszwecken:

> Der Sponsor der klinischen Prüfung muss die Dokumentation nach Beendigung der klinischen Prüfung bei Implantaten 15 Jahre und bei allen anderen Medizinprodukten 10 Jahre aufbewahren. Falls das geprüfte Produkt anschließend in Verkehr gebracht wird, beginnt diese Frist jeweils nach dem Inverkehrbringen des letzten Produktes (Anh. XV Kap. III Nr. 3 MDR). Diese Dokumentation umfasst mindestens die Dokumente, die beim Antrag auf Genehmigung bei der Bundesoberbehörde eingereicht wurden (Anh. XV Kap. II), und den klinischen Prüfbericht.

Es finden sich im Medizinprodukterecht keine Regelungen für die Aufbewahrung von Dokumenten aus sonstigen klinischen Prüfungen. Jedoch kann und sollte daraus nicht abgeleitet werden, dass die Dokumentation aus Sonstigen klinischen Prüfungen nicht aufzubewahren ist.

HINWEIS 29

Die Aufbewahrungsfrist der Dokumentation aus Sonstigen klinischen Prüfungen sollte aus der Art des Prüfproduktes und der klinischen Prüfung abgeleitet werden. Dabei sollte die Frist den genannten Fristen für klinische Prüfungen zu Konformitätsbewertungszwecken entsprechen (15 Jahre bei Implantaten und 10 Jahre bei allen anderen Medizinprodukten).

Andere Vorschriften zur Aufbewahrung von medizinischen Unterlagen (z. B. die bis zu 30-jährige Aufbewahrungspflicht von Aufzeichnungen nach dem Strahlenschutzgesetz) bleiben von den Regelungen des Medizinprodukterechts zur Archivierung unberührt.

12.5 Klinischer Prüfbericht (Abschlussbericht)

Unabhängig davon, ob eine klinische Prüfung regulär beendet oder abgebrochen wurde, muss ein schriftlicher klinischer Prüfbericht *[8.4]* erstellt werden. Gemäß dem Medizinprodukterecht obliegt die Verantwortung für dessen Erstellung dem Sponsor. Das Medizinprodukterecht legt für klinische Prüfungen zu Konformitätsbewertungszwecken (Anh. XV Kap. III Nr. 7 MDR) und für Sonstige klinische Prüfungen (§ 64 Abs. 3 MPDG) den Inhalt des Prüfberichtes fest. Ergänzend kann der Anhang D dieser Norm verwendet werden.

Der klinische Prüfbericht muss:

- in schriftlicher Form erstellt werden.
- eine Identifizierung des Prüfproduktes, eine Beschreibung der Methodik und des Designs der klinischen Prüfung, alle Abweichungen vom CIP, die Datenanalyse zusammen mit allen Statistiken sowie eine kritische Bewertung der Ergebnisse im Vergleich zu den Zielen der klinischen Prüfung enthalten.
- aus den erhobenen klinischen Daten nachvollziehbare und rückverfolgbare Ergebnisse ableiten und darstellen. Es müssen Aufzeichnungen aufbewahrt werden, die dies belegen.
- die Daten jeder Prüfstelle für alle Prüfungsteilnehmer berücksichtigen, wobei die Identität der Prüfungsteilnehmer nicht erkennbar sein darf.
- dem koordinierenden Prüfer sowie allen anderen Hauptprüfern zur Überprüfung und Kommentierung zugänglich gemacht werden. Der Sponsor muss dokumentieren, dass der klinische Prüfbericht zur Überprüfung zur Verfügung gestellt wurde und welche Kommentare gemacht wurden.
- dem koordinierenden Prüfer zur Unterzeichnung vorgelegt werden; soweit kein koordinierender Prüfer benannt wurde, muss die Unterschrift der Hauptprüfer eingeholt werden. Abweichend hierzu fordert das Medizinprodukterecht bei klinischen Prüfungen zu Konformitätsbewertungszwecken, dass neben dem koordinierenden Prüfer immer alle Hauptprüfer unterzeichnen (Anh. XV Kap. III Nr. 7 MDR).
- vom Sponsor innerhalb von zwölf Monaten nach Beendigung oder innerhalb von drei Monaten nach dem vorzeitigen Abbruch oder vorübergehender Aussetzung eingereicht werden, und zwar:
  - bei klinischen Prüfungen zu Konformitätsbewertungszwecken über EUDAMED eingereicht werden. Dem Prüfbericht ist eine Zusammenfassung beizufügen, die in einer für den vorgesehenen Anwender leicht verständlichen Sprache verfasst ist (Art. 77 Abs. 5 MDR).

- bei sonstigen klinischen Prüfungen über das Deutsche Medizinproduktinformations- und Datenbanksystem bei der zuständigen Bundesoberbehörde eingereicht werden (§ 64 Abs. 3 MPDG).

Die Ergebnisse der klinischen Prüfung müssen veröffentlicht werden. Diese Norm fordert, dass die Ergebnisse in einer öffentlich zugänglichen Datenbank veröffentlicht werden, in der die klinische Prüfung vor Beginn registriert wurde. Die Veröffentlichung der Ergebnisse ist unabhängig davon, ob die Ergebnisse positiv, uneindeutig oder negativ sind, und soll als Richtschnur für die künftige Forschung, Produktentwicklung und medizinische Behandlung dienen.

Das Medizinprodukterecht legt fest, dass bei klinischen Prüfungen zu Konformitätsbewertungszwecken die Zusammenfassung und der Abschlussbericht über EUDAMED öffentlich zugänglich gemacht werden (Art. 77 Abs. 7 MDR).

13 Literaturverzeichnis

[1] WMA Deklaration von Helsinki, Ethische Grundsätze für die medizinische Forschung am Menschen, revidiert durch die 64. WMA-Generalversammlung im Oktober 2013, Fortaleza (Brasilien).

[2] Richtlinie 93/42/EWG vom 14. Juni 1993 über Medizinprodukte.

[3] DIN EN ISO 14155:2021-05: Klinische Prüfung von Medizinprodukten an Menschen – Gute klinische Praxis.

[4] DIN EN ISO 14971:2022-04: Medizinprodukte – Anwendung des Risikomanagements auf Medizinprodukte.

[5] MPDG – Medizinprodukterecht-Durchführungsgesetz, Gesetz zur Durchführung unionsrechtlicher Vorschriften betreffend Medizinprodukte, vom 28. April 2020.

[6] DIN EN ISO 15223-1:2022-02: Medizinprodukte – Symbole zur Verwendung im Rahmen der vom Hersteller bereitzustellenden Informationen – Teil 1: Allgemeine Anforderungen.

[7] DIN EN ISO 13485:2021-12: Medizinprodukte – Qualitätsmanagementsysteme – Anforderungen für regulatorische Zwecke.

[8] MDR – Medical Device Regulation – Verordnung (EU) 2017/745 des Europäischen Parlaments und des Rates vom 5. April 2017 über Medizinprodukte.

[9] Verordnung (EU) Nr. 1025 zur europäischen Normung. 2012.

[10] 90/385/EWG Richtlinie aktive implantierbare medizinische Geräte. 1990.

[11] DIN EN ISO 20417:2022-03: Medizinprodukte – Anforderungen an vom Hersteller bereitzustellende Informationen.

[12] MDCG 2020-05 Guidance on clinical evaluation – Equivalence.

[13] MDCG 2020-06 Guidance on sufficient clinical evidence for legacy devices.

[14] MDCG 2020-10/1: Safety reporting in clinical investigations of medical devices under the Regulation (EU) 2017/745, Mai 2020.

[15] MDCG 2020-10/2 Clinical Investigation Summary Safety Report Form, Mai 2020.

[16] MDCG 2020-13 Clinical evaluation assessment report template.

[17] Datenschutz-Grundverordnung (DSGVO) Verordnung (EU) 2016/679 des Europäischen Parlaments und des Rates vom 27. April 2016.

14 Nützliche Links

1) Arbeitskreis der Medizinischen Ethik-Kommissionen:

   https://www.ak-med-ethik-komm.de/

2) Leitlinien der Medical Device Coordination Group (MDCG):

   https://ec.europa.eu/health/md_sector/new_regulations/guidance_en

3) WMA Deklaration von Helsinki:

   https://www.bundesaerztekammer.de/fileadmin/user_upload/downloads/pdf-Ordner/International/Deklaration_von_Helsinki_2013_20190905.pdf

4) VERORDNUNG (EU) 2017/745 DES EUROPÄISCHEN PARLAMENTS UND DES RATES vom 5. April 2017

   https://eur-lex.europa.eu/legal-content/DE/TXT/?uri=CELEX:32017R0745

5) Gesetze im Internet:

   https://www.gesetze-im-internet.de/

15 DIN EN ISO 14155:2021-05 (Originaltext)

DEUTSCHE NORM

Mai 2021

DIN EN ISO 14155

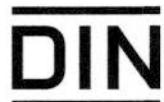

ICS 11.100.20

Ersatz für
DIN EN ISO 14155:2020-12

Klinische Prüfung von Medizinprodukten an Menschen – Gute klinische Praxis (ISO 14155:2020); Deutsche Fassung EN ISO 14155:2020

Clinical investigation of medical devices for human subjects –
Good clinical practice (ISO 14155:2020);
German version EN ISO 14155:2020

Investigation clinique des dispositifs médicaux pour sujets humains –
Bonne pratique clinique (ISO 14155:2020);
Version allemande EN ISO 14155:2020

Gesamtumfang 111 Seiten

DIN-Normenausschuss Feinmechanik und Optik (NAFuO)

www.din.de
www.beuth.de

3249461

Nationales Vorwort

Dieses Dokument (EN ISO 14155:2020) wurde vom Technischen Komitee ISO/TC 194 „Biological and clinical evaluation of medical devices" in Zusammenarbeit mit dem Technischen Komitee CEN/TC 206 „Biologische und klinische Beurteilung von Medizinprodukten" erarbeitet, deren Sekretariate jeweils von DIN (Deutschland) gehalten werden.

Das zuständige deutsche Normungsgremium ist der Arbeitsausschuss NA 027-07-20 AA „Klinische Prüfungen" im DIN-Normenausschuss Feinmechanik und Optik (NAFuO).

Hinweise zur deutschen Fassung und zur Übersetzung:

— In diesem Dokument wurde in der Definition zu 3.1 ein falscher Verweis auf das „Prüfprodukt" angegeben (3.34). Im englischen Referenztext wird an dieser Stelle der Begriff „investigational medical device" verwendet und daher lautet die korrekte Referenz (3.29)

— In diesem Dokument wurde der Begriff „effectiveness" mit Wirksamkeit übersetzt. Der Begriff „Wirksamkeit" findet im nationalen regulatorischen Kontext jedoch kaum Anwendung. Je nach regulatorischem oder sachlichem Zusammenhang kann der Begriff jedoch auch im Sinne von „Leistung", „Leistungsfähigkeit" oder „klinischer Leistung" verstanden werden.

Für die in diesem Dokument zitierten internationalen Dokumente wird im Folgenden auf die entsprechenden deutschen Dokumente hingewiesen:

ISO 10993 (all parts)	siehe	DIN EN ISO 10993 (alle Teile)
ISO 13485	siehe	DIN EN ISO 13485
ISO 14971	siehe	DIN EN ISO 14971
ISO 15223-1	siehe	DIN EN ISO 15223-1

Aktuelle Informationen zu diesem Dokument können über die Internetseiten von DIN (www.din.de) durch eine Suche nach der Dokumentennummer aufgerufen werden.

Änderungen

Gegenüber DIN EN ISO 14155:2012-01 wurden folgende Änderungen übernommen:

a) Aufnahme von einem Abschnitt, der die GCP-Grundsätze zusammenfasst (siehe Abschnitt 4);

b) Hinweis darauf, dass die klinische Prüfung in einer öffentlich zugänglichen Datenbank registriert wird (siehe 5.4);

c) Einbeziehung des klinischen Qualitätsmanagements (siehe 9.1);

d) Einbeziehung des risikobasierten Monitorings (siehe 6.7);

e) Einbeziehung von statistischen Betrachtungen in Anhang A;

f) Einbeziehung von Leitlinien für die Ethikkommissionen in Anhang G;

g) Verstärkung des Risikomanagements im gesamten Prozess einer klinischen Prüfung (von der Planung bis zur Berücksichtigung der Ergebnisse) inklusive Anhang H;

h) Klärung der Anwendbarkeit der Anforderungen dieser Norm in Bezug auf die unterschiedlichen klinischen Entwicklungsstufen (siehe Anhang I);

i) Einbeziehung von Leitlinien für Audits der klinischen Prüfung (siehe Anhang J);

Gegenüber DIN EN ISO 14155:2020-12 wurden folgende Korrekturen vorgenommen:

a) im Europäischen Vorwort in der Tabelle wurde das Ausgabedatum der EN ISO 14971 in 2019 korrigiert;

b) die Übersetzung wurde angepasst in 3.46, 3.49, 5.8.5 b), 7.8.3 i), 9.2.4.1 c), 9.2.4.2 c), 9.2.4.4 a) 3), 9.2.4.5 h) und s), 10.4 c), 10.7 g), A.6.4 g), C.2.3 e), D.6.1 d) 4), G.2 im 5. Absatz, I.3.3 im ersten Satz sowie J.3 g);

c) in Bild H.1 wurde die vierte Textbox in den „Tätigkeiten nach ISO 14971" wie folgt korrigiert: Nutzen-Risiko-Analyse;

d) redaktionelle Anpassungen.

Frühere Ausgaben

DIN EN 540: 1993-07
DIN EN 540 Berichtigung 1: 1998-08
DIN EN ISO 14155-1: 2003-09, 2009-11
DIN EN ISO 14155-2: 2003-09, 2009-11
DIN EN ISO 14155: 2012-01, 2020-12

Nationaler Anhang NA
(informativ)

Literaturhinweise

DIN EN ISO 10993 (alle Teile), *Biologische Beurteilung von Medizinprodukten*

DIN EN ISO 13485:2016-08, *Medizinprodukte — Qualitätsmanagementsysteme — Anforderungen für regulatorische Zwecke (ISO 13485:2016); Deutsche Fassung EN ISO 13485:2016*

DIN EN ISO 14971, *Medizinprodukte — Anwendung des Risikomanagements auf Medizinprodukte*

DIN EN ISO 15223-1, *Medizinprodukte — Bei Aufschriften von Medizinprodukten zu verwendende Symbole, Kennzeichnung und zu liefernde Informationen — Teil 1: Allgemeine Anforderungen*

EUROPÄISCHE NORM

EUROPEAN STANDARD

NORME EUROPÉENNE

EN ISO 14155

August 2020

ICS 11.100.20

Ersetzt EN ISO 14155:2011

Deutsche Fassung

Klinische Prüfung von Medizinprodukten an Menschen — Gute klinische Praxis (ISO 14155:2020)

Clinical investigation of medical devices for human subjects — Good clinical practice (ISO 14155:2020)

Investigation clinique des dispositifs médicaux pour sujets humains — Bonne pratique clinique (ISO 14155:2020)

Diese Europäische Norm wurde vom CEN am 2. Mai 2020 angenommen.

Diese Europäische Norm wurde korrigiert und vom CEN-CENELEC-Management-Zentrum am 18. November 2020 neu herausgegeben.

Die CEN-Mitglieder sind gehalten, die CEN/CENELEC-Geschäftsordnung zu erfüllen, in der die Bedingungen festgelegt sind, unter denen dieser Europäischen Norm ohne jede Änderung der Status einer nationalen Norm zu geben ist. Auf dem letzten Stand befindliche Listen dieser nationalen Normen mit ihren bibliographischen Angaben sind beim CEN-CENELEC-Management-Zentrum oder bei jedem CEN-Mitglied auf Anfrage erhältlich.

Diese Europäische Norm besteht in drei offiziellen Fassungen (Deutsch, Englisch, Französisch). Eine Fassung in einer anderen Sprache, die von einem CEN-Mitglied in eigener Verantwortung durch Übersetzung in seine Landessprache gemacht und dem Management-Zentrum mitgeteilt worden ist, hat den gleichen Status wie die offiziellen Fassungen.

CEN-Mitglieder sind die nationalen Normungsinstitute von Belgien, Bulgarien, Dänemark, Deutschland, Estland, Finnland, Frankreich, Griechenland, Irland, Island, Italien, Kroatien, Lettland, Litauen, Luxemburg, Malta, den Niederlanden, Norwegen, Österreich, Polen, Portugal, der Republik Nordmazedonien, Rumänien, Schweden, der Schweiz, Serbien, der Slowakei, Slowenien, Spanien, der Tschechischen Republik, der Türkei, Ungarn, dem Vereinigten Königreich und Zypern.

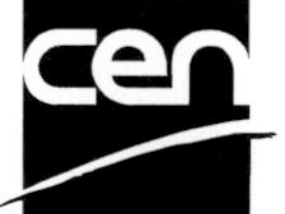

EUROPÄISCHES KOMITEE FÜR NORMUNG
EUROPEAN COMMITTEE FOR STANDARDIZATION
COMITÉ EUROPÉEN DE NORMALISATION

CEN-CENELEC Management-Zentrum: Rue de la Science 23, B-1040 Brüssel

Ref. Nr. EN ISO 14155:2020 D

Inhalt

Europäisches Vorwort

Dieses Dokument (EN ISO 14155:2020) wurde vom Technischen Komitee ISO/TC 194 „Biological and clinical evaluation of medical devices" in Zusammenarbeit mit dem Technischen Komitee CEN/TC 206 „Biologische und klinische Beurteilung von Medizinprodukten" erarbeitet, dessen Sekretariat von DIN gehalten wird.

Diese Europäische Norm muss den Status einer nationalen Norm erhalten, entweder durch Veröffentlichung eines identischen Textes oder durch Anerkennung bis Februar 2021, und etwaige entgegenstehende nationale Normen müssen bis Februar 2021 zurückgezogen werden.

Es wird auf die Möglichkeit hingewiesen, dass einige Elemente dieses Dokuments Patentrechte berühren können. CEN ist nicht dafür verantwortlich, einige oder alle diesbezüglichen Patentrechte zu identifizieren.

Dieses Dokument ersetzt EN ISO 14155:2011.

Dieses Dokument wurde im Rahmen eines Mandats erarbeitet, das die Europäische Kommission und die Europäische Freihandelsassoziation CEN erteilt haben, und unterstützt grundlegende Anforderungen der EU-Richtlinien.

Zum Zusammenhang mit EU-Richtlinien siehe informative Anhänge ZA und ZB, die Bestandteil dieses Dokuments sind.

Die folgenden in Bezug genommenen Dokumente sind für die Anwendung dieses Dokuments erforderlich. Bei undatierten Verweisungen gilt die letzte Ausgabe des in Bezug genommenen Dokuments (einschließlich aller Änderungen). Bei datierten Verweisungen gilt nur die in Bezug genommene Ausgabe. Jedoch sollte der Anwender bei der Anwendung dieser Norm im Sinne von Anhang ZA stets überprüfen, ob in Bezug genommene Dokumente ersetzt worden sind und ob deren betreffende Inhalte weiterhin als der allgemein anerkannte Stand der Technik erachtet werden können.

Wenn im Text der ISO-Norm auf eine IEC- oder ISO-Norm verwiesen wird, muss dies als normative Verweisung auf die entsprechende EN-Norm, sofern vorhanden, und andernfalls auf die datierte Ausgabe der ISO- oder IEC-Norm, wie unten aufgeführt, verstanden werden.

ANMERKUNG Die Art und Weise, wie auf diese in Bezug genommenen Dokumente in normativen Anforderungen verwiesen wird, bestimmt das Ausmaß (als Ganzes oder teilweise), in dem sie gelten.

Tabelle — Korrelation zwischen undatierten normativen Verweisungen und datierten EN- und ISO-Normen

Normative Verweisungen wie in Abschnitt 2 der ISO-Norm aufgeführt	Entsprechende datierte Norm	
	EN	ISO oder IEC
ISO 14971	EN ISO 14971:2019	ISO 14971:2019

Entsprechend der CEN-CENELEC-Geschäftsordnung sind die nationalen Normungsinstitute der folgenden Länder gehalten, diese Europäische Norm zu übernehmen: Belgien, Bulgarien, Dänemark, Deutschland, die Republik Nordmazedonien, Estland, Finnland, Frankreich, Griechenland, Irland, Island, Italien, Kroatien, Lettland, Litauen, Luxemburg, Malta, Niederlande, Norwegen, Österreich, Polen, Portugal, Rumänien, Schweden, Schweiz, Serbien, Slowakei, Slowenien, Spanien, Tschechische Republik, Türkei, Ungarn, Vereinigtes Königreich und Zypern.

Anerkennungsnotiz

Der Text von ISO 14155:2020 wurde von CEN als EN ISO 14155:2020 ohne irgendeine Abänderung genehmigt.

Anhang ZA
(informativ)

Zusammenhang zwischen dieser Europäischen Norm und den grundlegenden Anforderungen der abzudeckenden Richtlinie 93/42/EWG [Amtsblatt L 169]

Diese Europäische Norm wurde im Rahmen eines von der Europäischen Kommission erteilten Normungsauftrags [M/295 bezüglich der Erarbeitung von Europäischen Normen zu Medizinprodukten] erarbeitet, um ein freiwilliges Mittel zur Erfüllung der grundlegenden Anforderungen der Richtlinie 93/42/EWG des Rates vom 14. Juni 1993 für Medizinprodukte bereitzustellen [Amtsblatt L 169].

Sobald diese Norm im Amtsblatt der Europäischen Union im Sinne dieser Richtlinie in Bezug genommen worden ist, berechtigt die Übereinstimmung mit den in Tabelle ZA.1 aufgeführten normativen Abschnitten dieser Norm innerhalb der Grenzen des Anwendungsbereiches dieser Norm zur Vermutung der Konformität mit den entsprechenden grundlegenden Anforderungen dieser Richtlinie und der zugehörigen EFTA-Vorschriften.

ANMERKUNG 1 Wenn in einem Abschnitt dieser Norm auf den Risikomanagementprozess Bezug genommen wird, muss der Risikomanagementprozess in Übereinstimmung mit der Richtlinie 93/42/EWG, geändert durch die Richtlinie 2007/47/EG, stehen. Dies bedeutet, dass, nach dem Wortlaut der entsprechenden grundlegenden Anforderung, Risiken „weitestgehend" verringert, „auf ein Minimum" verringert, „soweit wie möglich" verringert, „minimiert" oder „ausgeschlossen/beseitigt" werden müssen.

ANMERKUNG 2 Die Politik des Herstellers zur Festlegung des akzeptablen Risikos muss in Übereinstimmung mit den grundlegenden Anforderungen 1, 2, 5, 6, 7, 8, 9, 11 und 12 der Richtlinie stehen.

ANMERKUNG 3 Dieser Anhang ZA beruht auf den normativen Verweisungen nach der Tabelle mit den Verweisungen im Europäischen Vorwort, die die Verweisungen im Haupttext ersetzen.

ANMERKUNG 4 Wenn eine grundlegende Anforderung nicht in Tabelle ZA.1 erscheint, bedeutet dies, dass sie nicht von dieser Europäischen Norm abgedeckt ist.

Für alle Anforderungen im Zusammenhang mit klinischen Prüfungen, die in der Verordnung enthalten sind und auf die in der folgenden Tabelle Bezug genommen wird: Verpflichtungen, die nach ISO 14155 dem „Sponsor" zugewiesen werden, müssen nach Richtlinie 93/42/EWG dem Hersteller obliegen, wenn dieser in der EU/EWR/Türkei/Schweiz ansässig ist, und ansonsten dem bevollmächtigten Vertreter. Beide dürfen auf externe Dienstleister zurückgreifen, um ihre Verpflichtungen zu erfüllen.

Tabelle ZA.1 — Zusammenhang zwischen dieser Europäischen Norm und Anhang I der Richtlinie 93/42/EWG [Amtsblatt L 169]

Grundlegende Anforderungen der Richtlinie 93/42/EWG	Abschnitt(e)/ Unterabschnitt(e) dieser Europäischen Norm	Erläuterungen/Anmerkungen
Anhang I, 6a	gesamte Norm	Teilweise Erfüllung der grundlegenden Anforderung in Bezug auf Folgendes: 1) die Dokumentation der klinischen Prüfungen von medizinischen Geräten, die im klinischen Bewertungsprozess verwendet werden, wie beschrieben in Anhang X.1.1[a] und Teile von Anhang X.2 wie nachstehend aufgeführt.
Anhang X, 2.2	4, 5, 6.2, 6.3 und 8.4	ISO 14155 bezieht sich nicht auf eine bestimmte Version der Deklaration von Helsinki. Es muss die jeweils aktuelle Fassung der Deklaration von Helsinki berücksichtigt werden. Nationale/regionale Anforderungen an die Ethik in der klinischen Forschung und den Schutz der Sicherheit, des Wohlbefindens, der Gesundheit und der Rechte von Prüfungsteilnehmern müssen eingehalten werden.
Anhang X, 2.3.1	6.2, 6.3, 6.4, A.4, A.5, A.6 und A.7	
Anhang X, 2.3.2	6.3, 6.4, A.2 i), A.3, A.4, A.5 und A.6	
Anhang X, 2.3.3	6.3, 6.8, 7.3, 10.2, 10.3 und A.6	Abgedeckt, sofern die Einrichtungen der Prüfstelle den für den beabsichtigten Gebrauch des Prüfproduktes erforderlichen Einrichtungen ähnlich sind.
Anhang X, 2.3.4	6.2, 6.3, 7.4, 9.2.5, 10.8, A.3, A.4, A.5, A.6 und A.7	
Anhang X, 2.3.5	7.4, 9.2.5 und 10.8	
Anhang X, 2.3.6	6.5, 6.8, 9.2.1, 10.2, 10.3 und Anhang B	
Anhang X, 2.3.7	8.4, 9.2.6, 10.6 r) und Anhang D	
[a] Siehe MEDDEV 2.7/1, Abschnitt 6.3.		

WARNHINWEIS 1 — Die Konformitätsvermutung bleibt nur bestehen, so lange die Fundstelle dieser Europäischen Norm in der im Amtsblatt der Europäischen Union veröffentlichten Liste erhalten bleibt. Anwender dieser Norm sollten regelmäßig die im Amtsblatt der Europäischen Union zuletzt veröffentlichte Liste einsehen.

WARNHINWEIS 2 — Für Produkte, die in den Anwendungsbereich dieser Norm fallen, können weitere Rechtsvorschriften der EU anwendbar sein.

Anhang ZB
(informativ)

Zusammenhang zwischen dieser Europäischen Norm und den grundlegenden Anforderungen der abzudeckenden Richtlinie 90/385/EWG [Amtsblatt L 189]

Diese Europäische Norm wurde im Rahmen eines von der Europäischen Kommission erteilten Normungsauftrags [M/295 bezüglich der Erarbeitung von Europäischen Normen zu Medizinprodukten] erarbeitet, um ein freiwilliges Mittel zur Erfüllung der grundlegenden Anforderungen der Richtlinie 90/385/EWG des Rates vom 20. Juni 1990 zur Angleichung der Rechtsvorschriften der Mitgliedstaaten über aktive implantierbare medizinische Geräte bereitzustellen [Amtsblatt L 189].

Sobald diese Norm im Amtsblatt der Europäischen Union im Sinne dieser Richtlinie in Bezug genommen worden ist, berechtigt die Übereinstimmung mit den in Tabelle ZB.1 aufgeführten normativen Abschnitten dieser Norm innerhalb der Grenzen des Anwendungsbereiches dieser Norm zur Vermutung der Konformität mit den entsprechenden grundlegenden Anforderungen dieser Richtlinie und der zugehörigen EFTA-Vorschriften.

ANMERKUNG 1 Wenn in einem Abschnitt dieser Norm auf den Risikomanagementprozess Bezug genommen wird, muss der Risikomanagementprozess in Übereinstimmung mit der Richtlinie 90/385/EWG, geändert durch die Richtlinie 2007/47/EG, stehen. Dies bedeutet, dass, nach dem Wortlaut der entsprechenden grundlegenden Anforderung, Risiken „weitestgehend" verringert, „auf ein Minimum" verringert, „soweit wie möglich" verringert, „minimiert" oder „ausgeschlossen/beseitigt" werden müssen.

ANMERKUNG 2 Die Politik des Herstellers zur Festlegung des akzeptablen Risikos muss in Übereinstimmung mit den grundlegenden Anforderungen 1, 4, 5, 8, 9 und 10 der Richtlinie stehen.

ANMERKUNG 3 Dieser Anhang ZB beruht auf den normativen Verweisungen nach der Tabelle mit den Verweisungen im Europäischen Vorwort, die die Verweisungen im Haupttext ersetzen.

ANMERKUNG 4 Wenn eine grundlegende Anforderung nicht in der Tabelle ZB.1 erscheint, bedeutet dies, dass sie nicht von dieser Europäischen Norm abgedeckt ist.

Für alle Anforderungen im Zusammenhang mit klinischen Prüfungen, die in der Verordnung enthalten sind und auf die in der folgenden Tabelle Bezug genommen wird: Verpflichtungen, die nach ISO 14155 dem „Sponsor" zugewiesen werden, müssen nach Richtlinie 90/385/EWG dem Hersteller obliegen, wenn dieser in der EU/EWR/Türkei/Schweiz ansässig ist, und ansonsten dem bevollmächtigten Vertreter. Beide dürfen auf externe Dienstleister zurückgreifen, um ihre Verpflichtungen zu erfüllen.

Tabelle ZB.1 — Zusammenhang zwischen dieser Europäischen Norm und Anhang I der Richtlinie 90/385/EWG [Amtsblatt L 189]

Grundlegende Anforderungen der Richtlinie 90/385/EWG	Abschnitt(e)/ Unterabschnitt(e) dieser Europäischen Norm	Erläuterungen/Anmerkungen
5 a	gesamte Norm	Teilweise Erfüllung der grundlegenden Anforderung in Bezug auf Folgendes: 1) die Dokumentation der klinischen Prüfungen von medizinischen Geräten, die im klinischen Bewertungsprozess verwendet werden, wie beschrieben in Anhang VII.1.1[a] und Teile von Anhang VII.2 wie nachstehend aufgeführt.
Anhang 7, 2.2	4, 5, 6.2, 6.3 und 8.4	ISO 14155 bezieht sich nicht auf eine bestimmte Version der Deklaration von Helsinki. Es muss die jeweils aktuelle Fassung der Deklaration von Helsinki berücksichtigt werden. Nationale/regionale Anforderungen an die Ethik in der klinischen Forschung und den Schutz der Sicherheit, des Wohlbefindens, der Gesundheit und der Rechte von Prüfungsteilnehmern müssen eingehalten werden.
Anhang 7, 2.3.1	6.2, 6.3, 6.4 und Anhang A	
Anhang 7, 2.3.2	6.3, 6.4, A.2 i) und A.3 bis A.6	
Anhang 7, 2.3.3	6.3, 6.8, 7.3, 10.2, 10.3 und A.6	Abgedeckt, sofern die Einrichtungen der Prüfstelle den für den beabsichtigten Gebrauch des Prüfproduktes erforderlichen Einrichtungen ähnlich sind.
Anhang 7, 2.3.4	6.2, 6.3, 7.4, 9.2.5, 10.8 und A.3 bis A.7	
Anhang 7, 2.3.5	7.4, 9.2.5 und 10.8	
Anhang 7, 2.3.6	6.5, 6.8, 9.2.1, 10.2, 10.3 und Anhang B	
Anhang 7, 2.3.7	8.4, 9.2.6, 10.6 r) und Anhang D	
[a] Siehe MEDDEV 2.7/1, Abschnitt 6.3.		

WARNHINWEIS 1 — Die Konformitätsvermutung bleibt nur bestehen, so lange die Fundstelle dieser Europäischen Norm in der im Amtsblatt der Europäischen Union veröffentlichten Liste erhalten bleibt. Anwender dieser Norm sollten regelmäßig die im Amtsblatt der Europäischen Union zuletzt veröffentlichte Liste einsehen.

WARNHINWEIS 2 — Für Produkte, die in den Anwendungsbereich dieser Norm fallen, können weitere Rechtsvorschriften der EU anwendbar sein.

Vorwort

ISO (die Internationale Organisation für Normung) ist eine weltweite Vereinigung nationaler Normungsinstitute (ISO-Mitgliedsorganisationen). Die Erstellung von Internationalen Normen wird üblicherweise von Technischen Komitees von ISO durchgeführt. Jede Mitgliedsorganisation, die Interesse an einem Thema hat, für welches ein Technisches Komitee gegründet wurde, hat das Recht, in diesem Komitee vertreten zu sein. Internationale staatliche und nichtstaatliche Organisationen, die in engem Kontakt mit ISO stehen, nehmen ebenfalls an der Arbeit teil. ISO arbeitet bei allen elektrotechnischen Normungsthemen eng mit der Internationalen Elektrotechnischen Kommission (IEC) zusammen.

Die Verfahren, die bei der Entwicklung dieses Dokuments angewendet wurden und die für die weitere Pflege vorgesehen sind, werden in den ISO/IEC-Direktiven, Teil 1 beschrieben. Es sollten insbesondere die unterschiedlichen Annahmekriterien für die verschiedenen ISO-Dokumentenarten beachtet werden. Dieses Dokument wurde in Übereinstimmung mit den Gestaltungsregeln der ISO/IEC-Direktiven, Teil 2 erarbeitet (siehe www.iso.org/directives).

Es wird auf die Möglichkeit hingewiesen, dass einige Elemente dieses Dokuments Patentrechte berühren können. ISO ist nicht dafür verantwortlich, einige oder alle diesbezüglichen Patentrechte zu identifizieren. Details zu allen während der Entwicklung des Dokuments identifizierten Patentrechten finden sich in der Einleitung und/oder in der ISO-Liste der erhaltenen Patenterklärungen (siehe www.iso.org/patents).

Jeder in diesem Dokument verwendete Handelsname dient nur zur Unterrichtung der Anwender und bedeutet keine Anerkennung.

Für eine Erläuterung des freiwilligen Charakters von Normen, der Bedeutung ISO-spezifischer Begriffe und Ausdrücke in Bezug auf Konformitätsbewertungen sowie Informationen darüber, wie ISO die Grundsätze der Welthandelsorganisation (WTO, en: World Trade Organization) hinsichtlich technischer Handelshemmnisse (TBT, en: Technical Barriers to Trade) berücksichtigt, siehe www.iso.org/iso/foreword.html.

Dieses Dokument wurde vom Technischen Komitee ISO/TC 194, *Biological and clinical evaluation of medical devices*, in Zusammenarbeit mit dem Europäischen Komitee für Normung (CEN), Technisches Komitee CEN/TC 206, *Biologische und klinische Beurteilung von Medizinprodukten*, in Übereinstimmung mit der Vereinbarung über technische Kooperation zwischen ISO und CEN (Wiener Vereinbarung) erarbeitet.

Diese dritte Ausgabe ersetzt die zweite Ausgabe (ISO 14155:2011), die technisch überarbeitet wurde. Die wesentlichen Änderungen im Vergleich zur Vorgängerausgabe sind folgende:

— Aufnahme von einem Abschnitt, der die GCP-Grundsätze zusammenfasst (siehe Abschnitt 4);

— Hinweis darauf, dass die klinische Prüfung in einer öffentlich zugänglichen Datenbank registriert wird (siehe 5.4);

— Einbeziehung des klinischen Qualitätsmanagements (siehe 9.1);

— Einbeziehung des risikobasierten Monitorings (siehe 6.7);

— Einbeziehung von statistischen Betrachtungen in Anhang A;

— Einbeziehung von Leitlinien für die Ethik-Kommissionen in Anhang G;

— Verstärkung des Risikomanagements im gesamten Prozess einer klinischen Prüfung (von der Planung bis zur Berücksichtigung der Ergebnisse) inklusive Anhang H;

— Klärung der Anwendbarkeit der Anforderungen dieser Norm in Bezug auf die unterschiedlichen klinischen Entwicklungsstufen (siehe Anhang I);

— Einbeziehung von Leitlinien für Audits der klinischen Prüfung (siehe Anhang J);

Rückmeldungen oder Fragen zu diesem Dokument sollten an das jeweilige nationale Normungsinstitut des Anwenders gerichtet werden. Eine vollständige Auflistung dieser Institute ist unter www.iso.org/members.html zu finden.

DIN EN ISO 14155:2021-05
EN ISO 14155:2020 (D)

1 Anwendungsbereich

Dieses Dokument legt die Gute Klinische Praxis für das Design, die Durchführung, Aufzeichnung und Berichterstattung klinischer Prüfungen von Medizinprodukten an menschlichen Prüfungsteilnehmern fest, um die klinische Leistungsfähigkeit oder Wirksamkeit und Sicherheit zu bewerten.

Für klinische Untersuchungen nach dem Inverkehrbringen sollen die in diesem Dokument dargelegten Grundsätze unter Berücksichtigung der Art der klinischen Prüfung, soweit relevant, befolgt werden (siehe Anhang I).

Dieses Dokument legt allgemeine Anforderungen fest, mit denen Folgendes erreicht werden soll:

— der Schutz der Rechte, Sicherheit und des Wohlbefindens der beteiligten Prüfungsteilnehmer;

— die Sicherstellung der wissenschaftlich korrekten Durchführung der klinischen Prüfung und der Glaubwürdigkeit der Ergebnisse der klinischen Prüfung;

— die Festlegung der Verantwortlichkeiten des Sponsors und Hauptprüfers;

— die Unterstützung der Arbeit von Sponsoren, Prüfern, Ethik-Kommissionen, Aufsichtsbehörden und anderen am Konformitätsbewertungsverfahren für Medizinprodukte beteiligten Institutionen.

ANMERKUNG 1 Anwender dieses Dokuments haben zu berücksichtigen, ob noch weitere Normen und/oder nationale Anforderungen auf das jeweils zu beurteilende Prüfprodukt oder die klinische Prüfung anwendbar sind. Liegen Unterschiede zwischen den Anforderungen vor, gelten die strengsten.

ANMERKUNG 2 Bei Software als Medizinprodukt (SaMD) gelten für die Demonstration der analytischen Validität (die Ausgabewerte der SaMD sind für vorgegebene Eingabewerte korrekt) und, falls angemessen, der wissenschaftlichen Validität (die Ausgabewerte der SaMD sind mit dem beabsichtigten klinischen Zustand/des beabsichtigten physiologischen Zustands assoziiert) sowie der klinischen Leistungsfähigkeit (die Ausgabewerte der SaMD stehen in einem klinisch sinnvollen Zusammenhang mit der zweckbestimmten Nutzung) der SaMD die Anforderungen dieses Dokuments, soweit sie relevant sind (siehe Literaturhinweis [4]). Als Rechtfertigung für eine Befreiung von den Anforderungen dieses Dokuments kann die Einzigartigkeit des indirekten Kontakts zwischen den Prüfungsteilnehmern und der SaMD in Erwägung gezogen werden.

Dieses Dokument gilt nicht für Medizinprodukte für die *In-vitro*-Diagnostik. Es kann jedoch, in Abhängigkeit vom Produkt und nationalen oder regionalen Anforderungen, Situationen geben, in denen Anwender dieses Dokuments in Erwägung ziehen könnten, ob bestimmte Abschnitte und/oder Anforderungen dieses Dokuments anwendbar sein könnten.

2 Normative Verweisungen

Die folgenden Dokumente werden im Text in solcher Weise in Bezug genommen, dass einige Teile davon oder ihr gesamter Inhalt Anforderungen des vorliegenden Dokuments darstellen. Bei datierten Verweisungen gilt nur die in Bezug genommene Ausgabe. Bei undatierten Verweisungen gilt die letzte Ausgabe des in Bezug genommenen Dokuments (einschließlich aller Änderungen).

ISO 14971, *Medical devices — Application of risk management to medical devices*

3 Begriffe

Für die Anwendung dieses Dokuments gelten die folgenden Begriffe.

ISO und IEC stellen terminologische Datenbanken für die Verwendung in der Normung unter den folgenden Adressen bereit:

— ISO Online Browsing Platform: verfügbar unter http://www.iso.org/obp

— IEC Electropedia: verfügbar unter http://www.electropedia.org/

3.1
unerwünschte Wirkung des Produkts
ADE, en: adverse device effect
unerwünschtes Ereignis (3.2) im Zusammenhang mit dem Gebrauch eines *Prüfproduktes* (3.34)

Anmerkung 1 zum Begriff: Diese Definition bezieht unerwünschte Ereignisse ein, die sich aus nicht ausreichenden oder ungenauen Anleitungen für den Gebrauch, die Aufstellung, die Implantation, die Installation oder das Funktionieren oder etwaige *Fehlfunktionen* (3.33) des Prüfproduktes ergeben.

Anmerkung 2 zum Begriff: Diese Definition bezieht alle Ereignisse ein, die auf einen *Anwendungsfehler* (3.53) oder auf einen bewussten Fehlgebrauch des Prüfprodukts zurückzuführen sind.

Anmerkung 3 zum Begriff: Dies gilt auch für einen ‚*Komparator*‘ (3.12), wenn der Komparator ein Medizinprodukt ist.

3.2
unerwünschtes Ereignis
AE, en: adverse event
alle bei *Prüfungsteilnehmern* (3.50), dem Anwender oder bei anderen Personen auftretenden unerwünschten medizinischen Ereignisse, unbeabsichtigten Erkrankungen oder Verletzungen oder unerwünschten klinischen Diagnosen (einschließlich abnormer Laborergebnisse), egal ob diese in Verbindung mit dem *Prüfprodukt* (3.29) stehen oder nicht und ob sie vorhersehbar waren oder nicht

Anmerkung 1 zum Begriff: Diese Definition bezieht Ereignisse im Zusammenhang mit dem Prüfprodukt oder dem *Komparator* (3.12) ein.

Anmerkung 2 zum Begriff: Diese Definition bezieht Ereignisse im Zusammenhang mit den betreffenden Verfahren ein.

Anmerkung 3 zum Begriff: Für Anwender oder andere Personen ist diese Definition auf Ereignisse im Zusammenhang mit dem Prüfprodukt oder Komparator beschränkt.

3.3
Audit
systematische Überprüfung der mit der *klinischen Prüfung* (3.8) in Zusammenhang stehenden Aktivitäten und Dokumente durch (eine) *unabhängige* (3.26) Person(en), um festzustellen, ob die Aktivitäten im Zusammenhang mit der klinischen Prüfung entsprechend dem klinischen Prüfplan durchgeführt und ob die Daten entsprechend dem klinischen Prüfplan, den Standardarbeitsanweisungen, diesem Dokument sowie den geltenden regulatorischen Anforderungen dokumentiert, ausgewertet und korrekt berichtet wurden

3.4
Zugriffsprotokollierung
Dokumentation, die die Rekonstruktion eines Ereignisablaufs erlaubt

3.5
Verblinden
Maskieren
Verfahren, bei dem eine oder mehrere der an der *klinischen Prüfung* (3.8) beteiligten Parteien über die Zuordnung der Behandlungsart in Unkenntnis gehalten werden

Anmerkung 1 zum Begriff: Bei einer Einfachblindstudie wissen die *Prüfungsteilnehmer* (3.50) üblicherweise nicht, welche Behandlung(en) bei ihnen zur Anwendung kommt/kommen. Bei einer Doppelblindstudie wissen üblicherweise weder die Prüfungsteilnehmer, der (die) *Prüfer* (3.30) noch der Monitor sowie in einigen Fällen die zentralen Bewerter, welche Behandlung(en) zur Anwendung kommt/kommen.

Anmerkung 2 zum Begriff: Eine klinische Prüfung wird als „beobachterverblindet" bezeichnet, wenn zumindest der/die primäre/n *Endpunkt/e* (3.22) bewertet wird/werden, ohne dass bekannt ist, ob ein Prüfungsteilnehmer mit einem Prüfprodukt (3.29) oder einem *Komparator* (3.12) behandelt wurde.

3.6
Prüfbogen
CRF, en: case report form
Satz gedruckter oder optisch oder elektronisch gespeicherter Dokumente für einzelne *Prüfungsteilnehmer* (3.50), in dem Informationen enthalten sind, über die, wie im klinischen Prüfplan (CIP) festgelegt, dem *Sponsor* (3.49) zu berichten ist

3.7
beglaubigte Kopie
Kopie einer ursprünglichen Aufzeichnung (ungeachtet des verwendeten Aufzeichnungsmediums), für die geprüft und bestätigt wurde (d. h. durch eine datierte Unterschrift oder anhand eines validierten Verfahrens), dass sie dieselben Informationen enthält wie das Original, einschließlich der Daten, die den Kontext, Inhalt und die Struktur beschreiben

3.8
klinische Prüfung
systematische Prüfung an einem oder mehreren *Prüfungsteilnehmer(n)* (3.50), die vorgenommen wird, um die *klinische Leistungsfähigkeit* (3.11), *Wirksamkeit* (3.20) oder Sicherheit eines *Medizinprodukts* (3.34) zu bewerten

Anmerkung 1 zum Begriff: Für die Anwendung dieses Dokuments sind die Begriffe „klinischer Versuch" oder „klinische Studie" gleichbedeutend mit „klinische Prüfung".

3.9
klinischer Prüfplan
CIP, en: clinical investigation plan
Dokument, in dem Begründung, *Ziele* (3.37), Design und präspezifizierte Analysen, Methodik, Organisation, *Monitoring* (3.35), Durchführung und Berichtsführung der *klinischen Prüfung* (3.8) festgelegt sind

Anmerkung 1 zum Begriff: Für die Anwendung dieses Dokuments ist der Begriff „Studienprotokoll" gleichbedeutend mit „klinischer Prüfplan". Studienprotokoll hat jedoch viele unterschiedliche Bedeutungen, von denen sich einige nicht auf klinische Prüfungen beziehen und darüber hinaus von Land zu Land unterschiedlich sein können. Deshalb wird in diesem Dokument der Begriff „CIP" verwendet.

3.10
klinischer Prüfbericht
Dokument, in dem Design, Durchführung, statistische Analyse und Ergebnisse einer *klinischen Prüfung* (3.8) beschrieben werden

3.11
klinische Leistungsfähigkeit
Verhalten eines *Medizinprodukts* (3.34) und die Reaktion der *Prüfungsteilnehmer* (3.50) auf das Medizinprodukt in Bezug auf dessen bestimmungsgemäße Verwendung bei korrekter Anwendung an (einem) geeigneten Prüfungsteilnehmer(n)

Anmerkung 1 zum Begriff: Die klinische Leistungsfähigkeit kann in nationalen Bestimmungen definiert sein.

3.12
Komparator
Medizinprodukt (3.34), Therapie (z. B. aktive Behandlung, übliche klinische Praxis), ein Placebo oder keine Behandlung, das (die) in einer *klinischen Prüfung* (3.8) in der *Kontrollgruppe* (3.15) verwendet wird (werden)

3.13
Computersystem
Einheit aus Hardware und Software (einschließlich zugehöriger Dokumente, z. B. Benutzerhandbuch), die zur Erstellung, Änderung, Aufbewahrung, Archivierung, Bereitstellung oder Übertragung von Informationen in digitaler Form dient, die mit einer *klinischen Prüfung* (3.8) in Zusammenhang stehen

3.14
Auftragsforschungsinstitut
CRO, en: contract research organization
Person oder Organisation, die der *Sponsor* (3.49) mit der Ausführung einer oder mehrerer seiner im Zusammenhang mit einer klinischen Prüfung anfallenden Aufgaben und Funktionen beauftragt hat

3.15
Kontrollgruppe
Gruppe von *Prüfungsteilnehmern* (3.50), die den *Komparator* (3.12) erhält

Anmerkung 1 zum Begriff: Eine Kontrollgruppe kann zeitlich parallel oder zeitlich nicht parallel (historisch) zur Experimentalgruppe behandelt werden. Ein Prüfungsteilnehmer kann seine eigene Kontrolle sein.

3.16
koordinierender Prüfer
Prüfer (3.30), der durch den *Sponsor* (3.49) benannt wird, um bei der Koordination der Arbeit in einer multizentrischen *klinischen Prüfung* (3.8) Unterstützung zu leisten

Anmerkung 1 zum Begriff: Für die Anwendung dieses Dokuments sind die Begriffe „nationaler Prüfer" oder „globaler Prüfer" gleichbedeutend mit „koordinierender Prüfer".

3.17
Datenüberwachungskomitee
DMC, en: data monitoring committee
unabhängiges (3.26) Komitee, das vom *Sponsor* (3.49) eingesetzt werden kann, um in bestimmten Abständen den Fortgang einer *klinischen Prüfung* (3.8), die Sicherheitsdaten oder die kritische *klinische Leistungsfähigkeit* (3.11) oder *Endpunkte* (3.22) der *Wirksamkeit* (3.20) zu bewerten und dem Sponsor Empfehlungen zu geben, ob die klinische Prüfung fortgesetzt, unterbrochen, geändert oder beendet werden sollte

Anmerkung 1 zum Begriff: Für die Anwendung dieses Dokuments sind die Begriffe „Daten- und Sicherheitsüberwachungsausschuss" (DSMB), „Daten- und Sicherheitsüberwachungskomitee" (DSMC) oder „unabhängiges Datenüberwachungskomitee" (IDMC) gleichbedeutend mit Datenüberwachungskomitee (DMC).

3.18
Abweichung
Fall von bewusster oder unbewusster Nichteinhaltung der Anforderungen des *CIP* (3.9)

3.19
Produktmangel
Unzulänglichkeit eines *Medizinproduktes* (3.34) in Bezug auf seine Identität, Qualität, Haltbarkeit, Zuverlässigkeit, Gebrauchstauglichkeit, Sicherheit oder Leistungsfähigkeit

Anmerkung 1 zum Begriff: Produktmängel umfassen *Fehlfunktionen* (3.33), *Anwendungsfehler* (3.53) und unzureichende Bereitstellung von Informationen, einschließlich der Kennzeichnung, durch den Hersteller.

Anmerkung 2 zum Begriff: Diese Definition bezieht Mängel im Zusammenhang mit dem *Prüfprodukt* (3.29) oder dem *Komparator* (3.12) ein.

3.20
Wirksamkeit
durch dokumentierte wissenschaftliche Daten nachgewiesenes Erreichen eines klinisch signifikanten, beabsichtigten Ergebnisses bei einem definierten Anteil der Zielpopulation, wenn das *Prüfprodukt* (3.29) entsprechend seiner vorgesehenen Verwendung und in Übereinstimmung mit seiner Gebrauchsanweisung, der *Prüferbroschüre* (3.31) und dem *CIP* (3.9) verwendet wird

3.21
elektronische Aufzeichnung
Kombination von Text, Diagrammen, Daten, Ton- und Bilddokumenten oder sonstigen Informationen in digitaler Form, die mithilfe eines *Computersystems* (3.13) erstellt, geändert, aufbewahrt, archiviert, bereitgestellt oder verteilt wird

BEISPIEL Ein elektronischer CRF.

3.22
Endpunkt
<primärer> Hauptparameter, der herangezogen wird, um den Beweis für die *klinische Leistungsfähigkeit* (3.11), *Wirksamkeit* (3.20) oder Sicherheit in einer *klinischen Prüfung* (3.8) zu liefern

3.23
Endpunkt
<sekundärer> Parameter zur Bewertung der sekundären *Ziele* (3.37) einer *klinischen Prüfung* (3.8)

3.24
Ethik-Kommission
EK
unabhängiges (3.26) Gremium, dessen Verantwortung darin besteht, *klinische Prüfungen* (3.8) zu überprüfen, um sicherzustellen, dass die Rechte, die Sicherheit und das Wohl der an einer klinischen Prüfung teilnehmenden *Prüfungsteilnehmer* (3.50) geschützt sind

Anmerkung 1 zum Begriff: Für die Anwendung dieses Dokuments ist die englische Benennung „ethics committee" gleichbedeutend mit „research ethics committee", „independent ethics committee" oder „institutional review board". Die regulatorischen Anforderungen an Ethik-Kommissionen oder vergleichbare Einrichtungen variieren von Land zu Land oder von Region zu Region.

3.25
Hypothese
überprüfbare Aussage, die aus dem *Ziel* (3.37) der *klinischen Prüfung* (3.8) abgeleitet wird, um auf Grundlage eines vorab festgelegten statistischen Tests eine Schlussfolgerung zu diesem Ziel zu ziehen

Anmerkung 1 zum Begriff: Die Primärhypothese wird auf Grundlage des vorab festgelegten *primären Endpunkts* (3.22) formuliert und wird in der Regel zur Berechnung der Stichprobengröße verwendet.

3.26
unabhängig
nicht in die Entwicklung des Prüfprodukts oder die Durchführung einer *klinischen Prüfung* (3.8) einbezogen, mit Ausnahme der spezifisch zugewiesenen Verantwortlichkeiten, um eine Verzerrung oder einen Interessenkonflikt zu vermeiden

3.27
Einwilligung nach Aufklärung
Prozess, in dem eine Person freiwillig ihre Bereitschaft erklärt, an einer bestimmten *klinischen Prüfung* (3.8) teilzunehmen, nachdem sie über alle Aspekte dieser Prüfung informiert wurde, die für eine Entscheidung über die Teilnahme relevant sind

3.28
Prüfstelle
Einrichtung oder Ort, in der/an dem die *klinische Prüfung* (3.8) durchgeführt wird

Anmerkung 1 zum Begriff: Für die Anwendung dieses Dokuments ist „Prüfstelle" gleichbedeutend mit „Prüfzentrum".

3.29
Prüfprodukt
Medizinprodukt (3.34), das in einer *klinischen Prüfung* (3.8) im Hinblick auf die *klinische Leistungsfähigkeit* (3.11), *Wirksamkeit* (3.20) oder Sicherheit bewertet wird

Anmerkung 1 zum Begriff: Dies schließt bereits in Verkehr gebrachte Medizinprodukte ein, die im Hinblick auf neue bestimmungsgemäße Verwendungen, neue Populationen, neue Materialien oder bei Designänderungen bewertet werden.

Anmerkung 2 zum Begriff: Dies schließt bereits in Verkehr gebrachte Medizinprodukte ein, die in einer klinischen Prüfung nach der Markteinführung (interventionell oder nicht interventionell) innerhalb ihrer vorgesehenen Verwendung bewertet werden.

Anmerkung 3 zum Begriff: Für die Anwendung dieses Dokuments werden die Begriffe „Prüfprodukt" und „Medizinprodukt" gleichbedeutend verwendet.

3.30
Prüfer
einzelnes Mitglied eines Teams an der *Prüfstelle* (3.28), das vom *Hauptprüfer* (3.39) einer Prüfstelle benannt und überwacht wird und prüfungsbezogene klinische Verfahren durchführt oder wichtige prüfungsrelevante klinische und medizinische Behandlungsentscheidungen trifft

Anmerkung 1 zum Begriff: Ein einzelnes Mitglied eines Teams an der Prüfstelle kann auch „stellvertretender Prüfer" oder „Mit-Prüfer" genannt werden.

3.31
Prüferbroschüre
IB, en: investigator's brochure
Zusammenstellung der aktuellen klinischen und nichtklinischen Informationen über das/die *Prüfprodukt(e)* (3.29), die für die *klinische Prüfung* (3.8) von Bedeutung sind

3.32
gesetzlicher Vertreter
Einzelperson, juristische oder sonstige Körperschaft, die nach geltendem Recht dazu befugt ist, im Namen eines potentiellen *Prüfungsteilnehmers* (3.50) die Einwilligung zu dessen Teilnahme an der *klinischen Prüfung* (3.8) zu erklären

Anmerkung 1 zum Begriff: „Vormund", „Pfleger" oder „Betreuer" sind Begriffe, die im Rahmen nationaler Regularien für „gesetzlicher Vertreter" benutzt werden.

3.33
Fehlfunktion
Versagen eines *Prüfproduktes* (3.29), entsprechend seiner vorgesehenen Zweckbestimmung zu funktionieren, wenn es in Übereinstimmung mit der Gebrauchsanweisung, dem CIP oder der IB verwendet wird

3.34
Medizinprodukt
Instrumente, Apparate, Werkzeuge, Maschinen, Geräte, Implantate, Reagenzien für die *In-vitro*-Anwendung, Software, Materialien oder andere gleichartige oder verwandte Gegenstände, die alleine oder in Kombination vom Hersteller für die Anwendung für Menschen für einen oder mehrere der folgenden spezifischen medizinischen Zwecke bestimmt sind:

— Erkennung, Verhütung, *Monitoring* (3.35), Behandlung oder Linderung von Krankheiten;

— Erkennung, Überwachung, Behandlung, Linderung oder Kompensierung von Verletzungen;

— Untersuchung, Ersatz, Veränderung oder Unterstützung des anatomischen Aufbaus oder eines physiologischen Vorgangs;

— Lebenserhaltung oder Lebensunterstützung;

— Empfängnisregelung;

— Desinfektion von Medizinprodukten;

— Bereitstellung von Informationen mittels *In-vitro*-Untersuchung von aus dem menschlichen Körper stammenden Proben;

und deren bestimmungsgemäße Hauptwirkung weder durch pharmakologische oder immunologische Mittel noch metabolisch, im oder am menschlichen Körper, erreicht wird, deren vorgesehene Wirkungsweise aber durch solche Mittel unterstützt werden kann

Anmerkung 1 zum Begriff: Produkte, die in einigen aber nicht in allen Zuständigkeitsbereichen als Medizinprodukte angesehen werden dürfen, sind:

— Desinfektionsmittel;

— Hilfen für Menschen mit Behinderungen;

— Produkte, die tierische und/oder menschliche Gewebe enthalten;

— Produkte für die *In-vitro*-Fertilisation oder unterstützte Reproduktionstechnologie.

[QUELLE: ISO 13485:2016, 3.11]

3.35
Monitoring
Vorgang der Überwachung des Fortschritts einer *klinischen Prüfung* (3.8), um sicherzustellen, dass diese in Übereinstimmung mit dem CIP, schriftlichen Arbeitsanweisungen, diesem Dokument und den anwendbaren regulatorischen Anforderungen durchgeführt, dokumentiert und berichtet wird

Anmerkung 1 zum Begriff: Beim zentralisierten Monitoring handelt es sich um eine Fernbeurteilung der erfassten Daten und der Einhaltung, die zusätzliche Monitoringkapazitäten bietet und das Vor-Ort-Monitoring ergänzen oder dessen Ausmaß und Häufigkeit verringern kann.

3.36
multizentrische Prüfung
klinische Prüfung (3.8), die nach einem einzigen klinischen Prüfplan (CIP) durchgeführt wird und an zwei oder mehreren *Prüfstellen* (3.28) stattfindet

3.37
Ziel
Hauptzweck der Durchführung einer *klinischen Prüfung* (3.8)

3.38
Aufnahmezeitpunkt
Zeitpunkt nach der *Rekrutierung* (3.43), aber vor der Durchführung von Verfahren im Zusammenhang mit der klinischen Prüfung, an dem ein *Prüfungsteilnehmer* (3.50) die *Einwilligung nach Aufklärung* (3.27) unterschreibt und datiert

3.39
Hauptprüfer
qualifizierte Person, die für die Durchführung der *klinischen Prüfung* (3.8) an einer *Prüfstelle* (3.28) verantwortlich ist

Anmerkung 1 zum Begriff: Wenn eine klinische Prüfung von einer Gruppe von Einzelpersonen an einer Prüfstelle durchgeführt wird, ist der Hauptprüfer verantwortlich für die Leitung dieser Gruppe.

Anmerkung 2 zum Begriff: Ob es sich dabei um eine institutionelle oder Einzelverantwortung handelt, kann von nationalen Bestimmungen abhängen.

3.40
Qualitätssicherung
geplante und systematische Tätigkeiten, die festgelegt werden, um sicherzustellen, dass die *klinische Prüfung* (3.8) durchgeführt und die dabei gesammelten Daten erhoben, dokumentiert (aufgezeichnet) und berichtet werden, wie es diesem Dokument und den regulatorischen Anforderungen entspricht

3.41
Qualitätskontrolle
operative Techniken und Tätigkeiten, die im Rahmen der *Qualitätssicherung* (3.40) angewendet bzw. unternommen werden, um sicherzustellen, dass die Anforderungen an die Qualität der im Zusammenhang mit der klinischen Prüfung durchgeführten Tätigkeiten erfüllt sind

3.42
Randomisierung
Verfahren der Zuordnung von *Prüfungsteilnehmern* (3.50) zu *Prüfprodukt* (3.29) oder *Kontrollgruppen* (3.15), wobei die Zuordnung nach einem anerkannten statistischen Verfahren vorgenommen wird, bei dem ein Zufallsverfahren eine nicht vorhersehbare Zuordnung festlegt, um Verzerrungen zu reduzieren

3.43
Rekrutierung
aktive Bemühungen zur Ermittlung möglicherweise geeigneter *Prüfungsteilnehmer* (3.50) für die Aufnahme in die *klinische Prüfung* (3.8)

3.44
schwerwiegende unerwünschte Wirkung des Produkts
SADE, en: serious adverse device effect
unerwünschte Wirkung des Produkts (3.1), die durch die typischen Folgen für ein *schwerwiegendes unerwünschtes Ereignis* (3.45) gekennzeichnet ist

3.45
schwerwiegendes unerwünschtes Ereignis
SAE, en: serious adverse event
unerwünschtes Ereignis (3.2), das eine der unten aufgeführten Folgen nach sich zieht:

a) Tod;

b) schwerwiegende Verschlechterung des Gesundheitszustands des *Prüfungsteilnehmers* (3.50), des Anwenders oder sonstiger Personen, die durch eine oder mehrere der nachstehenden Folgen gekennzeichnet ist:

   1) eine lebensbedrohende Erkrankung oder Verletzung, oder

   2) eine dauernde Beeinträchtigung einer Körperstruktur oder –funktion, einschließlich chronischer Krankheiten, oder

   3) eine Krankenhausaufnahme oder Verlängerung eines Krankenhausaufenthaltes, oder

   4) einen medizinischen oder chirurgischen Eingriff zur Verhinderung einer lebensbedrohenden Krankheit oder Verletzung oder einer dauernden Beeinträchtigung einer Körperstruktur oder -funktion;

c) Schädigung eines Fetus, Fetaltod, kongenitale Fehlbildung oder Geburtsschaden, einschließlich einer körperlichen oder geistigen Beeinträchtigung

Anmerkung 1 zum Begriff: Ein geplanter Krankenhausaufenthalt auf Grund vorbestehender Erkrankung oder ein vom CIP (3.9) gefordertes Verfahren, der oder das nicht mit einer schwerwiegenden Verschlechterung des Gesundheitszustandes verbunden ist, wird nicht als schwerwiegendes unerwünschtes Ereignis betrachtet.

3.46
schwerwiegende Gesundheitsgefahr
Signal durch ein unerwünschtes Ereignis oder einen *Produktmangel* (3.19), das auf eine bevorstehende Lebensgefahr oder eine schwerwiegende Verschlechterung des Gesundheitszustands von *Prüfungsteilnehmern* (3.50), Anwendern oder sonstigen Personen hinweist und das sofortige Abhilfemaßnahmen für andere Prüfungsteilnehmer, Anwender oder sonstige Personen erfordert

Anmerkung 1 zum Begriff: Dies schließt Ereignisse von erheblicher und unerwarteter Art ein, die Anlass zu Besorgnis geben, da es sich dabei möglicherweise um eine ernste Gesundheitsgefährdung handelt oder weil in kurzen Zeitabständen mehrere Todesfälle auftreten könnten.

3.47
Quelldaten
alle Angaben in ursprünglichen Aufzeichnungen, beglaubigten Kopien von ursprünglichen Aufzeichnungen klinischer Befunde, Beobachtungen oder sonstiger Aktivitäten bei einer *klinischen Prüfung* (3.8), die für die Rekonstruktion und Auswertung der klinischen Prüfung erforderlich sind

Anmerkung 1 zum Begriff: Dies schließt Quelldaten ein, die anfangs in einem elektronischen Format aufgezeichnet wurden.

3.48
Quelldokument
Originaldokument oder *beglaubigte Kopie* (3.7) eines gedruckten, optischen oder elektronischen Dokuments, das *Quelldaten* (3.47) enthält

BEISPIELE Krankenhausaufzeichnungen, Laboraufzeichnungen, Verwendungsnachweise für das Prüfprodukt, Fotonegative, Röntgenfilme, Aufzeichnungen, die an der *Prüfstelle* (3.28), in Laboratorien und in den medizinisch-technischen Abteilungen, die an der *klinischen Prüfung* (3.8) beteiligt sind, aufbewahrt werden.

3.49
Sponsor
Einzelperson, Unternehmen, Institution oder Organisation, die die Verantwortung und Haftung für die Initiierung oder Durchführung einer *klinischen Prüfung* (3.8) sowie die Aufstellung der Finanzierung übernimmt

Anmerkung 1 zum Begriff: Wenn ein *Prüfer* (3.30) eine klinische Prüfung initiiert, durchführt und für sie die volle Verantwortung übernimmt, handelt der Prüfer gleichzeitig in der Rolle des Sponsors und wird als Sponsorprüfer bezeichnet.

3.50
Prüfungsteilnehmer
Person, die entweder als Empfänger des Prüfprodukts oder eines *Komparators* (3.12) an einer *klinischen Prüfung* (3.8) teilnimmt

Anmerkung 1 zum Begriff: Dies schließt gesunde Freiwillige ein.

3.51
unvorhersehbare schwerwiegende unerwünschte Wirkung des Produkts
USADE, en: unanticipated serious adverse device effect
schwerwiegende unerwünschte Wirkung des Produkts (3.44), die wegen ihrer Art, ihres Auftretens, der Schwere oder der Folgen in der aktuellen Risikobewertung nicht identifiziert wurde

Anmerkung 1 zum Begriff: Eine vorhersehbare schwerwiegende unerwünschte Wirkung des Produkts (en: anticipated serious adverse device effect (ASADE)) ist eine Wirkung, die wegen ihrer Art, ihres Auftretens, der Schwere oder der Folgen in der Risikobewertung identifiziert wurde.

3.52
Anwendungsfehler
Durchführung oder Unterlassung einer User-Handlung bei der Anwendung des *Medizinprodukts* (3.34), die zu einem anderen Ergebnis führt, als dem vom Hersteller vorgesehenen oder vom User erwarteten

Anmerkung 1 zum Begriff: Anwendungsfehler schließt ein, dass eine Aufgabe durch einen User nicht abgeschlossen werden konnte.

Anmerkung 2 zum Begriff: Anwendungsfehler können sich aus einer fehlenden Übereinstimmung von Eigenschaften des Users, des User Interface, der Aufgabe oder der Nutzungsumgebung ergeben.

Anmerkung 3 zum Begriff: User können sich bewusst oder nicht bewusst sein, dass ein Anwendungsfehler eingetreten ist.

Anmerkung 4 zum Begriff: Eine unerwartete physiologische Reaktion des Patienten wird für sich genommen nicht als Anwendungsfehler betrachtet.

Anmerkung 5 zum Begriff: Eine Fehlfunktion des Medizinprodukts, die ein unerwartetes Ergebnis verursacht, wird nicht als Anwendungsfehler betrachtet.

[QUELLE: ISO 14971:2019, 3.30]

3.53
Validierung
Bestätigung durch Untersuchung und Erbringung eines objektiven Nachweises, dass die Anforderungen für eine spezielle bestimmungsgemäße Verwendung dauerhaft erfüllt werden können

3.54
Verifizierung
Bestätigung durch Untersuchung und Erbringung eines objektiven Nachweises, dass festgelegte Anforderungen erfüllt worden sind

3.55
vulnerabler Prüfungsteilnehmer
Person, die nicht in der Lage ist, alle Aspekte der Untersuchung, die für die Entscheidung über die Teilnahme relevant sind, vollständig zu verstehen, oder die aufgrund einer kompromittierten Position, der Erwartung von Vorteilen oder aus Angst vor Vergeltungsmaßnahmen manipuliert oder unangemessen beeinflusst werden könnte

4 Zusammenfassung der Prinzipien der Guten Klinischen Praxis (en: Good Clinical Practice (GCP))

a) Klinische Prüfungen müssen in Übereinstimmung mit den ethischen Grundsätzen durchgeführt werden, die ihren Ursprung in der Deklaration von Helsinki haben (siehe Literaturhinweis [7]) und die mit diesem Dokument vereinbar sind.

b) Bevor eine klinische Prüfung eingeleitet wird, müssen vorhersehbare Risiken und Unannehmlichkeiten gegen den erwarteten Nutzen für die einzelnen Prüfungsteilnehmer und die Gesellschaft abgewogen werden. Eine klinische Prüfung darf nur dann eingeleitet und fortgesetzt werden, wenn der erwartete Nutzen die Risiken rechtfertigt.

c) Die Rechte, die Sicherheit und das Wohlbefinden der Prüfungsteilnehmer haben oberste Priorität und stehen über allen anderen Interessen der Wissenschaft und der Gesellschaft.

d) Die vorliegenden nichtklinischen und klinischen Informationen über das Prüfprodukt müssen geeignet sein, die vorgeschlagene klinische Prüfung zu rechtfertigen.

e) Die klinischen Prüfungen müssen wissenschaftlich fundiert sein und in einem klaren und ausführlichen klinischen Prüfplan (CIP) beschrieben werden.

f) Eine klinische Prüfung muss in Übereinstimmung mit dem CIP durchgeführt werden, der zuvor von der Ethik-Kommission befürwortet wurde/keine ablehnende Stellungnahme erhalten hat und gegebenenfalls von den Aufsichtsbehörden die Genehmigung/Nichtablehnung erhalten hat.

g) Die medizinische Versorgung, die die Prüfungsteilnehmer erhalten, und die medizinischen Entscheidungen, die in ihrem Namen getroffen werden, müssen der Verantwortlichkeit von qualifiziertem medizinischem Fachpersonal unterliegen.

h) Alle an der Planung, Durchführung, Aufzeichnung einer klinischen Prüfung und der Berichterstattung darüber beteiligten Personen müssen durch ihre Ausbildung, Schulung und Erfahrung für die Ausführung ihrer jeweiligen Aufgabe(n) qualifiziert sein.

i) Vor der Teilnahme an einer klinischen Prüfung muss von jedem Prüfungsteilnehmer eine freiwillig abgegebene Einwilligungserklärung nach vorheriger Aufklärung eingeholt werden.

ANMERKUNG 1 Es können Ausnahmen gelten (siehe 5.8.3).

j) Alle Informationen im Zusammenhang mit einer klinischen Prüfung müssen in einer Weise aufgezeichnet, behandelt und sicher gespeichert werden, die eine genaue Berichterstattung, Interpretation, Monitoring, Auditierung und Verifizierung erlaubt.

k) Die Vertraulichkeit von Aufzeichnungen, anhand derer Prüfungsteilnehmer identifiziert werden könnten, muss gewahrt werden, wobei die Vorschriften zum Datenschutz und zur Vertraulichkeit zu beachten sind.

l) Prüfprodukte müssen in Übereinstimmung mit den grundsätzlichen Prinzipien (siehe Literaturhinweis [7]) konstruiert, hergestellt, behandelt und gelagert werden. Sie müssen in Übereinstimmung mit dem genehmigten CIP, der eine positive Stellungnahme erhalten hat, der IB (Prüferbroschüre) und der Gebrauchsanweisung des Herstellers verwendet werden.

ANMERKUNG 2 Grundsätzliche Prinzipien können in nationalen Bestimmungen weiter ausgeführt werden.

m) Es müssen Systeme mit geeigneten Verfahren eingeführt werden, die die Sicherstellung der Qualität aller Aspekte der klinischen Prüfung erlauben.

5 Ethische Erwägungen

5.1 Allgemeines

Die in Abschnitt 4 dargelegten Prinzipien müssen auf jeder Stufe der klinischen Prüfung verstanden, eingehalten und angewendet werden.

5.2 Unangemessene Beeinflussungen oder Anreize

Der Sponsor muss unangemessene Einflussnahme oder Anreize auf die Prüfungsteilnehmer, den Monitor, den/die Prüfer oder andere Beteiligte, die an der klinischen Prüfung teilnehmen oder einen Beitrag dazu leisten, vermeiden.

Alle Prüfer müssen eine unangemessene Einflussnahme oder Anreize auf die Prüfungsteilnehmer, den Sponsor, den Monitor, den/die Prüfer oder andere Beteiligte, die an der klinischen Prüfung teilnehmen oder einen Beitrag dazu leisten, vermeiden.

5.3 Schadenersatz und ergänzende gesundheitliche Betreuung

Eine Kompensationszahlung für Prüfungsteilnehmer im Zusammenhang mit der Teilnahme an der klinischen Prüfung (z. B. Anreise) kann angemessen sein, diese Kompensation darf jedoch nicht so groß sein, dass sie die Prüfungsteilnehmer in unangemessener Weise zur Teilnahme ermutigt oder die Fähigkeit von Prüfungsteilnehmern, sich vorzeitig aus der klinischen Prüfung zurückzuziehen, beeinträchtigt.

Es müssen Vereinbarungen über eine ergänzende gesundheitliche Betreuung von Prüfungsteilnehmern getroffen und dokumentiert werden, die als Resultat ihrer Teilnahme an einer klinischen Prüfung ein unerwünschtes Ereignis erleiden.

ANMERKUNG Solche Erstattungen und Vereinbarungen können Gegenstand nationaler Bestimmungen sein.

5.4 Registrierung in einer öffentlich zugänglichen Datenbank

In Übereinstimmung mit der Deklaration von Helsinki muss eine Beschreibung der klinischen Prüfung vor Beginn der Rekrutierungsaktivitäten in einer öffentlich zugänglichen Datenbank registriert werden, und der Inhalt muss während des gesamten Verlaufs der klinischen Prüfung aktualisiert und die Ergebnisse müssen bei Abschluss der klinischen Prüfung eingegeben werden.

ANMERKUNG Hinsichtlich des Zeitplans für die Registrierung oder Aktualisierung des Inhalts können nationale Bestimmungen gelten.

5.5 Verantwortlichkeiten

Alle am Ablauf der klinischen Prüfung Beteiligten müssen sich die Verantwortung für deren ethische Durchführung entsprechend ihrer jeweiligen Rolle bei der klinischen Prüfung teilen.

5.6 Kommunikation mit der Ethik-Kommission (EK)

5.6.1 Allgemeines

Wenn die nationalen oder regionalen Anforderungen bezüglich der EK weniger streng als die Anforderungen dieses Dokuments sind, muss der Sponsor in größtmöglichem Umfang und unabhängig von allen geringeren Anforderungen die Anforderungen dieses Dokuments anwenden und die entsprechenden Bemühungen aufzeichnen (siehe Anhang G).

5.6.2 Erstvorlage an die EK

Als Mindestanforderung sind die folgenden Informationen und etwaige Ergänzungen dazu der EK zu unterbreiten:

a) der CIP;

b) die Prüferbroschüre (IB) oder gleichwertige Dokumentation;

c) das Formular zur Einwilligung nach Aufklärung und alle anderen schriftlichen Informationen, die den Prüfungsteilnehmern zur Verfügung zu stellen sind;

d) das Verfahren zum Rekrutieren von Prüfungsteilnehmern und Werbematerialien, wenn vorhanden;

e) eine Kopie des Lebenslaufs der/des Hauptprüfer(s) über die (den) die EK die Aufsicht hat.

Je nach Design der klinischen Prüfung sowie nationalen oder regionalen Anforderungen ist es u. U. erforderlich, der EK auch die folgenden Dokumente vorzulegen:

f) die Muster oder Entwürfe der Prüfbögen, einschließlich weiterer, durch den CIP geforderter Hilfsmittel zur Datenerfassung;

g) die Dokumente im Zusammenhang mit den für die Prüfungsteilnehmer vorgesehenen Zahlungen und Erstattungen;

h) den Vertrag über die klinische Prüfung und beabsichtigte Zahlungen an die Prüfstelle oder den Hauptprüfer;

ANMERKUNG Hinsichtlich der Möglichkeit, einen Entwurf des Vertrags vorzulegen, können lokale Anforderungen gelten.

i) die Dokumentation im Zusammenhang mit etwaigen Interessenkonflikten, einschließlich finanzieller, auf Seiten eines Prüfers;

j) den Nachweis über die Versicherung für die klinische Prüfung;

k) den Brief des Sponsors zur Bestätigung der Ausgliederung von Aufgaben und Funktionen;

l) eine Kopie des Lebenslaufs sonstiger Mitglieder des Teams an der Prüfstelle.

5.6.3 Von der EK einzuholende Informationen

Vor Beginn der klinischen Prüfung muss der Sponsor eine dokumentierte nicht ablehnende Bewertung/Stellungnahme von der EK einholen, die die Dokumente und deren Änderungen/Ergänzungen, auf denen ihre Entscheidung basiert, aufzeigt.

ANMERKUNG Der Sponsor kann die Abstimmungsliste der Stellungnahme der EK hinsichtlich der klinischen Prüfung anfordern, um zu dokumentieren, dass Personen mit einem Interessenkonflikt oder möglicher Voreingenommenheit (z. B. Mitglieder des Personals an der Prüfstelle) nicht an der Abstimmung teilgenommen haben.

5.6.4 Fortlaufende Kommunikation mit der EK

Die folgenden Informationen müssen der EK zur Verfügung gestellt werden, wenn im CIP oder von der EK gefordert, je nachdem, welche Bestimmungen strenger sind:

a) schwerwiegende unerwünschte Ereignisse;

b) Anträge auf Abweichungen und Berichte über Abweichungen, sofern die Abweichung die Rechte, die Sicherheit und das Wohlbefinden der Prüfungsteilnehmer oder die wissenschaftliche Vollständigkeit der klinischen Prüfung betreffen;

c) Abweichungen vom CIP, um die Rechte, die Sicherheit und das Wohlbefinden der Prüfungsteilnehmer zu schützen, die unter Notfallbedingungen ohne vorhergehende Zustimmung durch den Sponsor und die EK vorgenommen werden dürfen, wobei derartige Abweichungen möglichst umgehend dokumentiert und dem Sponsor und der EK angezeigt werden müssen;

d) Fortschrittsberichte einschließlich einer Zusammenfassung hinsichtlich der Sicherheit und der Abweichungen;

e) Änderungen an Dokumenten, die bereits von der EK bestätigt wurden;

ANMERKUNG 1 Im Falle unwesentlicher Änderungen (z. B. kleinere logistische oder verwaltungstechnische Änderungen, Änderung des (der) Monitors(e), der Telefonnummern, Verlängerung der Versicherung), die weder die Rechte, die Sicherheit und das Wohlbefinden der Prüfungsteilnehmer beeinträchtigen, noch mit den Zielen oder Endpunkten der klinischen Prüfung im Zusammenhang stehen, kann eine einfache Mitteilung an die EK und gegebenenfalls an die Aufsichtsbehörden ausreichend sein.

f) gegebenenfalls die Benachrichtigung über eine Unterbrechung oder vorzeitige Beendigung;

g) gegebenenfalls die Begründung für und den Antrag auf die Wiederaufnahme der klinischen Prüfung nach einer Unterbrechung;

h) klinischer Prüfbericht oder dessen Zusammenfassung;

i) gegebenenfalls eine Kopie des Lebenslaufs zusätzlicher Mitglieder des Teams an der Prüfstelle.

ANMERKUNG 2 Zusätzlich zu den Anforderungen der EK und des CIP können hinsichtlich eines oder aller oben genannter Punkte nationale Bestimmungen gelten.

5.6.5 Fortlaufende, von der EK einzuholende Informationen

Als Mindestanforderung müssen während der klinischen Prüfung die folgenden Informationen in schriftlicher Form und vor der Umsetzung von der EK eingeholt werden:

a) nicht ablehnende Bewertung/Stellungnahme zu Änderungen, wie in 5.6.4 e) angegeben;

b) Zustimmung zum Antrag auf Abweichungen, wie in 5.6.4 b) angegeben, die die Rechte, die Sicherheit und das Wohlbefinden der Prüfungsteilnehmer oder die wissenschaftliche Integrität der klinischen Prüfung beeinflussen können;

c) gegebenenfalls die Zustimmung zur Wiederaufnahme einer unterbrochenen klinischen Prüfung, wie in 5.6.4 g) angegeben.

5.7 Vulnerable Gruppen

Klinische Prüfungen an vulnerablen Gruppen dürfen nicht durchgeführt werden, es sei denn, deren Durchführung an nicht vulnerablen Gruppen ist nicht möglich, und sie müssen gegebenenfalls den zusätzlichen Verfahren der EK folgen.

ANMERKUNG 1 Darüber hinaus können nationale Bestimmungen zusätzliche Verfahren für klinische Prüfungen an vulnerablen Gruppen vorschreiben.

Diese klinischen Prüfungen müssen speziell auf die gesundheitlichen Probleme ausgelegt werden, die bei vulnerablen Gruppen auftreten, und die Möglichkeit eines direkten gesundheitsbezogenen Nutzens für die schutzbedürftige Population bieten. Sie dürfen nicht durchgeführt werden, wenn kein potenzieller therapeutischer Nutzen abzusehen ist.

ANMERKUNG 2 Diese Bedingungen gelten möglicherweise nicht für gesunde Freiwillige.

5.8 Einwilligung nach Aufklärung

5.8.1 Allgemeines

Die Einwilligung nach Aufklärung ist in schriftlicher Form von dem Prüfungsteilnehmer einzuholen und die Durchführung dieses Verfahrens ist vor Durchführung einer studienbedingten Maßnahme, die an einem Prüfungsteilnehmer angewandt wird, zu dokumentieren, ausgenommen, wenn spezielle Umstände, wie in 5.8.3.4 beschrieben, vorliegen.

ANMERKUNG Die datierte Unterzeichnung kann elektronisch erfolgen.

Das Formular zur Einwilligung nach Aufklärung besteht aus der Patienten- oder Probandeninformation (siehe 5.8.4) und der Einwilligungserklärung (siehe 5.8.5) mit den Unterschriften. Diese beiden Formulare können entweder in einem Dokument zusammengefasst oder in zwei Dokumente aufgeteilt werden.

5.8.2 Verfahren zur Einholung der Einwilligungserklärung

Der Hauptprüfer oder dessen autorisierter Vertreter muss sich an das allgemeine Verfahren zur Einwilligung nach Aufklärung halten, das im CIP dokumentiert ist, einschließlich Folgendem:

a) alle Aspekte der klinischen Prüfung, die für die Entscheidung des Prüfungsteilnehmers zur Teilnahme an der gesamten klinischen Prüfung relevant sind, erläutern;

b) jeglichen Zwang oder übermäßige unzulässige Einwirkung auf oder Anreize für den Prüfungsteilnehmer zur Teilnahme vermeiden;

c) weder die gesetzlichen Rechte der Prüfungsteilnehmer aufheben noch den entsprechenden Anschein erwecken;

d) die Landessprache in einer Form verwenden, die nicht fachspezifisch ist und von dem Prüfungsteilnehmer verstanden wird;

e) dem Prüfungsteilnehmer ausreichend Zeit geben, die Patienten- oder Probandeninformation und Einwilligungserklärung zu lesen und zu verstehen und über die Teilnahme an der klinischen Prüfung nachzudenken;

f) persönlich datierte Unterschriften des Prüfungsteilnehmers und des Hauptprüfers oder eines autorisierten Vertreters enthalten, der verantwortlich für die Durchführung des Verfahrens zur Einwilligung nach Aufklärung ist;

g) dem Prüfungsteilnehmer eine Kopie der unterschriebenen und datierten Patienten- oder Probandeninformation und Einwilligungserklärung und weitere schriftliche Informationen zur Verfügung stellen;

h) die Dokumentation des Verfahrens in den Quelldokumenten des Prüfungsteilnehmers und die Aufbewahrung der unterzeichneten Einwilligungserklärungen der Prüfstelle zusammen mit den wesentlichen Dokumenten sicherstellen;

i) aufzeigen, wie die Einwilligung nach Aufklärung unter besonderen Umständen (siehe 5.8.3) eingeholt und dokumentiert wird, wenn der Prüfungsteilnehmer nicht in der Lage ist, diese selbst abzugeben;

j) sicherstellen, dass künftigen und bereits teilnehmenden Prüfungsteilnehmern während der gesamten klinischen Prüfung wichtige neue Informationen zur Verfügung gestellt werden, die möglicherweise die Bereitschaft des Prüfungsteilnehmers, weiter an der klinischen Prüfung teilzunehmen, beeinflussen.

Die oben beschriebenen Anforderungen müssen auch hinsichtlich der Einwilligung nach Aufklärung durch einen gesetzlichen Vertreter des Prüfungsteilnehmers gelten.

ANMERKUNG Die Qualifikation des autorisierten Vertreters eines Hauptprüfers kann nationalen Bestimmungen unterliegen.

5.8.3 Besondere Umstände hinsichtlich der Einwilligungserklärung

5.8.3.1 Allgemeines

Die Bestimmungen in 5.8.3.2 bis 5.8.3.4 unterliegen nationalen Vorschriften.

5.8.3.2 Prüfungsteilnehmer, die gesetzliche Vertreter benötigen

Eine Einwilligung nach Aufklärung darf nur dann durch einen gesetzlichen Vertreter abgegeben werden, wenn ein Prüfungsteilnehmer nicht in der Lage ist, die Entscheidung zur Teilnahme an einer klinischen Prüfung zu treffen (z. B. ein Kleinkind, Kind oder Jugendlicher, eine schwer kranke oder bewusstlose Prüfungsteilnehmer, ein Prüfungsteilnehmer mit einer psychischen oder geistigen Behinderung). In diesen Fällen ist der Prüfungsteilnehmer im Rahmen seiner Verständnismöglichkeiten über die klinische Prüfung in Kenntnis zu setzen.

5.8.3.3 Prüfungsteilnehmer, die nicht lesen oder schreiben können

Wenn ein Prüfungsteilnehmer oder der gesetzliche Vertreter nicht lesen oder schreiben kann, muss die Einwilligungserklärung durch ein überwachtes mündliches Verfahren eingeholt werden. Während dieses Verfahrens muss ein unabhängiger und unbefangener Zeuge anwesend sein. Das Formular zur schriftlichen Einwilligungserklärung sowie alle weiteren Informationen müssen dem künftigen Prüfungsteilnehmer oder seinem/ihrem gesetzlichen Vertreter laut vorgelesen und erklärt werden. Wenn möglich, muss der Prüfungsteilnehmer oder sein gesetzlicher Vertreter das Formular zur Einwilligungserklärung unterschreiben und persönlich datieren. Der Zeuge muss das Formular zur Einwilligungserklärung ebenfalls unterzeichnen und persönlich datieren sowie bestätigen, dass die Informationen genau erklärt wurden und dass die Einwilligungserklärung freiwillig abgegeben wurde.

5.8.3.4 Notfallbehandlungen

Bei klinischen Prüfungen, die mit Notfallbehandlungen verbunden sind und bei denen eine vorherige Einwilligung nach Aufklärung des Prüfungsteilnehmers aufgrund der gesundheitlichen Verfassung des Prüfungsteilnehmers nicht möglich ist, muss die Einwilligung nach Aufklärung des gesetzlichen Vertreters des Prüfungsteilnehmers, sofern anwesend, eingeholt werden.

Wenn eine vorherige Einholung der Einwilligung nach Aufklärung des Prüfungsteilnehmers nicht möglich und deren gesetzlicher Vertreter nicht erreichbar ist, darf der Prüfungsteilnehmer aufgenommen werden, wenn im CIP ein spezifisches Verfahren, wie in A.13 b) angegeben, beschrieben ist.

Vorkehrungen müssen getroffen werden, um den Prüfungsteilnehmer oder den gesetzlichen Vertreter so schnell wie möglich zu informieren

a) über die Teilnahme des Prüfungsteilnehmers an der klinischen Prüfung und

b) über alle Aspekte im Zusammenhang mit der klinischen Prüfung.

Der Prüfungsteilnehmer muss gebeten werden, die Einwilligung nach Aufklärung für die weitere Teilnahme abzugeben, sobald ihr medizinischer Zustand es erlaubt, oder ihr gesetzlicher Vertreter muss die Einwilligungserklärung abgeben, sobald er verfügbar ist.

Der Hauptprüfer darf einen Prüfungsteilnehmer ohne Erhalt der Einwilligung nach Aufklärung durch den Prüfungsteilnehmer oder ihren gesetzlichen Vertreter in die Prüfung nur dann aufnehmen, wenn die folgenden Bedingungen erfüllt sind:

c) der künftige Prüfungsteilnehmer erfüllt die Notfallbedingungen und ist offensichtlich in einer lebensbedrohenden Situation;

d) von einer gegenwärtig zur Verfügung stehenden Behandlung ist kein ausreichender klinischer Nutzen zu erwarten;

e) es besteht eine hohe Wahrscheinlichkeit, dass ein lebensbedrohendes Risiko für den künftigen Prüfungsteilnehmer vermieden werden kann, wenn die Behandlung wie im CIP beschrieben angewendet wird;

f) der potenzielle Nutzen der Teilnahme an der klinischen Prüfung übersteigt die zu erwartenden Risiken;

g) der gesetzliche Vertreter kann nicht umgehend erreicht und informiert werden.

ANMERKUNG Die Anforderungen an die Durchführung von klinischen Prüfungen in Notfallsituationen kann nationalen Bestimmungen unterliegen.

5.8.4 Dem Prüfungsteilnehmer zur Verfügung zu stellende Informationen

Alle zweckdienlichen Angaben zur klinischen Prüfung, einschließlich der folgenden Mindestangaben, sind schriftlich und in einer nicht technischen Landessprache zur Verfügung zu stellen, die der Prüfungsteilnehmer (oder sein gesetzlicher Vertreter) verstehen kann.

ANMERKUNG 1 Nationalen Bestimmungen entsprechend können weitere Elemente erforderlich sein.

a) Beschreibung und Zweck:

   1) Erklärung, dass die klinische Prüfung eine Erprobung beinhaltet;

   2) Zweck der klinischen Prüfung;

   3) voraussichtliche Dauer der klinischen Prüfung, Umfang der Beteiligung und Verpflichtungen der Prüfungsteilnehmer während der klinischen Prüfung;

   4) Beschreibung des Prüfprodukts und des Komparators, wenn es einen solchen gibt;

   5) Beschreibung aller Verfahren, die den Prüfungsteilnehmer betreffen;

   6) gegebenenfalls eine Beschreibung möglicher zukünftiger Verwendungen für die dem Prüfungsteilnehmer entnommenen Proben;

   7) gegebenenfalls Aspekte der klinischen Prüfung, die experimentell sind;

   8) Beschreibung der klinischen Prüfung, einschließlich der Nennung möglicher Vergleichsgruppen und des Verfahrens für die Zuweisung zu den Gruppen;

   9) Anzahl der Prüfungsteilnehmer, die voraussichtlich an der klinischen Prüfung teilnehmen.

b) Möglicher Nutzen:

   1) Beschreibung des nach dem bisherigen Kenntnisstand zu erwartenden Nutzens für die Prüfungsteilnehmer (ist kein direkter therapeutischer Nutzen zu erwarten, muss dies angegeben werden);

   2) Beschreibung eines möglichen Nutzens für andere.

c) Risiken und Unannehmlichkeiten für den Prüfungsteilnehmer und, sofern zutreffend, für einen Embryo, Fetus oder einen Säugling:

   1) Beschreibung vorhersehbarer unerwünschter Wirkungen des Produkts;

   2) Beschreibung von Risiken im Zusammenhang mit der im CIP geforderten klinischen Verfahren, die sich von den Standardverfahren an der Prüfstelle unterscheiden;

   3) Erklärung, dass unvorhersehbare Risiken auftreten können;

   4) Beschreibung der Unannehmlichkeiten.

d) Alternative(s) Verfahren:

   1) Angaben zu etablierten alternativen Behandlungen oder Verfahren, die dem Prüfungsteilnehmer zur Verfügung stehen können sowie deren möglicher Nutzen und mögliche Risiken.

e) Vertraulichkeit:

   1) Erklärung, die bestätigt, dass die Teilnahme des Prüfungsteilnehmers vertraulich ist;

   2) Erklärung, die bestätigt, dass Aufzeichnungen, einschließlich Proben, die Rückschlüsse auf die Identität des Prüfungsteilnehmers erlauben, vertraulich behandelt werden;

3) Erklärung, die bestätigt, dass der Prüfungsteilnehmer versteht, dass gesetzlich zuständige Behörden, Vertreter der EK und Vertreter des Sponsors, die an der klinischen Prüfung beteiligt sind, direkten Zugriff auf medizinische Aufzeichnungen haben;

4) Erklärung, die bestätigt, dass die Ergebnisse der klinischen Prüfung ohne Offenlegung der Identität des Prüfungsteilnehmers veröffentlicht werden dürfen;

5) Erklärung, die bestätigt, dass der Prüfungsteilnehmer einer Weitergabe personenbezogener Daten über die jeweilige geographische Region hinaus zustimmt.

ANMERKUNG 2 Für 2) und 5) können nationale Anforderungen an den Schutz personenbezogener Daten gelten.

f) Entschädigung:

1) Informationen über zur Verfügung stehende Vorkehrungen zum Schadensersatz bei Gesundheitsschäden aufgrund der Teilnahme an der klinischen Prüfung;

2) Informationen über zusätzliche Gesundheitsvorsorge für Prüfungsteilnehmer, die aufgrund eines unerwünschten Ereignisses infolge ihrer Teilnahme an der klinischen Prüfung einen Schaden erleiden;

3) sofern zutreffend, Angaben zur finanziellen Aufwandsentschädigung für die Teilnahme an der Prüfung.

g) Erwartete Unkosten, sofern vorhanden, die von dem Prüfungsteilnehmer bei der Beteiligung an der klinischen Prüfung zu tragen sind.

h) Informationen über die Rolle des Repräsentanten des Sponsors (z. B. des Monitors, des Produktspezialisten, des Außendiensttechnikers) bei der klinischen Prüfung.

i) Ansprechpartner:

1) wer ist in Bezug auf Fragen zur klinischen Prüfung zu kontaktieren;

2) wer ist im Falle einer Schädigung zu kontaktieren;

3) wer ist zu Fragen zu Rechten von Prüfungsteilnehmern zu kontaktieren.

j) Erklärung, die feststellt, dass neue Befunde oder Gründe für eine etwaige Änderung des CIP, die die Bereitschaft des Prüfungsteilnehmers zur weiteren Teilnahme beeinflussen, dem Prüfungsteilnehmer zur Verfügung gestellt werden müssen.

k) Erklärung, die angibt, dass der Hausarzt nur mit Zustimmung des Prüfungsteilnehmers über die Teilnahme des Prüfungsteilnehmers an der klinischen Prüfung informiert wird.

l) Wenn dies für die klinische Prüfung relevant ist, eine Erklärung, die angibt, dass für den Fall, dass der Prüfungsteilnehmer zum Zweck der Nachverfolgung nicht erreichbar ist, mit Zustimmung des Prüfungsteilnehmers

1) eine von dem Prüfungsteilnehmer bezeichnete Person über die Möglichkeit einer Kontaktaufnahme durch den Hauptprüfer informiert wird, der in Erfahrung bringen möchte, wie er den Prüfungsteilnehmer erreichen oder Informationen über deren Gesundheitszustand erhalten kann,

2) das Melderegister durch den Hauptprüfer kontaktiert werden darf, um zu erfahren, wo der Prüfungsteilnehmer sich aufhält.

ANMERKUNG 3 Für einige oder alle oben genannten Punkte können nationale Anforderungen an den Schutz personenbezogener Daten gelten.

m) Erklärung, die angibt, dass eine Beschreibung der klinischen Prüfung in einer öffentlich zugänglichen Datenbank (siehe 5.4) registriert wurde oder registriert werden muss.

ANMERKUNG 4 Hinsichtlich der Offenlegung der Identifikations-/Registriernummer für den Prüfungsteilnehmer können nationale Bestimmungen gelten.

n) Abbruch:

1) Umstände, unter denen die Teilnahme des Prüfungsteilnehmers durch den Hauptprüfer beendet werden kann, sofern zutreffend;

2) Umstände, unter denen der Sponsor die klinische Prüfung unterbrechen oder vorzeitig beenden kann.

5.8.5 Unterzeichnung der Einwilligungserklärung

In die Einwilligungserklärung muss Folgendes aufgenommen werden:

a) die Zustimmung zur freiwilligen Teilnahme an der klinischen Prüfung und zum Einhalten der Anweisungen des Prüfers;

b) eine Erklärung, die feststellt, dass die Verweigerung der Teilnahme nicht dazu führt, dass der Prüfungsteilnehmer eine Strafe erhält oder Leistungen nicht erhält, die ihm üblicherweise zustehen;

c) eine Erklärung, die feststellt, dass eine Unterbrechung/ein Ausscheiden und damit die Rücknahme der Einwilligungserklärung zu einem beliebigen Zeitpunkt für den Prüfungsteilnehmer keine Nachteile zur Folge hat;

d) eine Erklärung in Bezug auf mögliche Folgen eines Ausscheidens aus der klinischen Prüfung;

e) eine Bestätigung, dass alle vorgesehenen Informationen gegeben wurden und dass alle Fragen des Prüfungsteilnehmers beantwortet wurden, sowie eine Bestätigung des Prüfungsteilnehmers, dass er während des Verfahrens der Einwilligung nach Aufklärung alle vorgesehenen Informationen erhalten hat und genügend Zeit hatte, über die Teilnahme nachzudenken;

f) eine Erklärung, die bestätigt, dass der Prüfungsteilnehmer oder sein gesetzlicher Vertreter der Verwendung der relevanten personenbezogenen Daten des Prüfungsteilnehmers zum Zweck der klinischen Prüfung zustimmt;

g) eine Erklärung, die bestätigt, dass der Prüfungsteilnehmer oder sein gesetzlicher Vertreter zustimmt, dass Vertretern des Sponsors, Aufsichtsbehörden und Vertretern der EK der direkte Zugang zu den medizinischen Aufzeichnungen des Prüfungsteilnehmers gewährt wird;

h) eine Erklärung, in der der Prüfungsteilnehmer den Namen einer Person angibt, die der Hauptprüfer kontaktieren kann, wenn der Prüfungsteilnehmer zum Zweck der Nachverfolgung nicht erreichbar ist.

ANMERKUNG Es können nationale Anforderungen an den Schutz personenbezogener Daten gelten.

5.8.6 Neue Informationen

Wenn neue Informationen bekannt werden, die die zukünftige Gesundheit und medizinische Betreuung des Prüfungsteilnehmers wesentlich beeinflussen können, müssen diese Informationen dem (den) betroffenen Prüfungsteilnehmer(n) in Schriftform zur Verfügung gestellt werden. Wenn relevant, müssen alle betroffenen Prüfungsteilnehmer um eine schriftliche Bestätigung ihres fortdauernden Einverständnisses gebeten werden.

6 Planung der klinischen Prüfung

6.1 Allgemeines

Alle an der Planung und Durchführung der klinischen Prüfung beteiligten Parteien müssen durch ihre Ausbildung, Schulung oder Erfahrung für die Ausführung ihrer Aufgaben qualifiziert sein, und dies muss entsprechend dokumentiert werden (siehe 9.2.1).

Der Sponsor muss über die für die klinische Prüfung relevante medizinische Expertise verfügen.

ANMERKUNG Medizinische Expertise bietet eine durch ihre Ausbildung, Schulung und Erfahrung qualifizierte Person, die stets verfügbar ist, um hinsichtlich der klinischen Prüfung sowie bei damit zusammenhängenden medizinischen Fragen und Problemen beratend tätig zu sein. Erforderlichenfalls können hierfür externe Berater hinzugezogen werden.

6.2 Risikomanagement

6.2.1 Allgemeines

Die Entscheidung, eine klinische Prüfung eines Prüfproduktes zu beginnen oder fortzusetzen, erfordert, dass das/die in der Risikoanalyse identifizierte/n Restrisiko/Restrisiken sowie das Risiko/die Risiken für die Prüfungsteilnehmer, die mit den im CIP geforderten klinischen Maßnahmen, einschließlich der Nachsorgeverfahren, verknüpft sind, gegen die erwarteten Vorteile für die Prüfungsteilnehmer abgewogen werden.

Während der gesamten klinischen Prüfung müssen Risikomanagementaktivitäten durchgeführt werden (siehe Bild H.1).

Sowohl für das Prüfprodukt, einschließlich der klinischen Anwendung (siehe 6.2.2), als auch für das klinische Prüfverfahren (siehe 6.2.3) muss der Sponsor Risikotoleranzgrenzen vorab festlegen oder ermitteln, und er muss ein Verfahren der Risikobewertung vorsehen, durch das festgestellt werden kann, ob bei Erreichen oder Überschreiten der Grenzwerte Maßnahmen erforderlich sind (siehe Anhang H).

6.2.2 Prüfprodukt, einschließlich der Risiken der klinischen Anwendung und deren Offenlegung

Risiken in Verbindung mit dem Prüfprodukt und der damit verbundenen klinischen Anwendung müssen vor der Planung und Durchführung einer klinischen Prüfung in Übereinstimmung mit ISO 14971 bewertet werden (siehe Anhang H). Die Risikobewertung muss eine objektive Überprüfung der publizierten und verfügbaren nicht publizierten medizinischen und wissenschaftlichen Daten enthalten oder darauf verweisen.

Eine Zusammenfassung der Nutzen-Risiko-Analyse muss in den relevanten Dokumenten zur klinischen Prüfung offengelegt werden. Das Restrisiko, einschließlich einer Charakterisierung seiner Art (Gefahren), Inzidenz (Auftreten), seines Schweregrades und seiner Folgen (Gesundheitsschäden), muss in der IB (siehe B.5) und in der Gebrauchsanweisung offengelegt werden. Der nötige Grad an Detailliertheit muss vom Sponsor festgelegt und im Sinne der Sicherheit der Prüfungsteilnehmer gehandhabt werden.

Der CIP muss alle vorhersehbaren unerwünschten Wirkungen des Produkts sowie eine Diskussion des damit verbundenen Nutzen-Risiko-Verhältnisses enthalten (siehe A.4).

Alle vorhersehbaren unerwünschten Wirkungen des Produkts müssen in der Einwilligungserklärung (siehe 5.8.4) offengelegt werden.

Ergeben die aus dem Risikomanagementbericht gezogenen Schlussfolgerungen, dass eine Schulung in Bezug auf das Prüfprodukt erforderlich ist, sollte der Sponsor Überlegungen zum Umfang der Schulung anstellen (z. B. Tiermodell, Ausbildung an Leichen, Unterstützung für die Anwender während der gesamten klinischen Prüfung).

6.2.3 Durchführung der klinischen Prüfung

Sowohl auf die Planung als auch auf die Durchführung der klinischen Prüfungen müssen Risikomanagementprinzipien angewendet werden, um die Zuverlässigkeit der erfassten klinischen Daten und die Sicherheit der Prüfungsteilnehmer sicherzustellen.

Der Sponsor muss Risiken, die mit der Durchführung der klinischen Prüfung verbunden sind, ermitteln, bewerten und kontrollieren, um die ethische und wissenschaftlich korrekte Durchführung der klinischen Prüfung und die Glaubwürdigkeit der Ergebnisse der klinischen Prüfung sicherzustellen.

Klinische Risiken im Zusammenhang mit klinischen Untersuchungen, einschließlich der vom CIP geforderten Nachbeobachtung und außer denen, die sich auf das Medizinprodukt beziehen, müssen anhand einer Literaturübersicht identifiziert werden. Über ihre Offenlegung im CIP und gegebenenfalls in der Einwilligungserklärung muss durch den Sponsor entschieden werden, und er muss diese Risiken im Sinne der Sicherheit der Prüfungsteilnehmer handhaben.

Risikokontrollmaßnahmen sollten sowohl auf der Ebene des klinischen Qualitätsmanagementsystems (z. B. Standardarbeitsanweisungen, computerisierte Systeme, Personal) als auch auf der Ebene der Planung und Durchführung der klinischen Prüfung (z. B. Design der klinischen Prüfung, Datenerfassung, Einwilligung nach Aufklärung) berücksichtigt werden.

6.3 Begründung für das Design der klinischen Prüfung

Die Begründung für das Design der klinischen Prüfung muss sich auf die fachgerechte Bewertung der vorklinischen Daten sowie die Ergebnisse einer klinischen Bewertung stützen (siehe Literaturhinweise [6] und [9]) und muss mit dem Ergebnis der Risikobewertung abgestimmt sein.

Die klinische Bewertung beinhaltet eine Beurteilung und eine Analyse klinischer Daten zur klinischen Leistungsfähigkeit, Wirksamkeit und Sicherheit des Prüfprodukts oder ähnlicher Produkte oder Therapien. Die Bewertung muss für die Zweckbestimmung des Prüfprodukts und für das vorgeschlagene Verfahren der Anwendung des Prüfprodukts oder ähnlicher Produkte oder Therapien relevant sein. Dabei handelt es sich um eine wissenschaftliche Tätigkeit, die mit Sorgfalt und Objektivität in Übereinstimmung mit wissenschaftlichen Standards durchgeführt werden muss (siehe Literaturhinweise [6] und [9]).

Die Ergebnisse der klinischen Bewertung und der Risikobewertung müssen bei der Festlegung der erforderlichen klinischen Entwicklungsstadien (siehe Anhang I) und der Begründung für das optimale Design der klinischen Prüfung herangezogen werden. Sie müssen darüber hinaus bei der Ermittlung relevanter Endpunkte und Störfaktoren berücksichtigt werden und dienen als Begründung für die Auswahl der Kontrollgruppe(n) und gegebenenfalls des Komparators/der Komparatoren, für die Durchführung einer Randomisierung oder Verblindung sowie für die Anwendung anderer Methoden zur Minimierung von Verzerrungen.

Die klinische Prüfung muss so ausgelegt sein, dass bewertet werden kann, ob das Prüfprodukt für den Zweck/die Zwecke und die Population(en) geeignet ist, für die es vorgesehen ist. Sie muss so angelegt sein, dass sichergestellt ist, dass die gewonnenen Ergebnisse klinisch relevant und wissenschaftlich valide sind und die Ziele der klinischen Prüfung betreffen, insbesondere die Ermittlung des Nutzen-Risiko-Profils des Prüfprodukts.

Bei der Planung jeder klinischen Prüfung eines Medizinprodukts sind verschiedene Faktoren von Bedeutung, wie z. B. allgemeine Überlegungen zu den Ursachen von Verzerrungen und deren Minimierung sowie spezielle Überlegungen im Zusammenhang mit den Zielen der klinischen Prüfung, der Auswahl der Prüfungsteilnehmer, der Endpunkte hinsichtlich der Prüfungsteilnehmer, der Stratifizierung, der Auswahl der Prüfstelle sowie zum vergleichenden Design der klinischen Prüfung (siehe A.6 und A.7).

Die klinische Prüfung sollte so ausgelegt sein, dass sie die Bestätigung der im Risikomanagementbericht dargestellten Nutzen-Risiko-Analyse für das Prüfprodukt erlaubt.

ANMERKUNG 1 Die Notwendigkeit, eine klinische Prüfung durchzuführen, um die regulatorischen Anforderungen zu erfüllen, kann durch die anwendbaren nationalen Bestimmungen festgelegt werden.

ANMERKUNG 2 Die Anforderungen an eine klinische Bewertung können Gegenstand nationaler Bestimmungen sein (siehe Literaturhinweise [5] und [8]).

ANMERKUNG 3 Alle Informationen hierzu können den Literaturhinweisen [9], [10] und [13] entnommen werden.

6.4 Klinischer Prüfplan (CIP)

Der CIP muss die in Anhang A festgelegten Angaben enthalten.

Im CIP müssen die Ziele der klinischen Prüfung klar dargestellt sein. Das vorgeschlagene Design muss unter Berücksichtigung wissenschaftlicher und ethischer Grundsätze ausreichend begründet sein. Das/die Ziel(e) der Prüfung entscheidet(n), ob ein exploratives oder ein konfirmatorisches Design sachgerecht ist, um sicherzustellen, dass die Ziele der klinischen Prüfung erreicht werden können.

Der CIP und alle späteren Änderungen des CIP werden vom Sponsor in Absprache mit dem Biostatistiker, falls betroffen, erstellt, zwischen dem Sponsor und dem koordinierenden Prüfer vereinbart, von allen Hauptprüfern angenommen und mit einer Begründung zu jeder Änderung dokumentiert.

6.5 Prüferbroschüre (IB)

Der Zweck der Prüferbroschüre besteht darin, dem Hauptprüfer und dem Team an der Prüfstelle ausreichende Sicherheits- oder Leistungsdaten aus vorklinischen Prüfungen oder klinischen Prüfungen bereitzustellen, um die Anwendung am Menschen für das in dem CIP festgelegte Prüfprodukt zu begründen. Die Prüferbroschüre muss während der Dauer der klinischen Prüfung aktualisiert werden, sobald wichtige neue Informationen zur Verfügung stehen (z. B. eine erhebliche Änderung des Risikos usw.). Kommt es im Verlauf einer klinischen Prüfung zu einer Änderung des Designs des Prüfprodukts, muss die IB aktualisiert werden und es muss eine Begründung für die Änderung sowie gegebenenfalls eine Aktualisierung des IB-Abschnitts zum Risikomanagement aufgenommen werden.

Der/die Hauptprüfer muss/müssen den Erhalt der IB und aller nachfolgenden Änderungen schriftlich bestätigen und muss/müssen alle darin enthaltenen Informationen vertraulich behandeln.

Die IB muss die in Anhang B aufgeführten Informationen enthalten.

6.6 Prüfbögen (CRFs)

Die CRFs sind zu entwickeln, um die Daten jedes aufgenommenen Prüfungsteilnehmers entsprechend der Forderung des CIP zu erfassen. Die CRFs müssen Angaben zum Befinden jedes Prüfungsteilnehmers beim Eintritt und im Verlauf der klinischen Prüfung, zum Kontakt mit dem Prüfprodukt sowie zu allen weiteren Therapien umfassen (siehe Anhang C).

Darüber hinaus kann ein Leitfaden zum Ausfüllen der CRFs entwickelt werden, der den Mitarbeitern an den Prüfstellen Anweisungen zum korrekten Ausfüllen, Korrigieren und Unterzeichnen der CRFs gibt sowie die Anforderungen an den Umgang mit Abweichungen bei der klinischen Prüfung oder fehlenden Daten enthält, sodass weniger Rückfragen zu Daten durch den Sponsor erforderlich sind.

Ein Verfahren muss vorliegen, mit dem sichergestellt wird, dass im Falle erforderlicher Änderungen des CIP der Sponsor die Prüfbögen überprüfen muss, um festzustellen, ob deren Änderung ebenfalls erforderlich ist.

6.7 Monitoringplan

Der Sponsor muss den Umfang und die Art des Monitorings festlegen, die auf Grundlage der Risikobeurteilung (siehe 6.2) für die klinische Prüfung geeignet sind. Der Umfang und die Art des Monitorings, einschließlich der Strategie der Verifizierung der Quelldaten gegenüber einer zentralisierten Datenüberprüfung (Beurteilung ohne Besuch der Prüfstelle), des Schutzes der Prüfungsteilnehmer und einer zeitnahen Berichterstattung, müssen sich auf das Ziel, das Design, die Komplexität, die Größe, die kritischen Datenpunkte und Endpunkte der klinischen Prüfung und das Ausmaß der Abweichung von der üblichen klinischen Praxis stützen – risikobasiertes Monitoring.

ANMERKUNG 1 Monitoringverfahren können zwischen Ländern unterschiedlich sein, und die Verfahren für die Verifizierung der Quelldaten unterliegen nationalen oder regionalen Bestimmungen im Zusammenhang mit dem Schutz personenbezogener Daten.

ANMERKUNG 2 Aktivitäten des zentralisierten Monitorings können u. a. die Untersuchung der Datenqualität, Fernkontakte mit der Prüfstelle, erneute Stellungnahmen durch die EK, Prüfung von unerwünschten Ereignissen, DMC-Überprüfungen und Verwendungsnachweise für das Prüfprodukt sein.

Im Allgemeinen besteht die Notwendigkeit eines Vor-Ort-Monitorings während der gesamten klinischen Prüfung. Ein zentralisiertes Monitoring kann zusätzlich als Ergänzung des Vor-Ort-Monitorings durchgeführt werden. In Ausnahmefällen kann der Sponsor festlegen, dass ein zentralisiertes Monitoring zusammen mit Verfahren wie dokumentierten Prüferschulungen und Zusammenkünften/Konferenzen, einer umfassenden schriftlichen Anleitung oder Telefongesprächen eine angemessene Durchführung der klinischen Prüfung sicherstellen kann. Unter diesen Umständen muss der Sponsor eine Begründung liefern, warum auf die Überprüfung der Quelldaten verzichtet werden kann. Darüber hinaus muss der Sponsor sicherstellen, dass die Prozesse der Datenaufzeichnung, Dateneingabe, Berichterstellung sowie die diesbezüglichen Anforderungen klar festgelegt sind, einen zeitnahen Zugriff auf die klinischen Daten sicherstellen und die Dokumentation unterstützen.

Der Sponsor muss durch die Überwachung der klinischen Prüfung und eine zeitnahe Meldung von unerwünschten Ereignissen sicherstellen, dass unvorhergesehene unerwünschte Wirkungen des Produkts erkannt und schnell untersucht werden, sodass nötigenfalls zusätzliche Risikokontrollmaßnahmen umgesetzt werden können (siehe 7.4.4).

Die Ergebnisse der Risikobeurteilung müssen zum Erstellen eines risikobasierten Monitoringplans und einer unterstützenden Begründung verwendet werden. Der Monitoringplan muss Folgendes beschreiben:

a) die mit der klinischen Prüfung verbundenen Risiken (siehe 6.2.3) und zweckentsprechende Informationen über geeignete Risikokontrollmaßnahmen;

b) die Prozesse, die überwacht werden müssen, einschließlich der Daten, deren Verifizierung in den Quelldokumenten erforderlich ist;

c) die Monitoringverfahren (vor Ort, ggf. eine Kombination aus Vor-Ort- und, soweit gerechtfertigt, zentralisiertem Monitoring);

d) die Verantwortlichkeiten;

e) die Verfahren und Anforderungen für die Überwachung der Prüfung;

f) die Methoden zur Dokumentation und Kommunikation der Monitoringergebnisse;

g) die Methoden zur Einhaltung der Vorgaben;

h) den Prozess der Eskalation bei Fällen anhaltender oder außergewöhnlicher Verletzung der Vorgaben;

i) die Aspekte der klinischen Prüfung, die besonderer Aufmerksamkeit bedürfen, weil sie bei falscher oder unzureichender Durchführung den Schutz der menschlichen Prüfungsteilnehmer oder die Integrität der Daten beeinträchtigen würden;

j) die besonderen Anforderungen im Hinblick auf den Schutz personenbezogener Daten.

Der Monitoringplan muss auf das Stadium der klinischen Entwicklung und die Art der klinischen Prüfung zugeschnitten sein (siehe Literaturhinweis [11]).

6.8 Auswahl der Prüfstelle

Der Sponsor muss vor dem Beginn des Prozesses zur Qualifizierung der Prüfstelle die für die erfolgreiche Durchführung der klinischen Prüfung erforderlichen Kriterien festlegen, betreffend u. a. die nötige Ausstattung der Prüfstelle, die Qualifikation des Hauptprüfers und die Art des Umfeldes (z. B. Krankenhaus vs. häusliches Umfeld).

Die Einrichtungen der Prüfstelle sollten den Einrichtungen ähnlich sein, die für die bestimmungsgemäße Verwendung des/der Prüfprodukts/Prüfprodukte erforderlich sind, obgleich an Prüfstellen während der klinischen Prüfung u. U. zusätzliche Ausrüstung und Möglichkeiten benötigt werden, um sicherzustellen, dass die notwendigen Sicherheitsvorkehrungen getroffen sind.

Vor Beginn der klinischen Prüfung müssen die Qualifikationen des/der Hauptprüfer(s) und die Eignung der Prüfstelle(n) überprüft und in einem Auswahlbericht zur Prüfstelle dokumentiert werden. Die Begründung für die Auswahl einer Prüfstelle muss dokumentiert werden.

ANMERKUNG Die Begründung zur Auswahl der Prüfstelle kann auf den vorherigen Erfahrungen des Sponsors mit dem Hauptprüfer oder der Prüfstelle basieren.

6.9 Vereinbarung(en)

Zwischen dem Sponsor, dem/den Hauptprüfer/n bzw. der Prüfstelle(n) und gegebenenfalls sonstigen beteiligten Parteien (z. B. Prüfern, Auftragsforschungsinstituten und Hauptlaboratorien) muss eine Vereinbarung bestehen, in der die Verantwortlichkeiten der Parteien während der klinischen Prüfung festgelegt sind. Alle Vereinbarungen müssen schriftlich vorliegen und von allen beteiligten Parteien unterzeichnet und datiert werden.

Die Vereinbarung muss Situationen angeben, in denen sich die Parteien aufgrund ihrer Teilnahme an der klinischen Prüfung die regulatorischen Verantwortlichkeiten mit dem Sponsor teilen.

6.10 Kennzeichnung

Auf dem Prüfprodukt, der Gebrauchsanweisung oder der Verpackung muss angegeben sein, dass das Prüfprodukt ausschließlich zur Verwendung in einer klinischen Prüfung bestimmt ist, es sei denn, dies ist nicht erforderlich (siehe I.7).

ANMERKUNG Siehe ISO 15223-1 sowie nationale oder regionale Bestimmungen für weitergehende Informationen zur Kennzeichnung.

6.11 Datenüberwachungskomitee (DMC)

Der Sponsor muss die Einrichtung eines DMCs vor Beginn der klinischen Prüfung in Erwägung ziehen.

Die Entscheidung zum Einrichten eines DMCs muss sich aus der Risikobewertung ergeben und sowohl die Risiken in Verbindung mit der Anwendung des Prüfprodukts als auch in Verbindung mit der Beteiligung der Prüfungsteilnehmer an der klinischen Prüfung umfassen.

Die Hauptaufgabe des DMCs muss im CIP beschrieben sein.

Der Sponsor oder das DMC muss eine Satzung erstellen, um u. a. Folgendes zu dokumentieren:

a) die Verantwortlichkeiten und Umfang der Tätigkeiten des DMCs;

b) die Häufigkeit, die Form und die Dokumentierung seiner Treffen;

c) Vorkehrungen für den Umgang mit Notfallsituationen.

ANMERKUNG Weitere Informationen zur Einrichtung eines DMCs und zum Inhalt der Satzung siehe Literaturhinweis [16].

7 Durchführung der klinischen Prüfung

7.1 Allgemeines

Die klinische Prüfung muss in Übereinstimmung mit dem CIP durchgeführt werden.

Die klinische Prüfung darf nicht vor dem Erhalt der schriftlichen nicht ablehnenden Bewertung/ Stellungnahme der EK beginnen und, wenn gefordert, vor dem Erhalt der Genehmigung durch die Aufsichtsbehörden der Länder, in denen die klinische Prüfung durchgeführt wird.

Der Sponsor muss während der gesamten klinischen Prüfung ein fortlaufendes Risikomanagement sicherstellen, wobei alle Aspekte im Zusammenhang mit dem Prüfprodukt, den im CIP geforderten klinischen Verfahren und dem Prüfungsprozess berücksichtigt werden müssen (siehe 6.2 und 7.4.4).

7.2 Erstbesuch der Prüfstelle

Zu Beginn der klinischen Prüfung muss durch den Sponsor oder Monitor ein Erstbesuch jeder teilnehmenden Prüfstelle oder alternativ ein Treffen der Prüfer durchgeführt und dokumentiert werden (siehe 9.2.4.4). Es muss ein Protokoll angelegt werden, in dem die Namen, die Abzeichnungskürzel, Unterschriften, Funktionen und die für den Hauptprüfer vorgesehenen Autorisierungen sowie die Mitglieder des Teams an der Prüfstelle aufgeführt sind.

ANMERKUNG Je nach Typ und Komplexität der klinischen Prüfung und der damit verbundenen Risiken kann der Erstbesuch einer Prüfstelle in Form eines Telefongesprächs oder einer anderen Art der Kommunikation erfolgen, wie in der risikobasierten Monitoringstrategie festgelegt.

7.3 Monitoring der Prüfstelle

Die Durchführung der klinischen Prüfung muss in Übereinstimmung mit dem Monitoringplan überwacht werden (siehe 6.7 und 9.2.4).

Die Ergebnisse aller Monitoringtätigkeiten (vor Ort [siehe 9.2.4.7] und zentralisiert) müssen dokumentiert werden.

7.4 Unerwünschte Ereignisse und Produktmängel

7.4.1 Signale, die Sofortmaßnahmen erforderlich machen

Signale durch unerwünschte Ereignisse oder Produktmängel, die auf eine schwerwiegende Gesundheitsgefahr hinweisen könnten, können entweder vom Sponsor oder vom Hauptprüfer festgestellt werden, die Beurteilung erfolgt jedoch durch den Sponsor.

Jedes Auftreten einer schwerwiegenden Gesundheitsgefahr kann ein spezielles Berichtsverfahren entsprechend den in 9.2.5 beschriebenen regulatorischen Anforderungen erforderlich machen.

7.4.2 Unerwünschte Ereignisse

Alle unerwünschten Ereignisse sowie etwaige neue Informationen über diese müssen während der gesamten klinischen Prüfung zeitnah dokumentiert werden und entsprechend 9.2.5 und 10.8 gemeldet werden (zur Kategorisierung unerwünschter Ereignisse siehe Anhang F).

ANMERKUNG 1 Dies schließt unerwünschte Ereignisse ein, die im CIP als kritisch für die Bewertung der Ergebnisse der klinischen Prüfung angegeben sind.

ANMERKUNG 2 Unerwünschte Ereignisse, die Anwender oder andere Personen betreffen, können, unter Berücksichtigung der Datenschutzregelungen (siehe 7.7), getrennt von unerwünschten Ereignissen, die Prüfungsteilnehmer betreffen, gemeldet werden.

ANMERKUNG 3 Für die Meldung von unerwünschten Ereignissen während klinischer Prüfungen nach dem Inverkehrbringen können bestimmte nationale Bestimmungen gelten.

Alle unerwünschten Ereignisse sind in einem Zwischenbericht oder Abschlussbericht der klinischen Prüfung anzugeben.

7.4.3 Produktmängel

Alle Produktmängel eines Prüfprodukts müssen während der gesamten klinischen Prüfung dokumentiert werden und vom Sponsor in Übereinstimmung mit schriftlich niedergelegten Verfahren zum Umgang mit einem nichtkonformen Produkt gehandhabt werden. Der Sponsor muss gegebenenfalls geeignete Korrektur- und Vorbeugungsmaßnahmen ergreifen, um die Sicherheit der Prüfungsteilnehmer, Anwender und sonstiger Personen zu wahren. Produktmängel des Komparators müssen gegebenenfalls dokumentiert werden.

Der Sponsor muss für die sichere Rückführung des von dem Produktmangel betroffenen Prüfprodukts Sorge tragen (siehe 7.9).

Produktmängel, die nicht zu einem unerwünschten Ereignis geführt haben, aber zu einer schwerwiegenden unerwünschten Wirkung des Produkts geführt haben könnten, wenn entweder

a) keine geeignete Maßnahme ergriffen worden wäre,

b) nicht eingegriffen worden wäre oder

c) wenn die Umstände weniger glücklich gewesen wären,

müssen wie in 9.2.5 und 10.8 beschrieben gemeldet werden. Gegebenenfalls müssen Analysen gebrauchter oder explantierter Prüfprodukte zur Gewinnung unterstützender Informationen durchgeführt werden.

7.4.4 Risikobewertungsprozess für potenzielle nicht akzeptable Risiken

Im Verlauf einer klinischen Prüfung auftretende Risiken müssen wie folgt gehandhabt werden (siehe Bild H.1).

a) Jede Person, die ein Ereignis feststellt oder eine Information erhält, das/die einen Einfluss auf die Sicherheit der Prüfungsteilnehmer, Anwender oder anderer Personen haben könnte, ist verpflichtet, den Hauptprüfer und den Sponsor über ihre Bedenken zu informieren.

b) Risiken werden anhand festgelegter Risikotoleranzgrenzen überwacht.

c) Wenn bedenkliche Umstände festgestellt wurden, muss vom Sponsor in Absprache mit dem Hauptprüfer und gegebenenfalls anderen Beratern eine vorläufige Risikoanalyse durchgeführt werden. Die vorläufige Risikoanalyse kann Folgendes ergeben.

   1) Die neuen Informationen spiegeln sich bereits ausreichend in der vorhandenen Risikobewertung wider und die einzelnen Restrisiken sowie das Gesamtrestrisiko für Prüfungsteilnehmer, Anwender und sonstige Personen bleiben akzeptabel. Der Sponsor muss sicherstellen, dass eine Begründung hierfür in die Dokumentation zur klinischen Prüfung aufgenommen wird.

   2) Wurde ein nicht akzeptables Risiko oder eine schwerwiegende Gesundheitsgefahr erkannt, muss der Sponsor die klinische Prüfung möglichst umgehend unterbrechen und die vorläufige Risikoanalyse muss dokumentiert und den interessierten Partien mitgeteilt werden, wie in 8.2.1 vorgeschrieben, während weitere Untersuchungen durchgeführt werden.

d) Wenn die vorläufige Risikoanalyse zur Feststellung eines möglicherweise nicht akzeptablen Risikos geführt hat, muss der Sponsor geeignete Maßnahmen für eine umfassende Risikobewertung in Übereinstimmung mit ISO 14971 treffen. Gegebenenfalls sollte ein DMC oder Experten zur Beratung hinzugezogen werden, oder die Risikobewertung durchführen (siehe 8.2.1).

e) Die umfassende Risikobewertung kann Folgendes ergeben.

1) Die neuen Informationen spiegeln sich bereits ausreichend in der vorhandenen Risikobewertung wider und die einzelnen Restrisiken sowie das Gesamtrestrisiko für Prüfungsteilnehmer, Anwender und sonstige Personen bleiben akzeptabel. Der Sponsor muss sicherstellen, dass eine Begründung hierfür in die Dokumentation zur klinischen Prüfung aufgenommen wird und dass vor der Fortsetzung der klinischen Prüfung die erforderlichen Maßnahmen ergriffen werden (siehe 8.2.2).

2) Es können Korrekturmaßnahmen ergriffen werden, wie z. B. die folgenden:

i) wenn die Korrekturmaßnahmen die Validität der klinischen Prüfung nicht beeinflussen, muss der Sponsor die Nutzen-Risiko-Analyse überprüfen, um eine Fortsetzung der klinischen Prüfung zu rechtfertigen; vor der Wiederaufnahme der klinischen Prüfung müssen die erforderlichen Maßnahmen ergriffen werden (siehe 8.2.2); siehe Bild H.1 zu den Auswirkungen auf die Dokumente der klinischen Prüfung;

ii) wenn die Korrekturmaßnahmen die Validität der klinischen Prüfung beeinflussen, muss die klinische Prüfung beendet werden.

3) Wenn keine Korrekturmaßnahmen durchgeführt werden können, muss die klinische Prüfung beendet werden.

7.5 Dokumente zur klinischen Prüfung und Dokumentation

7.5.1 Änderungen

Die IB, der CIP, die CRFs, die Patienten- oder Probandeninformation und Einwilligungserklärung sowie alle weiteren Informationen für Prüfungsteilnehmer oder sonstige Dokumente zur klinischen Prüfung, wie die Gebrauchsanweisung, müssen erforderlichenfalls während der gesamten klinischen Prüfung in Übereinstimmung mit schriftlich niedergelegten Verfahren für die Kontrolle von Dokumenten und Dokumentenänderungen aktualisiert werden.

Die Dokumentation der Änderungen muss eine Beschreibung der Änderungen, eine Begründung für die Änderungen und Angaben zu ihrem möglichen Einfluss auf die Leistungsfähigkeit, Wirksamkeit, Sicherheit oder andere Endpunkte umfassen sowie eine Auflistung der betroffenen Dokumente.

Beabsichtigte Änderungen am CIP müssen überprüft werden und, wenn nicht ausdrücklich anders angegeben, ebenfalls von den in 6.4 genannten Parteien die Zustimmung erhalten. Die Änderungen des CIP und der Patienten- oder Probandeninformation und Einwilligungserklärung für Prüfungsteilnehmer müssen, sofern gefordert, der EK und gegebenenfalls den Aufsichtsbehörden mitgeteilt oder durch sie bestätigt werden (siehe 5.6.4). Die Versionsnummer und das Datum der Änderungen müssen dokumentiert werden.

Wenn die Änderung die Integrität der klinischen Prüfung beeinflusst, müssen die vor und nach der Änderung gesammelten Daten statistisch analysiert werden, um den Effekt der Änderung auf die Analyse der Leistungsfähigkeit, der Wirksamkeit und der Sicherheit zu beurteilen. Diese Analyse muss in den klinischen Prüfbericht aufgenommen werden.

7.5.2 Liste zur Identifizierung der Prüfungsteilnehmer

An jeder Prüfstelle muss eine Liste aller dort in die klinische Prüfung aufgenommenen Prüfungsteilnehmer, mit dem Identifizierungscode, verknüpft mit dem Namen oder einer alternativen Identifizierung des Prüfungsteilnehmers oder Kontaktinformationen, geführt werden.

ANMERKUNG Je nach Design der klinischen Prüfung kann an der Prüfstelle eine Liste geführt werden, die alle für eine mögliche Aufnahme in die klinische Prüfung vorausgewählten Personen enthält.

7.5.3 Quelldokumente

Während der gesamten klinischen Prüfung müssen von den Mitgliedern des Teams an der Prüfstelle Quelldokumente erstellt und aufbewahrt werden. Die Art und der Aufbewahrungsort dieser Quelldokumente müssen dokumentiert werden.

7.6 Zusätzliche Mitglieder des Teams an der Prüfstelle

An neuen oder bestehenden Prüfstellen darf wiederholt neues Personal eingestellt werden. Neues Personal sollte seine Tätigkeit erst aufnehmen, wenn es im Hinblick auf die Anforderungen der klinischen Prüfung ausreichend geschult wurde. Diese Schulung muss dokumentiert werden. Die Namen, die Abzeichnungskürzel, Unterschriften, Funktionen und die für das neue Personal vorgesehenen Autorisierungen müssen dokumentiert werden.

ANMERKUNG Bevor neue Mitglieder des Teams an der Prüfstelle ihre Aufgaben übernehmen, kann zusätzlich zur internen Dokumentation dieser Aufgaben und einer Schulung der neuen Mitglieder die Zustimmung der EK erforderlich sein.

7.7 Privatsphäre des Prüfungsteilnehmers und Vertraulichkeit der Daten

Während der klinischen Prüfung ist jederzeit durch alle beteiligten Parteien die Vertraulichkeit der Daten sicherzustellen. Alle Daten sind gegen unberechtigten Zugriff zu schützen.

In Berichten und bei der Veröffentlichung von Daten müssen der Schutz der Privatsphäre aller Prüfungsteilnehmer und die Vertraulichkeit ihrer Angaben sichergestellt werden.

Der Hauptprüfer oder die Prüfstelle muss während und nach der klinischen Prüfung für Monitoring, Audits, Überprüfungen durch die EK und Einsichtnahme durch zuständige Behörden direkten Zugang zu den Quelldaten ermöglichen. Sofern gefordert, muss der Hauptprüfer oder die Prüfstelle vor Beginn der klinischen Prüfung eine Erlaubnis für den direkten Zugang zu Quelldokumenten von dem Prüfungsteilnehmer, der Krankenhausverwaltung und den nationalen Aufsichtsbehörden erhalten.

7.8 Kontrolle der Dokumente und Daten

7.8.1 Rückverfolgbarkeit von Dokumenten und Daten

Alle Dokumente und Daten müssen so erarbeitet und aufbewahrt werden, dass ihre Zuverlässigkeit, Integrität, Kontrolle und Rückverfolgbarkeit sichergestellt ist. Alle Dokumente und nachfolgenden Fassungen im Zusammenhang mit der klinischen Prüfung müssen identifizierbar und rückverfolgbar sein und in geeigneter Weise aufbewahrt werden, so dass sie den vollständigen Ablauf der klinischen Prüfung wiedergeben. Gegebenenfalls muss die Richtigkeit von Übersetzungen garantiert und dokumentiert werden.

Der Prüfer muss die Richtigkeit, Zuordnung, Vollständigkeit, Lesbarkeit und die Aktualität der dem Sponsor übermittelten Daten in den CRFs und allen geforderten Berichten sicherstellen. Alle Kopien der aufbewahrten ursprünglichen Quelldokumente müssen beglaubigt werden, was durch eine datierte Unterschrift eines der Mitglieder des Teams an der Prüfstelle anzuzeigen ist, sofern sie nicht durch einen validierten Prozess erstellt wurden. An die Erfassung, Überprüfung und Speicherung elektronischer Quelldaten sollten besondere Anforderungen gestellt werden, um deren Zuverlässigkeit, Qualität, Integrität und Rückverfolgbarkeit sicherzustellen (siehe Literaturhinweis [12]).

Wenn die Zuweisung zu den Behandlungsgruppen in irgendeiner Weise verblindet/ausgeblendet ist, muss diese Verblindung während der gesamten klinischen Prüfung sichergestellt bleiben, auch bei der Dateneingabe und -verarbeitung. Schriftlich niedergelegte Verfahren zum Decodieren verblindeter/ausgeblendeter Zuweisungen bei klinischen Prüfungen müssen befolgt werden.

7.8.2 Aufzeichnen von Daten

Die in den CRFs angegebenen Daten müssen aus Quelldokumenten entnommen werden und mit diesen Quelldokumenten übereinstimmen. Abweichungen müssen schriftlich begründet werden. Im CIP muss festgelegt werden, welche Daten direkt in den CRFs aufgezeichnet werden können.

ANMERKUNG 1 Ob eine direkte Eingabe von Quelldaten in den CRF akzeptabel ist, kann den speziellen Anforderungen eines Krankenhauses an die Dokumentation unterliegen.

ANMERKUNG 2 Daten, die direkt in den CRF eingegeben werden können, können auch im Monitoringplan dokumentiert werden.

Der CRF muss durch den Hauptprüfer oder seine(n)/ihre(n) autorisierten Vertreter unterzeichnet und datiert werden. Jede Änderung oder Korrektur an Daten, die in einem Prüfbogen berichtet wurden, muss datiert, mit den Abzeichnungskürzeln versehen und, sofern erforderlich, erläutert werden, und darf den ursprünglichen Eintrag nicht verdecken (d. h. eine Zugriffsprotokollierung ist sicherzustellen). Dies gilt sowohl für schriftliche als auch elektronische Änderungen oder Korrekturen.

Der Sponsor muss

a) dem Hauptprüfer oder seinem autorisierten Vertreter eine Anleitung zur Durchführung solcher Korrekturen zur Verfügung stellen; der Sponsor muss über schriftlich niedergelegte Verfahren verfügen, die sicherstellen, dass Änderungen oder Korrekturen an CRFs dokumentiert werden, notwendig sowie lesbar und rückverfolgbar sind und vom Hauptprüfer oder seinem autorisierten Vertreter gebilligt werden; es müssen Aufzeichnungen über diese Änderungen und Korrekturen geführt werden,

b) sicherstellen, dass ein Vergleich zwischen den ursprünglichen Daten und Beobachtungen mit den verarbeiteten Daten möglich ist, wenn die Daten bei der Verarbeitung transformiert werden,

c) einen eindeutigen Identifikationscode für die Prüfungsteilnehmer verwenden, der die Identifikation aller zu sämtlichen Prüfungsteilnehmern angegebenen Daten ermöglicht. Die Verknüpfung zwischen dem Code und den Prüfungsteilnehmern muss vom Hauptprüfer an einem sicheren Ort aufbewahrt werden.

7.8.3 Elektronische klinische Datensysteme

Die Validierung von elektronischen klinischen Datensystemen ist erforderlich, um die Authentizität, Richtigkeit, Zuverlässigkeit und Konstanz der vorgesehenen Leistung des Datensystems von der Entwicklung bis zur Außerbetriebnahme oder Umstellung auf ein neues System beurteilen zu können.

Diese Anforderungen gelten für alle in 3.21 definierten elektronischen Aufzeichnungen, einschließlich elektronischer CRFs, elektronischer Systeme zur Eingabe und Verarbeitung von Daten aus Papier-CRFs, die von den Prüfstellen erhalten wurden, sowie anderer elektronischer Systeme, die bei der klinischen Prüfung erforderlich sind.

Wenn elektronische klinische Datenbanken oder elektronische klinische Datensysteme verwendet werden, müssen schriftlich niedergelegte Verfahren eingeführt werden, um

a) das Vorgehen bei der Systemvalidierung und Funktionstests, der Datenerfassung und -handhabung, der Systemwartung, Maßnahmen zur Systemsicherheit, der Kontrolle von Änderungen, der Datensicherung und -wiederherstellung, der Notfallplanung und der Außerbetriebnahme zu beschreiben,

b) Anforderungen an das elektronische klinische Datensystem zum Erfassen und Verarbeiten der Daten zu erstellen und zu dokumentieren,

c) zu verifizieren und zu validieren, dass die Anforderungen an das elektronische klinische Datensystem durchweg eingehalten werden können,

d) die richtige Zuordnung, Vollständigkeit, Zuverlässigkeit, Widerspruchsfreiheit und Logik der eingegebenen Daten sicherzustellen,

e) die Richtigkeit der Berichte sicherzustellen,

f) sicherzustellen, dass Datenänderungen dokumentiert werden und dass es nicht zum Löschen eingegebener Daten kommt, d. h. eine Zugriffs-, Daten- und Änderungsprotokollierung durchzuführen,

ANMERKUNG Nationale Bestimmungen zum Datenschutz können eine Löschung vorschreiben.

g) ein Sicherheitssystem zu unterhalten, das einen unberechtigten Zugriff auf die Daten verhindert, sowohl intern als auch extern,

h) eine Aufstellung der Einzelpersonen zu führen, die Zugriff auf das elektronische klinische Datensystem haben, sowie der Zugangsdaten und der Rechte, die jedem Anwender eingeräumt und entzogen wurden,

i) die Richtigkeit und Vollständigkeit der dem Sponsor in den CRFs übermittelten Daten sicherzustellen, indem der Hauptprüfer oder ein autorisierter Vertreter eine Unterschrift leistet,

j) eine angemessene Sicherung, Aufbewahrung und Rückholbarkeit der Daten zu unterhalten,

k) Anwender in der Anwendung des Systems zu schulen, und

l) gegebenenfalls die Verblindung sicherzustellen (z. B. die Verblindung bei der Dateneingabe und -verarbeitung aufrechtzuerhalten).

7.9 Verwendungsnachweis für das Prüfprodukt

Der Zugang zu den Prüfprodukten ist zu kontrollieren und die Prüfprodukte dürfen nur in der klinischen Prüfung und in Übereinstimmung mit dem CIP verwendet werden.

Der Sponsor muss Aufzeichnungen aufbewahren, die den physischen Standort aller Prüfprodukte aus einer Lieferung von Prüfprodukten an die Prüfstelle bis zur Rückführung oder Entsorgung dokumentieren. Der Sponsor muss über Anweisungen zur sicheren Rückführung oder Entsorgung von Prüfprodukten, einschließlich möglicherweise gefährlicher Produkte, verfügen und gegebenenfalls geeignete Verpackungsmaterialien zur Verfügung stellen. Der Hauptprüfer oder ein autorisierter Vertreter muss Aufzeichnungen aufbewahren, die Folgendes dokumentieren:

a) Name(n) der Person(en), die das Produkt erhalten, rückgeführt oder entsorgt hat/haben;

b) das Annahmedatum, die Identifizierung und die Menge jedes Prüfprodukts (Chargennummer/Seriennummer oder eindeutiger Code);

c) das Verfallsdatum, sofern zutreffend;

d) das Datum bzw. die Daten der Anwendung;

e) die Identifizierung des Prüfungsteilnehmers;

f) sofern zutreffend, das Datum der Rückführung/Explantation aus dem Prüfungsteilnehmer;

g) das Datum der Rückführung nicht verwendeter, verfallener oder nicht funktionsfähiger Prüfprodukte, sofern zutreffend;

h) sofern zutreffend, das Datum und die Dokumentation der Entsorgung der Prüfprodukte nach Anweisung des Sponsors.

Für den gesamten Prozess des Verwendungsnachweises müssen schriftlich niedergelegte Verfahren eingeführt werden.

7.10 Erfassung der Prüfungsteilnehmer

Alle in die klinische Prüfung einbezogenen Prüfungsteilnehmer (einschließlich Prüfungsteilnehmer, die aus der Prüfung ausgeschieden sind oder sich den Nachuntersuchungen entziehen) sind zu erfassen und zu dokumentieren.

Wenn ein Prüfungsteilnehmer seine Teilnahme an der klinischen Prüfung beendet, müssen die Gründe dokumentiert werden. Der Prüfer kann vorhandene Daten verwenden und den Prüfungsteilnehmer um seine Erlaubnis bitten, Nachbeobachtungsdaten über seinen Zustand/seine Erkrankung erfassen zu dürfen, einschließlich Informationen über die klinische Leistungsfähigkeit, Wirksamkeit und Sicherheit des Produkts. Wird die Erlaubnis erteilt, müssen die betreffenden Daten in den klinischen Prüfbericht aufgenommen werden.

ANMERKUNG Die Erfassung von Nachbeobachtungsdaten von Prüfungsteilnehmern, die aus der Studie ausgeschieden sind, kann nationalen Bestimmungen unterliegen.

7.11 Auditierung

Audits dürfen durchgeführt werden, um die Übereinstimmung der Durchführung der klinischen Prüfung mit dem CIP, schriftlich niedergelegten Verfahren, diesem Dokument und den geltenden gesetzlichen Anforderungen zu beurteilen (siehe Anhang J). Diese Audits dürfen alle beteiligten Parteien, Systeme, Prozesse und Einrichtungen einschließen und erfolgen unabhängig und getrennt von Qualitätskontrollen oder vom routinemäßigen Monitoring.

Ein Audit kann durchgeführt werden

a) als ein Routinebestandteil des Qualitätssicherungsprogramms des Sponsors,

b) um die Wirksamkeit der Monitoringaktivitäten zu beurteilen,

c) beim Auftreten von schwerwiegenden oder wiederholten Abweichungen vom CIP oder bei dem Verdacht des Betrugs,

d) um eine Prüfstelle „inspektionsbereit" zu machen, d. h. die Prüfstelle für eine mögliche Inspektion durch eine Aufsichtsbehörde vorzubereiten,

e) wenn es von der Aufsichtsbehörde gefordert oder empfohlen wird.

Die Auditoren müssen durch Schulungen und Erfahrung für die Durchführung der Audits qualifiziert sein und dürfen nicht an der klinischen Prüfung beteiligt sein.

Das Auditieren klinischer Prüfsysteme und -prozesse muss in Übereinstimmung mit den schriftlich niedergelegten Verfahren oder mit einem speziellen Plan durchgeführt werden, worin der Gegenstand und die Häufigkeit von Audits, das Vorgehen bei Audits sowie die Form und der Inhalt von Auditberichten und Audit-Zertifikaten ausgeführt sind.

Der Plan oder die Verfahren für ein Audit einer klinischen Prüfung müssen sich an der Bedeutung der klinischen Prüfung, der Anzahl der Prüfungsteilnehmer in der klinischen Prüfung, dem Typ und der Komplexität der klinischen Prüfung, dem Gefährdungsgrad für die Prüfungssteilnehmer und etwaigen erkannten Problemen orientieren.

Die Auditergebnisse müssen dokumentiert und den betroffenen Parteien mitgeteilt werden. Gegebenenfalls muss in den Unterlagen des Sponsors ein Audit-Zertifikat aufbewahrt werden.

8 Unterbrechung, Beendigung und Abbruch der klinischen Prüfung

8.1 Abschluss der klinischen Prüfung

Als Abschluss einer klinischen Prüfung muss die letzte Visite des letzten Prüfungsteilnehmers betrachtet werden, wobei auch die Nachbeobachtung im Rahmen der klinischen Prüfung abgeschlossen sein muss, gleichgültig, ob die klinische Prüfung entsprechend dem vorab festgelegten klinischen Prüfplan endet oder vorzeitig beendet wird, es sei denn, der klinische Prüfplan sieht einen anderen Zeitpunkt für das Ende der klinischen Prüfung vor.

ANMERKUNG Der Abschluss einer klinischen Prüfung kann auch als das Ende der klinischen Prüfung bezeichnet werden.

8.2 Unterbrechung oder vorzeitige Beendigung der klinischen Prüfung

8.2.1 Verfahren für die Unterbrechung oder die vorzeitige Beendigung

Der Sponsor darf die klinische Prüfung sowohl an einer einzelnen Prüfstelle als auch an sämtlichen Prüfstellen gleichzeitig infolge dokumentierter schwerwiegender Gründe, wie zum Beispiel auf Empfehlung des DMC, vorzeitig beenden oder aussetzen.

Ein Hauptprüfer, die EK oder die Aufsichtsbehörden dürfen die Beteiligung an einer klinischen Prüfung an denjenigen Prüfstellen unterbrechen oder vorzeitig beenden, für die sie zuständig sind.

Wenn sich während der klinischen Prüfung der Verdacht auf ein nicht akzeptables Risiko für die Prüfungsteilnehmer einstellt, einschließlich einer schwerwiegenden Gesundheitsgefahr, oder wenn eine entsprechende Anweisung der EK oder der Aufsichtsbehörden vorliegt, muss der Sponsor die klinische Prüfung unterbrechen, während das Risiko bewertet wird. Der Sponsor muss die klinische Prüfung beenden, wenn das Vorliegen eines nicht akzeptablen Risikos, das nicht kontrolliert werden kann, bestätigt wird (siehe 7.4.4 und Bild H.1).

Der Sponsor muss das Beenden oder Unterbrechen einer Beteiligung einer einzelnen Prüfstelle oder eines Prüfers an der klinischen Prüfung in Betracht ziehen, wenn beim Monitoring oder Auditing schwerwiegende oder wiederholte Abweichungen vonseiten eines Prüfers festgestellt werden.

Wenn es zu einer Unterbrechung oder der vorzeitigen Beendigung kommt, muss die beendende Partei die Entscheidung schriftlich begründen und die anderen Parteien, mit denen sie in direkter Kommunikation steht, unverzüglich informieren.

ANMERKUNG 1 Die üblichen Kommunikationswege sind Sponsor <–> Hauptprüfer oder Sponsor <–> EK und Sponsor <–> Aufsichtsbehörde.

Hauptprüfer und Sponsor müssen sich gegenseitig über jede Kommunikation, die sie von der EK oder der Aufsichtsbehörde erhalten haben, informieren.

Wenn der Sponsor die Prüfung aus irgendeinem Grund an einer einzelnen Prüfstelle unterbricht oder vorzeitig beendet, muss der Sponsor die Aufsichtsbehörde entsprechend informieren und sicherstellen, dass die EK, entweder durch den Hauptprüfer oder den Sponsor, benachrichtigt wird. Wenn die Unterbrechung oder vorzeitige Beendigung aus Gründen der Sicherheit erfolgte (siehe 7.4.4 und Bild H.1), muss der Sponsor alle weiteren Hauptprüfer informieren.

Wenn eine Unterbrechung oder eine vorzeitige Beendigung erfolgt,

a) muss der Sponsor weiterhin Ressourcen bereitstellen, um die Verpflichtungen hinsichtlich der Nachsorge der in die klinische Prüfung aufgenommenen Prüfungsteilnehmer zu erfüllen, und

b) der Hauptprüfer oder sein autorisierter Vertreter muss gegebenenfalls die an seiner Prüfstelle aufgenommenen Prüfungsteilnehmer umgehend informieren.

ANMERKUNG 2 Das Verfahren und die vorgegebene Zeitfolge dieser Kommunikation hängen von den Umständen, den erkannten Risiken und nationalen Bestimmungen ab.

Alle in 8.3 genannten Tätigkeiten müssen ebenfalls durchgeführt werden.

8.2.2 Verfahren der Wiederaufnahme der klinischen Prüfung nach einer vorübergehenden Unterbrechung

Wenn der Sponsor eine Analyse der Gründe für die Unterbrechung abschließt, notwendige Korrekturmaßnahmen durchführt und beschließt, die klinische Prüfung nach der vorübergehenden Unterbrechung wiederaufzunehmen, muss der Sponsor die Hauptprüfer, die EK und gegebenenfalls die Aufsichtsbehörde über die Begründung informieren und ihnen die Daten vorlegen, die zu dieser Entscheidung geführt haben.

ANMERKUNG Die üblichen Kommunikationswege sind Sponsor <–> Hauptprüfer oder Sponsor <–> EK und Sponsor <-> Aufsichtsbehörde.

Bevor die klinische Prüfung fortgesetzt wird, muss die Zustimmung der EK und gegebenenfalls der Aufsichtsbehörden eingeholt werden.

Wenn Prüfungsteilnehmer über die Unterbrechung informiert wurden, muss der Hauptprüfer oder sein autorisierter Vertreter sie über die Gründe der Wiederaufnahme informieren.

8.3 Planmäßige Beendigung

Im Zusammenhang mit der Beendigung müssen planmäßige Aktivitäten durchgeführt werden, um sicherzustellen, dass alle Aufzeichnungen des Hauptprüfers vollständig, alle für die Ablage beim Sponsor benötigten Dokumente zusammengestellt, bei der klinischen Prüfung übrig gebliebene Materialien entsorgt, früher festgestellte Probleme gelöst sind und alle Parteien benachrichtigt wurden.

a) Mit Abschluss der Aufzeichnungen muss sichergestellt sein, dass

   1) alle wichtigen Dokumente vollständig und auf dem neuesten Stand sind,

   2) alle CRFs vollständig sind,

   3) alle ausstehenden Rückfragen entschieden sind,

   4) der aktuelle Stand aller fortdauernden unerwünschten Ereignisse dokumentiert ist,

   5) Vorkehrungen für das Archivieren und Aufbewahren der Aufzeichnungen getroffen wurden und

   6) die Entsorgung dokumentiert ist von:

      i) Prüfprodukten;

      ii) verbliebenen Proben (z. B. Blut oder Gewebe);

      iii) sonstigen klinischen Prüfmaterialien.

b) Die Benachrichtigung umfasst:

   1) die Benachrichtigung der EK;

   2) die Benachrichtigung der Aufsichtsbehörden, falls erforderlich;

   ANMERKUNG Nationale Bestimmungen können vorschreiben, dass dies innerhalb festgelegter Fristen erfolgen muss.

   3) die Bekanntgabe des Abschlusses der klinischen Prüfung in einer öffentlich zugänglichen Datenbank (siehe 5.4).

8.4 Klinischer Prüfbericht

Nach der Beendigung der klinischen Prüfung muss ein klinischer Prüfbericht erstellt werden, auch wenn die klinische Prüfung vorzeitig beendet wurde. Der klinische Prüfbericht muss die in Anhang D festgelegten Angaben enthalten.

ANMERKUNG 1 Für die Anforderungen an die Abfassung und Vorlage des klinischen Prüfberichts können nationale Bestimmungen gelten.

a) Der klinische Prüfbericht muss in schriftlicher Form vorgelegt werden.

b) Der klinische Prüfbericht muss eine Identifizierung des Produkts (der Produkte), eine Beschreibung der Methodik und des Designs der klinischen Prüfung, alle Abweichungen vom CIP, die Datenanalyse zusammen mit allen Statistiken sowie eine kritische Bewertung der Ergebnisse im Vergleich zu den Zielen der klinischen Prüfung enthalten.

c) Die im klinischen Prüfbericht dargestellten Ergebnisse müssen auf nachvollziehbare und rückverfolgbare Weise von den in den CRFs angegebenen Daten und den mit anderen anwendbaren Datenerfassungsmethoden gewonnenen Daten abgeleitet worden sein. Es müssen Aufzeichnungen aufbewahrt werden, die dies belegen.

d) Im klinischen Prüfbericht müssen die Daten jeder Prüfstelle für alle Prüfungsteilnehmer berücksichtigt werden. Die Identität der Prüfungsteilnehmer darf aus dem klinischen Prüfbericht oder aus veröffentlichen Ergebnissen nicht erkennbar sein.

e) Der klinische Prüfbericht muss gegebenenfalls dem koordinierenden Prüfer sowie allen anderen Hauptprüfern zur Überprüfung und Kommentierung zugänglich gemacht werden. Der Sponsor muss Aufzeichnungen darüber führen und aufbewahren, dass der klinische Prüfbericht zur Überprüfung zur Verfügung gestellt wurde. Wenn ein Prüfer dem klinischen Prüfbericht vollständig oder in Teilen nicht zustimmt, sind dessen Kommentare festzuhalten und den anderen Hauptprüfern mitzuteilen.

f) Der Sponsor und der koordinierende Prüfer müssen aufgefordert werden, den Bericht zu unterzeichnen und damit ihr Einverständnis mit dem Inhalt des klinischen Prüfberichts anzuzeigen. Wenn kein koordinierender Prüfer benannt wurde, muss die Unterschrift der/des Hauptprüfer(s) eingeholt werden.

g) Der klinische Prüfbericht muss der EK und den Aufsichtsbehörden zur Verfügung gestellt werden.

h) Die Ergebnisse der klinischen Prüfung müssen in die öffentlich zugängliche Datenbank eingegeben werden, in der die klinische Prüfung registriert wurde (siehe 5.4), und publiziert werden, gleichgültig ob die Ergebnisse positiv, uneindeutig oder negativ sind, um als Richtschnur für die künftige Forschung, Produktentwicklung und medizinische Behandlung zu dienen.

ANMERKUNG 2 Eine weitere Anleitung zum Inhalt des klinischen Prüfberichts ist in Anhang D gegeben.

8.5 Risikobewertung und Schlussfolgerungen

Nach Abschluss der klinischen Prüfung sollte eine formelle Überprüfung der Risikoinformationen durchgeführt werden (siehe D.8) und in die Risikoanalyse und die klinische Bewertung aufgenommen werden, wobei in beiden Dokumenten die Schlussfolgerungen zum Nutzen-Risiko-Verhältnis aktualisiert werden sollten.

8.6 Aufbewahrung von Dokumenten

Der Sponsor und der Hauptprüfer müssen die klinischen Prüfdokumente aufbewahren. Sie müssen Maßnahmen ergreifen, um eine zufällige oder vorzeitige Vernichtung dieser Dokumente zu verhindern. Der Hauptprüfer oder Sponsor darf die Aufsicht über die Aufzeichnungen auf eine andere Person/Partei übertragen und muss die Übertragung an der Prüfstelle oder in der Einrichtung des Sponsors dokumentieren.

ANMERKUNG Eine Liste der wesentlichen Dokumente, die im Zusammenhang mit der klinischen Prüfung stehen und in den Unterlagen des Sponsors oder an der Prüfstelle aufbewahrt werden, findet sich in Anhang E.

Dokumente zur klinischen Prüfung, einschließlich, aber nicht beschränkt auf, CIP, IB, CRF und klinische Prüfberichte, sollten in die technische Produktdokumentation im Rahmen des Qualitätsmanagementsystems des Herstellers aufgenommen werden. Bei durch einen Sponsorprüfer eingeleiteten klinischen Prüfungen sollte dies im Rahmen des Möglichen erfolgen.

9 Verantwortlichkeiten des Sponsors

9.1 Klinisches Qualitätsmanagement

Auf die Prozesse der klinischen Prüfung müssen Qualitätsmanagementprinzipien angewendet werden, um sicherzustellen, dass die klinische Prüfung geplant, durchgeführt und überwacht wird und dass Daten erfasst, dokumentiert, aufgezeichnet, ausgewertet und angegeben werden, wie in diesem Dokument, dem CIP, allen folgenden Änderungen dazu und allen sonstigen anwendbaren Normen und in Übereinstimmung mit regulatorischen Anforderungen festgelegt. Der Sponsor muss

a) schriftliche klinische Qualitätsmanagementverfahren einführen und dauerhaft anwenden,

b) Aufzeichnungen aufbewahren, um die Einhaltung der Vorgaben durch alle an der klinischen Prüfung beteiligten Parteien zu dokumentieren,

c) sicherstellen, dass gegebenenfalls die Anforderungen an die Auditierung nach 7.11 eingehalten werden, und

d) erhebliche Abweichungen von den Anforderungen dieses Dokuments begründen und dokumentieren (siehe Anhang I zu Beispielen für Ausnahmen).

Klinische Qualitätsmanagementverfahren können in die entsprechenden Teilbereiche des allgemeinen Qualitätsmanagementsystems des Sponsors integriert werden.

ANMERKUNG Zu weiteren Informationen siehe ISO 13485 oder entsprechende gesetzliche Anforderungen.

9.2 Planung und Durchführung der klinischen Prüfung

9.2.1 Auswahl und Schulung des klinischen Personals

Vor Beginn der klinischen Prüfung muss der Sponsor

a) die mit der klinischen Prüfung in Zusammenhang stehenden Aufgaben und Verantwortlichkeiten als schriftliche Vereinbarung(en) festlegen, einführen und zuweisen, wie in 6.9 definiert,

b) wenn der Sponsor nicht in dem Land (den Ländern) ansässig ist, in dem (denen) die klinische Prüfung durchgeführt wird, einen lokalen Bevollmächtigten auswählen, der in diesem Land (diesen Ländern) im Namen des Sponsors handelt und dessen Verantwortlichkeiten übernimmt,

   ANMERKUNG Für die Auswahl des lokalen Bevollmächtigten können nationale oder regionale Bestimmungen gelten.

c) ausreichend qualifizierte Hauptprüfer auswählen, wie in 6.8 und 10.2 beschrieben,

d) gegebenenfalls einen koordinierenden Prüfer auswählen, was bei einer multizentrischen Prüfung sinnvoll ist,

e) Angaben zu möglichen Interessenkonflikten von Hauptprüfern und Prüfern einholen,

f) sicherstellen, dass die Mitglieder des Teams an der Prüfstelle und die ihnen zugewiesene(n) Autorisierung(en) in einer detaillierten Liste geführt werden, wie in 7.2 definiert,

g) einen oder mehrere Monitore benennen oder bestimmen, der/die von der/den Prüfstelle(n) unabhängig ist/sind, oder anderenfalls die Verantwortlichkeiten des Monitors übernehmen,

h) die Dokumentation und Verifizierung der Schulung, der Erfahrung, der wissenschaftlichen oder klinischen Kenntnisse aller relevanten beteiligten Parteien sicherstellen, damit die klinische Prüfung adäquat durchgeführt werden kann, einschließlich der Schulung bezüglich

   1) der Anwendung des/der Prüfprodukts/Prüfprodukte und gegebenenfalls des Komparators,

   2) des Verwendungsnachweises für das Prüfprodukt (siehe 7.9),

   3) der IB,

   4) des CIP,

   5) der CRFs,

   6) der Einwilligung nach Aufklärung, Einwilligungserklärung sowie der Patienten- oder Probandeninformation, und

   7) der schriftlichen Verfahrensanweisungen des Sponsors, dieses Dokuments und anwendbaren regulatorischen Anforderungen,

i) sicherstellen, dass bei multizentrischen Prüfungen alle Prüfer und alle beteiligten Parteien Informationen über die einheitliche Bewertung und Dokumentation der klinischen und Laborbefunde erhalten,

j) sicherstellen, dass alle Tätigkeiten in Zusammenhang mit der klinischen Prüfung, bei denen an der/den Prüfstelle(n) möglicherweise ein Kontakt zwischen Prüfungsteilnehmern und Vertretern des Sponsors stattfindet, im CIP und in der Einwilligungserklärung beschrieben werden und dass diese Arbeiten in einer Weise erfolgen, die die Datenintegrität nicht beeinträchtigt,

   ANMERKUNG Personen wie Monitore, Außendiensttechniker oder Produktspezialisten, die technischen Sachverstand in die Umsetzung der klinischen Prüfung einbringen, sind Beispiele für Vertreter des Sponsors.

k) die Notwendigkeit eines Datenüberwachungskomitees in Betracht ziehen und gegebenenfalls das Komitee einrichten.

9.2.2 Vorbereitung von Dokumenten und Materialien

Vor Beginn der klinischen Prüfung muss der Sponsor

a) die in Abschnitt 5, Abschnitt 6 und Abschnitt 7 beschriebenen Dokumente erstellen und die Zustimmung der jeweils Zuständigen durch eine datierte Unterschrift sicherstellen. Kopien sind, falls erforderlich, gegebenenfalls allen beteiligten Parteien zur Verfügung zu stellen und der Erhalt ist durch datierte Unterschriften zu bestätigen,

b) gegebenenfalls die Richtigkeit der Übersetzung sicherstellen,

c) sicherstellen, dass eine Lieferung der Prüfprodukte nach 7.9 für die klinische Prüfung rechtzeitig zur Verfügung steht. Prüfprodukte dürfen dem Hauptprüfer so lange nicht zur Verfügung gestellt werden, bis alle Anforderungen zum Start der klinischen Prüfung erfüllt sind,

d) ein Verfahren zum Verwendungsnachweis für das Produkt einführen, das die sofortige Identifikation und nötigenfalls den Rückruf von Produkten ermöglicht, die bei der klinischen Prüfung verwendet wurden,

e) gegebenenfalls eine Versicherung abschließen, die die Behandlungskosten der Prüfungsteilnehmer für den Fall von Schädigungen infolge der klinischen Prüfung abdeckt,

ANMERKUNG Es können bestimmte nationale oder regionale Bestimmungen gelten.

f) alle finanziellen Vereinbarungen zwischen dem Hauptprüfer oder der Prüfstelle und dem Sponsor dokumentieren,

g) alle in einem bestimmten Land für die Einleitung der klinischen Prüfung erforderlichen Anträge der (den) zuständigen Aufsichtsbehörde(n) zur Überprüfung, Annahme oder Zustimmung vorlegen,

h) sicherstellen, dass eine nicht ablehnende Bewertung/ Stellungnahme der EK erhalten und dokumentiert wird und dass entsprechende Vorsorge getroffen wird, um alle von der EK auferlegten Bedingungen zu erfüllen,

i) sicherstellen, dass von der EK oder der Aufsichtsbehörde geforderte Änderungen durchgeführt und vom Hauptprüfer dokumentiert wurden und die nicht ablehnende Bewertung/Stellungnahme der EK oder gegebenenfalls der Aufsichtsbehörde erhalten wurde,

j) die Informationen zur klinischen Prüfung vor der Rekrutierung des ersten Prüfungsteilnehmers in einer öffentlich zugänglichen Datenbank registrieren (siehe 5.4).

9.2.3 Durchführung der klinischen Prüfung

Der Sponsor muss verantwortlich sein für

a) den Verwendungsnachweis des Prüfproduktes während der Dauer der klinischen Prüfung,

b) das Dokumentieren der Korrespondenz mit allen an der klinischen Prüfung beteiligten Parteien, einschließlich der EK und der Aufsichtsbehörden,

c) das Sicherstellen eines angemessenen Monitorings der klinischen Prüfung durch Bestimmen des Umfangs und der Art des Monitorings, einschließlich der Strategie zur Verifizierung der Quelldaten auf der Grundlage von Überlegungen zu Ziel, Design, Komplexität, Größe, wichtigen Datenpunkten und Endpunkten der klinischen Prüfung,

d) das Sicherstellen der Durchführung und Dokumentation von Risikomanagementaktivitäten (siehe 6.2 und 7.1),

e) das Überprüfen des Monitoringberichts (der Monitoringberichte) und Weiterverfolgen der in dem (den) Monitoringbericht(en) geforderten Maßnahme(n) (siehe 9.2.4.7),

f) das unverzügliche Ergreifen von Maßnahmen zum Sicherstellen der Einhaltung aller Anforderungen an klinische Prüfungen,

g) die Durchführung und Dokumentation einer Ursachenanalyse und die Umsetzung geeigneter Korrektur- und Vorbeugungsmaßnahmen, wenn eine mangelnde Einhaltung den Schutz der Prüfungsteilnehmer oder die Verlässlichkeit der Ergebnisse der klinischen Prüfung erheblich beeinträchtigt oder das Potential zu einer erheblichen Beeinträchtigung besitzt,

h) nach Bestätigung der Datenintegrität die Vorlage von Verlaufsberichten bei allen überprüfenden Ethik-Kommissionen und den Aufsichtsbehörden, wenn angefordert, einschließlich einer Zusammenfassung hinsichtlich der Sicherheit und der Abweichungen.

9.2.4 Monitoring

9.2.4.1 Allgemeines

Das Monitoring muss in Übereinstimmung mit dem Monitoringplan erfolgen (siehe 6.7).

Der Zweck des Monitorings einer klinischen Prüfung ist es, zu verifizieren, dass

a) die Rechte, die Sicherheit und das Wohlbefinden der Prüfungsteilnehmer geschützt werden,

b) die angegebenen Daten genau, vollständig und anhand der Quelldokumente verifizierbar sind und

c) die Durchführung der klinischen Prüfung in Übereinstimmung mit dem bestätigten CIP, späteren Änderungen, dem vorliegenden Dokument und den anwendbaren gesetzlichen Anforderungen sowie den anwendbaren Anforderungen der EK erfolgt.

9.2.4.2 Qualifikationen des Monitors

Monitore müssen

a) durch Schulung und Erfahrung und durch wissenschaftliches oder klinisches Wissen auf dem Gebiet dieses Dokuments qualifiziert sein,

b) Kenntnisse über den Gebrauch des/der Prüfprodukts/Prüfprodukte und die relevanten Anforderungen, den CIP und das Verfahren zum Einholen der Einwilligung nach Aufklärung besitzen (siehe 5.8),

c) sowohl in Bezug auf die Verfahren des klinischen Qualitätsmanagements des Sponsors, die für die Monitoringaktivitäten relevant sind, als auch auf alle besonderen Verfahren für das Monitoring einer bestimmten klinischen Prüfung geschult sein.

Die Schulung ist in den Akten des Sponsors zu dokumentieren.

9.2.4.3 Bewertung der Prüfstelle

Der Monitor muss jede Prüfstelle bewerten, um nachzuweisen, dass der Hauptprüfer

a) über angemessene Qualifikationen verfügt,

b) über angemessene Mittel, einschließlich der Einrichtungen, Laboratorien, Geräte und eines qualifizierten Teams an der Prüfstelle, verfügt,

c) Zugang zu einer ausreichenden Anzahl von Prüfungsteilnehmern hat.

9.2.4.4 Start der Prüfung an der Prüfstelle

Der Monitor muss in Übereinstimmung mit dem Monitoringplan an jeder Prüfstelle zum Start der Prüfung sicherstellen, dass der Hauptprüfer und das Team an der Prüfstelle

a) die folgenden Dokumente erhalten und deren Anforderungen und Inhalt verstanden haben

   1) den CIP,
   2) die IB,
   3) die Einwilligung nach Aufklärung,
   4) die CRFs,
   5) die Gebrauchsanweisungen,

6) gegebenenfalls alle schriftlichen Übereinkünfte zur klinischen Prüfung,

b) Zugang zu einer ausreichenden Anzahl von Prüfprodukten haben,

c) in der Verwendung des Prüfproduktes geschult wurden,

d) mit den in Abschnitt 10 beschriebenen Verantwortlichkeiten eines Hauptprüfers vertraut sind.

9.2.4.5 Routinemäßige Monitoringbesuche

Der Monitor muss routinemäßige Monitoringaktivitäten durchführen, um nachzuweisen, dass

a) die Übereinstimmung mit dem CIP, allen nachfolgenden Änderungen, diesem Dokument und den regulatorischen Anforderungen gewahrt bleibt. Abweichungen sind mit dem Hauptprüfer oder seinem autorisierten Vertreter zu besprechen, zu dokumentieren und dem Sponsor mitzuteilen,

b) ausschließlich berechtigte Mitglieder des Teams an der Prüfstelle, wie in 9.2.1 f) aufgeführt, an der klinischen Prüfung teilnehmen,

c) das Prüfprodukt und gegebenenfalls der Komparator in Übereinstimmung mit dem CIP, der IB oder der Gebrauchsanweisung verwendet werden und dem Sponsor mitgeteilt wird, wenn Änderungen entweder am Produkt, am Anwendungsverfahren oder am CIP erforderlich sind,

d) Ressourcen an der Prüfstelle, einschließlich der Laboratorien, Geräte und des Teams an der Prüfstelle, während der gesamten Dauer der klinischen Prüfung den Anforderungen entsprechen,

e) der Hauptprüfer weiterhin Zugang zu einer angemessenen Anzahl von Prüfungsteilnehmern und Prüfprodukten hat,

f) von jedem Prüfungsteilnehmer oder seinem gesetzlichen Vertreter vor der Durchführung von Verfahren im Zusammenhang mit der klinischen Prüfung unterzeichnete und datierte Formulare zur Einwilligungserklärung erhalten wurden,

g) Quelldokumente, einschließlich der Dokumente zu Art und Standort der Prüfstelle, sowie sonstige Aufzeichnungen zur klinischen Prüfung richtig, vollständig und aktuell sind und ordnungsgemäß aufbewahrt und gepflegt werden,

h) CRFs und Rückfragen vollständig sind, zeitnah ausgefüllt werden, widerspruchsfrei mit den Quelldokumenten sind, und den Anforderungen im CIP entsprechen,

i) erforderliche Korrekturen, Zusätze oder Streichungen, die in den CRFs erfolgen, datiert, erläutert, sofern erforderlich, und mit dem Abzeichnungskürzel des Hauptprüfers oder seinem autorisierten Vertreter versehen werden. Der Monitor darf keine Korrekturen, Zusätze oder Streichungen an den CRFs vornehmen,

j) von Prüfungsteilnehmern nicht wahrgenommene Termine, nicht durchgeführte Test oder Untersuchungen sowie aus der klinischen Prüfung ausgeschiedene Prüfungsteilnehmer (gegebenenfalls einschließlich des Grundes) in den CRFs aufgeführt werden,

k) alle unerwünschten Ereignisse und Produktmängel dem Sponsor mitgeteilt werden und alle schwerwiegenden unerwünschten Ereignisse und Produktmängel, die zu einer schwerwiegenden unerwünschten Wirkung des Produkts geführt haben könnten, dem Sponsor ohne nicht gerechtfertigte Verzögerung gemeldet werden,

l) die EK und den Aufsichtsbehörden über schwerwiegende unerwünschte Ereignisse und Produktmängel, die zu einer schwerwiegenden unerwünschten Wirkung des Produkts geführt haben könnten, wie erforderlich, berichtet wird,

m) Abweichungen (siehe 5.6.4 b)) an die EK gemeldet werden und auch der Aufsichtsbehörde gemeldet werden können,

ANMERKUNG Es können darüber hinaus nationale Bestimmungen gelten.

n) die Lagerung und der Verwendungsnachweis des Prüfprodukts korrekt erfolgen und das Rückverfolgbarkeitsverfahren eingehalten und in den Akten des Prüfers dokumentiert wird,

o) alle sonstigen geforderten Berichte, Mitteilungen, Anträge, Einreichungen und die Korrespondenz in den Akten des Prüfers aufbewahrt werden und dass diese Dokumente richtig, vollständig, aktuell, lesbar, datiert sind und mit der Bezeichnung der klinischen Prüfung gekennzeichnet sind,

p) die Instandhaltung und Kalibrierung der für die Bewertung im Rahmen der klinischen Prüfung erforderlichen Geräte gegebenenfalls durchgeführt und dokumentiert wird,

q) die aktuellen Labor-Normalwerte, Laborzertifikate, Akkreditierungen oder sonstige Validierungen in den Akten des Prüfers vorliegen, sofern gefordert,

r) das Ausscheiden von Prüfungsteilnehmern dokumentiert wurde. Der Monitor muss dies mit dem Hauptprüfer oder seinem autorisierten Vertreter diskutieren,

s) die Nichteinhaltung der in der Einwilligungserklärung beschriebenen Anforderungen durch Prüfungsteilnehmer dokumentiert ist. Der Monitor muss dies mit dem Hauptprüfer oder seinem autorisierten Vertreter diskutieren,

t) der Hauptprüfer und das Team an der Prüfstelle über alle relevanten Aktualisierungen der Dokumente in Bezug auf die klinische Prüfung gut unterrichtet sind und Bescheid wissen,

u) alle gegebenenfalls erforderlichen Korrektur- und Vorbeugungsmaßnahmen durchgeführt wurden und effektiv waren.

9.2.4.6 Aktivitäten bei Beendigung

Der Monitor muss die in Abschnitt 8 beschriebenen Tätigkeiten zur Beendigung der klinischen Prüfung ausführen.

9.2.4.7 Monitoringberichte

Ergebnisse von Monitoringaktivitäten sollten ausreichend detailliert dokumentiert werden, um die Übereinstimmung mit dem Monitoringplan verifizieren zu können (siehe 6.7).

Alle Monitoringaktivitäten sind in einem schriftlichen Bericht an den Sponsor zu dokumentieren (siehe auch 9.2.3 c)), der Folgendes enthalten muss

a) das Datum, die Bezeichnung der Prüfstelle, den Namen des Monitors und des Hauptprüfers oder sonstiger kontaktierter Einzelpersonen,

b) eine Zusammenfassung des vom Monitor Überprüften, sowie die Feststellungen des Monitors hinsichtlich des Abschlusses vorhergehender Maßnahmen, bedeutsamer Befunde, Fakten, Abweichungen, Schlussfolgerungen und empfohlener Maßnahmen, die ergriffen werden müssen, um eine Übereinstimmung sicherzustellen.

Dem Hauptprüfer muss eine schriftliche Kopie des Monitoringberichtes oder eine Zusammenfassung der wesentlichen Befunde ausgehändigt werden.

ANMERKUNG Die oben genannten Anforderungen können, abhängig von den Verfahren des Sponsors oder nationalen Bestimmungen, auch für Kommunikationen im Zusammenhang mit der klinischen Prüfung gelten.

9.2.5 Bewertung und Bericht zur Sicherheit

Der Sponsor ist für die Klassifizierung der unerwünschten Ereignisse und die ständige Bewertung der Sicherheit der klinischen Prüfung verantwortlich und muss

a) die Bewertung aller unerwünschten Ereignisse durch den Prüfer überprüfen sowie ihren Schweregrad und ihren Zusammenhang mit dem Prüfprodukt und den vom CIP geforderten Maßnahmen feststellen und schriftlich dokumentieren. Bei Uneinigkeit zwischen dem Sponsor und dem Hauptprüfer/den Hauptprüfern muss der Sponsor, wie nachfolgend in c), d) und e) beschrieben, den betroffenen Parteien beide Meinungen mitteilen,

ANMERKUNG 1 Die Klassifizierung unerwünschter Ereignisse und die Sicherheitsbewertung können von einem unabhängigen Ausschuss für klinische Ereignisse (en: Clinical Events Committee, CEC) durchgeführt werden, um die Möglichkeit von Verzerrungen und finanziellen Interessenkonflikten einzuschränken.

b) alle Produktmängel überprüfen und feststellen sowie schriftlich dokumentieren, ob sie zu einer schwerwiegenden unerwünschten Wirkung des Produkts geführt haben könnten. Bei Uneinigkeit zwischen dem Sponsor und dem Hauptprüfer/den Hauptprüfern muss der Sponsor, wie nachfolgend in c), d) und e) beschrieben, den betroffenen Parteien beide Meinungen mitteilen,

c) alle schwerwiegenden unerwünschten Ereignisse und Produktmängel, die zu einer schwerwiegenden unerwünschten Wirkung des Produkts geführt haben könnten, der EK melden oder deren Meldung durch den (die) Hauptprüfer sicherstellen, sofern dies durch den CIP oder durch die EK gefordert wird,

ANMERKUNG 2 Es können darüber hinaus nationale Bestimmungen gelten.

d) innerhalb des geforderten Zeitrahmens den Aufsichtsbehörden über schwerwiegende unerwünschte Ereignisse und Produktmängel, die zu einer schwerwiegenden unerwünschten Wirkung des Produkts, einschließlich schwerwiegender Gesundheitsgefahren, geführt haben könnten, berichten, sofern dies durch den CIP gefordert wird,

ANMERKUNG 3 Es können darüber hinaus nationale Bestimmungen gelten.

e) dem Datenüberwachungskomitee, sofern ein solches eingesetzt wurde, entsprechend den schriftlichen Verfahrensanweisungen über alle relevanten Informationen in Bezug auf die Sicherheit berichten,

f) im Falle einer multizentrischen klinischen Prüfung alle Hauptprüfer schriftlich über alle schwerwiegenden unerwünschten Ereignisse an allen klinischen Prüfstellen informieren, die dem Sponsor gemeldet wurden, und sicherstellen, dass sie deren EK gemeldet werden, sofern dies durch den CIP oder durch die EK gefordert wird, je nachdem, welche Forderung strenger ist. Diese Information muss allen Hauptprüfern innerhalb eines festgelegten Zeitrahmens mitgeteilt werden, der sich an dem in der Risikobewertung (Analyse und Evaluation) definierten, erkannten Risiko orientiert,

ANMERKUNG 4 Es können darüber hinaus nationale Bestimmungen gelten.

g) sicherstellen, dass die EK und die Aufsichtsbehörden über wesentliche neue Informationen zu der klinischen Prüfung informiert werden,

h) im Falle von schwerwiegenden unerwünschten Wirkungen des Produkts und Produktmängeln, die zu einer schwerwiegenden unerwünschten Wirkung des Produkts hätten führen können, feststellen, ob eine Überarbeitung der Risikoanalyse nötig ist, und beurteilen, ob Korrektur- oder Vorbeugungsmaßnahmen erforderlich sind.

9.2.6 Beendigung der klinischen Prüfung

Der Sponsor muss

a) sicherstellen, dass alle Aktivitäten zur Beendigung der klinischen Prüfung in Übereinstimmung mit Abschnitt 8 ordnungsgemäß durchgeführt werden,

b) eine statistische Analyse der Daten durchführen,

c) einen klinischen Prüfbericht erstellen und ihn, wie in 8.4 beschrieben, den Prüfern zur Überprüfung vorlegen,

d) sicherstellen, dass der klinische Prüfbericht sowohl für eine abgeschlossene als auch vorzeitig beendete klinische Prüfung der EK, den teilnehmenden Prüfern und den Aufsichtsbehörden zur Verfügung gestellt wird,

   ANMERKUNG Es können darüber hinaus nationale Bestimmungen gelten.

e) gegebenenfalls eine öffentlich zugängliche Datenbank mit den Ergebnissen der klinischen Prüfung aktualisieren (siehe 5.4).

9.3 Externe Vergabe von Funktionen und Verantwortlichkeiten

Der Sponsor darf einen Teil oder alle der mit der Prüfung verbundenen Funktionen und Verantwortlichkeiten, einschließlich des Monitorings, an eine externe Organisation (wie z. B. ein Auftragsforschungsinstitut oder einen einzelnen Vertragsnehmer) übertragen. Die oberste Verantwortung für die Qualität und Integrität der Durchführung der klinischen Prüfung muss jedoch beim Sponsor liegen. Der Sponsor muss die Beaufsichtigung aller mit der klinischen Prüfung verbundenen Verantwortlichkeiten und Funktionen sicherstellen.

Die Vergabe von Verantwortlichkeiten und Funktionen an externe Organisationen, einschließlich Unterauftragnehmer des Auftragsforschungsinstituts des Sponsors, muss vom Sponsor in Übereinstimmung mit schriftlich niedergelegten Verfahren zur Kontrolle von Anbietern erfolgen. Der Sponsor muss die von der externen Organisation übernommenen prüfungsbezogenen Verantwortlichkeiten oder Funktionen schriftlich festlegen und alle prüfungsbezogenen Aufgaben und Funktionen behalten, die nicht speziell an die externe Organisation übertragen und von dieser übernommen wurden. Es müssen Aufzeichnungen über die Übertragung von Verantwortlichkeiten und Funktionen aufbewahrt werden.

Der Sponsor muss das Vorhandensein von schriftlich niedergelegten Verfahren und deren Einhaltung in der externen Organisation verifizieren.

Alle auf den Sponsor zutreffenden Anforderungen in diesem Dokument müssen in dem Maß, wie die Organisation mit der Prüfung verbundene Aufgaben und Funktionen des Sponsors übernimmt, auch für diese externe Organisation gelten.

9.4 Kommunikation mit Aufsichtsbehörden

Der Sponsor muss, sofern gefordert,

a) die Aufsichtsbehörden in dem Land, in dem die klinische Prüfung durchgeführt wird, benachrichtigen oder von ihnen eine Genehmigung/Nichtablehnung einholen,

b) die Aufsichtsbehörden in dem Land, in dem die klinische Prüfung durchgeführt wird, benachrichtigen oder von ihnen eine Genehmigung/Nichtablehnung einholen bezüglich aller Änderungen an von diesen Behörden bereits geprüften Dokumenten, bevor die Änderungen vorgenommen werden,

c) über den Fortschritt und Stand der klinischen Prüfung Bericht erstatten,

d) Sicherheitsmeldungen nach 9.2.5 durchführen,

e) über einen etwaigen Rückruf des Prüfprodukts von der Prüfstelle aus Gründen der Sicherheit für den Prüfungsteilnehmer oder der klinischen Leistungsfähigkeit des Prüfprodukts berichten.

10 Verantwortlichkeiten des Hauptprüfers

10.1 Allgemeines

Der Hauptprüfer hat die Aufgabe, die tagtägliche Durchführung der klinischen Prüfung umzusetzen und zu beaufsichtigen sowie die Datenintegrität und die Rechte, die Sicherheit und das Wohlbefinden der in die klinische Prüfung einbezogenen Prüfungsteilnehmer sicherzustellen.

Der Hauptprüfer ist verantwortlich für die Sicherstellung einer entsprechenden Schulung und Qualifizierung der Mitarbeiter an der Prüfstelle und für die Beaufsichtigung ihrer Tätigkeiten. Der Hauptprüfer darf diese Aufgaben an qualifizierte Mitglieder des Teams an der Prüfstelle delegieren, behält jedoch die Verantwortung für die klinische Prüfung (siehe auch 7.6). Dies gilt auch dann, wenn Tätigkeiten vom Hauptprüfer an eine externe Organisation vergeben werden, wobei er in diesem Fall Verfahren festlegen muss, die die Integrität aller durch die externe Organisation ausgeführten Aufgaben und aller dabei gewonnenen Daten sicherstellen.

10.2 Qualifikation des Hauptprüfers

Der Hauptprüfer muss

a) durch Ausbildung, Schulung und Erfahrung qualifiziert sein, die Verantwortung für die ordnungsgemäße Durchführung der klinischen Prüfung in Übereinstimmung mit diesem Dokument zu übernehmen. Ein Nachweis für die Qualifikation des Hauptprüfers muss dem Sponsor in Form eines aktuellen Lebenslaufs oder anderer entsprechender Dokumente zur Verfügung gestellt werden,

ANMERKUNG Es können darüber hinaus nationale Bestimmungen gelten.

b) in Bezug auf den Einsatzbereich des jeweiligen Prüfprodukts erfahren und in dessen Anwendung geschult sein,

c) jeden potentiellen Interessenkonflikt, einschließlich eines finanziellen, offenlegen, der die Durchführung der klinischen Prüfung oder die Interpretation der Ergebnisse beeinflussen kann und

d) vertraut sein mit dem Verfahren zum Einholen der Einwilligung nach Aufklärung.

10.3 Qualifikation der Prüfstelle

Der Hauptprüfer muss in der Lage sein, nachzuweisen, dass die vorgeschlagene Prüfstelle

a) innerhalb des vereinbarten Rekrutierungszeitraums über die geforderte Anzahl geeigneter Prüfungsteilnehmer verfügt,

b) über ein Team verfügt, das durch Ausbildung, Schulung und Erfahrung qualifiziert ist, die Verantwortung für die ordnungsgemäße Durchführung der klinischen Prüfung in Übereinstimmung mit diesem Dokument zu übernehmen. Ein Nachweis für die Qualifikation der Mitglieder des Teams an der Prüfstelle muss durch aktuelle Lebensläufe oder andere entsprechende Dokumente belegt werden,

ANMERKUNG Es können darüber hinaus nationale Bestimmungen gelten.

c) über geeignete Einrichtungen verfügt.

10.4 Kommunikation mit der EK

Der Hauptprüfer muss

a) dem Sponsor Kopien über jegliche Kommunikation zwischen dem Hauptprüfer und der EK im Zusammenhang mit der klinischen Prüfung zur Verfügung stellen,

b) den in 5.6 beschriebenen Anforderungen genügen,

c) von der EK eine datierte schriftliche nicht ablehnende Bewertung/Stellungnahme für die klinische Prüfung erhalten und sicherstellen, dass vor der Rekrutierung von Prüfungsteilnehmern und vor der Umsetzung aller nachfolgenden Änderungen gegebenenfalls die Genehmigung der Aufsichtsbehörde vom Sponsor bereitgestellt und der EK bei Bedarf mitgeteilt wird,

d) eine Sicherheitsberichterstattung durchführen, wie in 10.8 angegeben (zur Kategorisierung unerwünschter Ereignisse siehe Anhang F),

e) unverzüglich über alle Abweichungen vom klinischen Prüfplan berichten, die die Rechte, die Sicherheit oder das Wohlbefinden des Prüfungsteilnehmers oder die wissenschaftliche Integrität der klinischen Prüfung beeinflussen; eingeschlossen sind diejenigen, die unter Notfallbedingungen auftreten, wenn von der EK oder im CIP gefordert,

   ANMERKUNG Es können darüber hinaus nationale Bestimmungen gelten.

f) über eine Unterbrechung, die vorzeitige Beendigung oder den planmäßigen Abschluss der klinischen Prüfung berichten, wie in Abschnitt 8 beschrieben.

Unter bestimmten Umständen kann die Kommunikation mit der EK vollständig oder teilweise durch den Sponsor erfolgen; in diesem Fall muss der Sponsor den Prüfer informieren.

10.5 Verfahren zum Einholen der Einwilligung nach Aufklärung

Der Hauptprüfer muss

a) die Anforderungen nach 5.8 erfüllen,

b) die Einhaltung der ethischen Grundsätze für das Verfahren zum Einholen der Einwilligung nach Aufklärung sicherstellen und

c) wenn ein autorisierter Vertreter zum Einholen der Einwilligung nach Aufklärung benannt wird, eine geeignete Schulung sicherstellen und diese dokumentieren.

ANMERKUNG Es können regulatorische Anforderungen gelten.

10.6 Übereinstimmung mit dem CIP

Der Hauptprüfer muss

a) schriftlich seine Annahme des CIP erklären,

b) die klinische Prüfung in Übereinstimmung mit dem CIP durchführen,

c) Quelldokumente während der gesamten klinischen Prüfung erstellen und aufbewahren und sie anlässlich von Monitoringbesuchen oder Audits auf Wunsch zur Verfügung stellen sowie die Art und den Aufbewahrungsort dieser Quelldokumente dokumentieren,

d) sicherstellen, dass das Prüfprodukt ausschließlich von den in 7.2 genannten autorisierten Anwendern und in Übereinstimmung mit dem CIP und der Gebrauchsanweisung verwendet wird,

e) dem Sponsor geeignete Veränderungen des CIP oder des Prüfprodukts oder der Verwendung des Prüfprodukts vorschlagen,

f) von der Umsetzung von Änderungen am klinischen Prüfplan ohne Zustimmung durch den Sponsor, die EK und die Aufsichtsbehörden Abstand nehmen, wenn gefordert,

g) alle Abweichungen vom bestätigten klinischen Prüfplan, die im Verlauf der klinischen Prüfung aufgetreten sind, dokumentieren und begründen,

h) sicherstellen, dass an der Prüfstelle während der gesamten Studiendauer qualifizierte Mitarbeiter tätig und geeignete Einrichtungen vorhanden sind, und dies dokumentieren,

i) sicherstellen, dass gegebenenfalls die Instandhaltung und Kalibrierung der für die Auswertung der klinischen Prüfung relevanten Geräte durchgeführt und dokumentiert wird,

j) die Richtigkeit, Vollständigkeit, Lesbarkeit und Aktualität der in den Prüfbögen und allen geforderten Berichten an den Sponsor übermittelten Daten sicherstellen,

k) Aufzeichnungen zum Verwendungsnachweis des Produkts aufbewahren,

l) sich an das Verfahren zur sicheren Rückführung von Prüfprodukten, einschließlich potentiell gefährlicher Produkte, halten und in Fällen gemeldeter Produktmängel gegebenenfalls mit dem Sponsor zusammenarbeiten und die für eine genaue Analyse erforderlichen Informationen zur Verfügung stellen,

m) dem Sponsor die Durchführung von Monitoring und Auditing erlauben und ihn dabei unterstützen,

n) für den Monitor erreichbar sein und während der Monitoring-Besuche Fragen beantworten,

o) die Ursache für wesentliche fehlende Übereinstimmungen feststellen und geeignete Korrektur- und Vorbeugungsmaßnahmen ergreifen,

p) den Aufsichtsbehörden und der EK die Durchführung von Auditing-Tätigkeiten erlauben und sie dabei unterstützen,

q) die Aufbewahrung aller Aufzeichnungen im Zusammenhang mit der klinischen Prüfung sicherstellen, wie in 8.3 beschrieben,

r) den in 8.4 beschriebenen klinischen Prüfbericht unterschreiben.

10.7 Medizinische Versorgung von Prüfungsteilnehmern

Der Hauptprüfer muss

a) einen Prüfungsteilnehmer während und nach ihrer Teilnahme an einer klinischen Prüfung bei unerwünschten Ereignissen medizinisch angemessen versorgen, wie in der Patienten- oder Probandeninformation beschrieben,

b) den Prüfungsteilnehmer über die Art und mögliche Ursachen eines jeden wahrgenommenen unerwünschten Ereignisses informieren,

c) den Prüfungsteilnehmer mit den erforderlichen, korrekten Anweisungen zum Gebrauch und Umgang sowie zur Lagerung und Rückführung von Prüfprodukten versehen, wenn diese von den Prüfungsteilnehmern verwendet oder betätigt werden,

d) den Prüfungsteilnehmer über neue wichtige Befunde informieren, die während der klinischen Prüfung auftreten, einschließlich der Notwendigkeit einer möglicherweise erforderlichen zusätzlichen medizinischen Behandlung,

e) den Prüfungsteilnehmer mit genau festgelegten Anweisungen für mögliche Notfallsituationen im Zusammenhang mit der klinischen Prüfung versehen und, soweit erforderlich, die notwendigen Anordnungen für eine Notbehandlung treffen, inklusive Entschlüsselungsverfahren für verblindete/ausgeblendete klinische Prüfungen,

f) sicherstellen, dass in den klinischen Aufzeichnungen eindeutig gekennzeichnet ist, dass der Prüfungsteilnehmer in eine bestimmte klinische Prüfung aufgenommen ist,

g) gegebenenfalls die in die klinische Prüfung aufgenommenen Prüfungsteilnehmer mit Materialien versehen, die auf ihre Teilnahme an der klinischen Prüfung hinweisen sowie Informationen über die Identifizierung und die Einhaltung begleitender Behandlungsmaßnahmen zur Verfügung stellen (Kontaktadresse und Telefonnummer müssen angegeben werden),

h) den Hausarzt, mit Zustimmung des Prüfungsteilnehmers, über die Teilnahme des Prüfungsteilnehmers an der klinischen Prüfung informieren,

ANMERKUNG Es können nationale Bestimmungen gelten.

i) alle angemessenen Anstrengungen unternehmen, um unter vollständiger Einhaltung der Rechte des Prüfungsteilnehmers den Grund (die Gründe) für dessen vorzeitiges Ausscheiden aus der klinischen Prüfung zu ermitteln.

10.8 Berichterstattung über die Sicherheit

Der Hauptprüfer muss

a) alle unerwünschten Ereignisse und alle beobachteten Produktmängel zusammen mit einer Bewertung festhalten (Kategorisierung unerwünschter Ereignisse siehe Anhang F),

b) dem Sponsor ohne ungerechtfertigte Verzögerung über alle schwerwiegenden unerwünschten Ereignisse und Produktmängel, die zu einer schwerwiegenden unerwünschten Wirkung des Produkts hätten führen können, berichten. Dieser Information müssen umgehend detaillierte schriftliche Berichte entsprechend dem CIP folgen,

c) der EK über schwerwiegende unerwünschte Ereignisse und Produktmängel, die zu einer schwerwiegenden unerwünschten Wirkung des Produkts hätten führen können, berichten, sofern durch den CIP oder die EK gefordert,

ANMERKUNG 1 Es können darüber hinaus nationale Bestimmungen gelten.

d) den Aufsichtsbehörden über schwerwiegende unerwünschte Ereignisse und Produktmängel, die zu einer schwerwiegenden unerwünschten Wirkung des Produkts hätten führen können, berichten,

ANMERKUNG 2 Es können nationale Bestimmungen gelten.

e) dem Sponsor auf Anforderung alle Zusatzinformationen im Zusammenhang mit der Sicherheitsberichterstattung zu einem bestimmten Ereignis bereitstellen.

Anhang A
(normativ)

Klinischer Prüfplan (CIP)

A.1 Allgemeines

A.1.1 Einleitung

In diesem Anhang wird der Inhalt eines CIP festgelegt. Sofern die geforderte Information in einer anderen Dokumentation, z. B. in der IB, schriftlich niedergelegt ist, muss auf diese Dokumentation in dem CIP verwiesen werden und diese muss auf Anfrage zur Verfügung stehen.

Der Inhalt des CIP und alle nachfolgenden Änderungen müssen alle in diesem Anhang aufgeführten Punkte zusammen mit einer Begründung zu jedem Punkt enthalten, sofern dieser nicht selbsterklärend ist.

ANMERKUNG Möglicherweise sind für explorative oder beobachtende klinische Prüfungen nicht alle Anforderungen relevant (siehe I.7).

A.1.2 Identitätsmerkmale des klinischen Prüfplans

a) Titel der klinischen Prüfung.

b) Referenznummer, sofern vorhanden, die die bestimmte klinische Prüfung identifiziert.

c) Fassung oder Datum des CIP.

d) Zusammenfassung der Revisionshistorie im Fall von Änderungen.

e) Eine Fassungs-/Ausgabenummer und Referenznummer, sofern vorhanden, mit der Seitenzahl und der Gesamtzahl der Seiten auf jeder Seite des CIP.

f) Abkürzungen und Akronyme.

A.1.3 Sponsor

Der Name und die Anschrift des Sponsors der klinischen Prüfung sowie Angaben zur Finanzierungsquelle.

Wenn der Sponsor nicht in dem Land (den Ländern) ansässig ist, in dem (denen) die klinische Prüfung durchgeführt wird, kann nach bestimmten nationalen oder regionalen Bestimmungen die Angabe von Name und Anschrift eines lokalen Bevollmächtigten erforderlich sein, der in diesem Land (diesen Ländern) im Namen des Sponsors handelt und dessen Verantwortlichkeiten übernimmt.

A.1.4 Hauptprüfer, koordinierender Prüfer und Prüfstelle(n)

a) Name, Anschrift, Kontaktangaben und berufliche Stellung

   1) der/des Hauptprüfer(s),

   2) des koordinierenden Prüfers, sofern benannt.

b) Name und Anschrift der Prüfstelle(n), an der/denen die klinische Prüfung durchgeführt werden wird.

c) Namen und Anschriften externer Organisationen (wie z. B. Zentrallabors CROs, Berater oder sonstige Auftragnehmer), die an der klinischen Prüfung beteiligt sind.

Die verschiedenen Aufgaben, Verantwortlichkeiten und Qualifikationen der Prüfer müssen angegeben werden.

Der Sponsor muss eine aktuelle Liste der Hauptprüfer und Prüfstellen führen. Diese Liste kann getrennt vom CIP aufbewahrt werden. Die endgültige Liste muss zusammen mit dem klinischen Prüfbericht zur Verfügung gestellt werden (siehe Anhang D).

A.1.5 Gesamtübersicht über die klinische Prüfung

Eine Zusammenfassung der klinischen Prüfung, die alle wesentlichen Informationen über das Design der klinischen Prüfung, wie z. B. die Einschluss-/Ausschlusskriterien, Anzahl der Prüfungsteilnehmer, Dauer der klinischen Prüfung, Nachverfolgung, Ziel(e), und Endpunkt(e) enthalten muss.

ANMERKUNG Es kann von Nutzen sein, ein Flussdiagramm beizufügen, in dem die Hauptstadien der klinischen Prüfung oder weitere Angaben, die für die Durchführung der Prüfung von Wert sein können, dargestellt werden.

A.2 Identifizierung und Beschreibung des Prüfproduktes

a) Übersichtsbeschreibung des Prüfprodukts.

b) Angaben zum Hersteller des Prüfprodukts.

c) Bezeichnung oder Nummer des Modells/Typs, einschließlich der Software-Version und, falls vorhanden, der Zubehörteile, um eine vollständige Identifizierung zu ermöglichen.

d) Beschreibung, wie die Rückverfolgbarkeit während und nach der Prüfung erreicht werden muss, z. B. durch Zuweisen von Losnummern, Chargennummern oder Seriennummern.

e) Vorgesehene Zweckbestimmung des Prüfprodukts in der geplanten klinischen Prüfung.

f) Populationen und Indikationen, für die das Prüfprodukt vorgesehen ist.

g) Beschreibung des Prüfprodukts, einschließlich aller Materialien, die mit Geweben oder Körperflüssigkeiten in Kontakt kommen. Darin müssen Einzelheiten zu medizinischen Substanzen, Geweben menschlicher oder tierischer Herkunft oder davon abgeleiteten Produkten, anderen biologisch aktiven Substanzen sowie Hinweise zur Einhaltung der geltenden nationalen Bestimmungen enthalten sein.

h) Zusammenfassende Angaben zur Schulung und Erfahrung, die auf der Basis der Risikobewertung erforderlich sind, um das Prüfprodukt zu verwenden.

i) Beschreibung der spezifischen medizinischen oder chirurgischen Maßnahmen, die mit der Anwendung des Prüfprodukts verbunden sind.

j) Verweisungen auf die IB und die Gebrauchsanweisung.

Die obigen Informationen müssen, soweit verfügbar, für den Komparator, sofern vorhanden, angegeben werden.

A.3 Begründung für das Design der klinischen Prüfung

Begründung für das Design der klinischen Prüfung, die auf den Schlussfolgerungen der in 6.3 beschriebenen klinischen Bewertung basieren und Folgendes enthalten muss

a) eine Bewertung der Ergebnisse der relevanten vorklinischen Prüfung/Bewertung und vorherigen klinischen Prüfungen, die gegebenenfalls durchgeführt wurden, um die Verwendung des Prüfproduktes an menschlichen Prüfungsteilnehmern zu rechtfertigen,

b) eine Bewertung der klinischen Daten, die für die geplante klinische Prüfung relevant sind,

c) gegebenenfalls die Angabe des klinischen Entwicklungsstadiums (siehe Anhang I).

A.4 Nutzen und Risiken des Prüfprodukts, des klinischen Verfahrens und der klinischen Prüfung

a) Vorhersehbarer klinischer Nutzen.

b) Vorhersehbare unerwünschte Wirkungen des Produkts (siehe 6.2.2).

c) Risiken im Zusammenhang mit der Teilnahme an der klinischen Prüfung (siehe 6.2.3).

d) Mögliche Wechselwirkungen mit gleichzeitig angewendeten medizinischen Behandlungen entsprechend der Risikoanalyse.

e) Zu ergreifende Maßnahmen, um die Risiken zu kontrollieren oder zu mindern.

f) Begründung für das Nutzen-Risiko-Verhältnis.

A.5 Ziele und Hypothesen der klinischen Prüfung

a) Der Zweck der klinischen Prüfung, beanspruchte klinische Leistungsfähigkeit, Wirksamkeit oder Sicherheit des Prüfprodukts, die nachzuweisen sind.

b) Ziele, primäre und sekundäre, bezeichnet als „überlegen", „nichtunterlegen" oder „äquivalent", sofern zutreffend.

c) Die wissenschaftliche Begründung und klinische Relevanz von Effektstärken, Nichtunterlegenheitsmargen oder Äquivalenzgrenzen, sofern vorhanden.

d) Primäre und sekundäre Hypothesen, sofern vorhanden.

e) Risiken und vorhersehbare unerwünschte Wirkungen des Produkts, die zu beurteilen sind.

Das/die Ziel(e) muss/müssen dem Zweck der klinischen Prüfung dienen und, falls vorhanden, mit den Hypothesen sowie den zugehörigen Endpunkten in Zusammenhang stehen, die für die Zielpopulation relevant sind. Die Ziele der klinischen Prüfung müssen direkt in die Vorspezifizierung und die Operationalisierung des/ primären Endpunkts/der primären Endpunkte einfließen. Ansprüche müssen mit Auswahlkriterien für Prüfungsteilnehmer und Anwender verknüpft werden.

A.6 Design der klinischen Prüfung

A.6.1 Allgemeines

a) Angaben zum Designtyp der geplanten klinischen Prüfung (z. B. randomisiert, verblindet oder offen, Parallelgruppen- oder Cross-Over-Studie, multizentrisch, international), zu den Kontrollgruppen (z. B. vergleichender Wirksamkeitsanspruch und reversible Behandlung eines chronischen Zustands) und zum Komparator mit Begründung und Rechtfertigung der Auswahl.

   Der Verzicht auf (eine) Kontrolle(n) muss begründet werden.

b) Beschreibung der zu ergreifenden Maßnahmen, um Verzerrungen zu minimieren oder zu vermeiden, wie z. B. Randomisierung, verdeckte Zuordnung, Verblinden/Maskieren und Berücksichtigung möglicher Störfaktoren.

c) Primäre und sekundäre Endpunkte mit der Begründung für deren Wahl und Messung. Kombinierte Endpunkte, sofern vorhanden, mit der Begründung für deren Wahl und Messung.

   Der primäre Endpunkt muss für das Prüfprodukt sinnvoll und sollte klinisch relevant sein.

   ANMERKUNG Ein kombinierter Endpunkt ist eine vorab festgelegte Kombination von mehr als einem Endpunkt, der mit Vorsicht verwendet werden kann, indem nur Komponenten eingeschlossen werden, die von ähnlicher klinischer Bedeutung und Häufigkeit sind und von denen zu erwarten ist, dass sie auf den angenommenen Wirkmechanismus ähnlich ansprechen.

d) Verfahren und Wahl des Zeitpunktes für die Bewertung, Aufzeichnung und Analyse der Variablen.

e) Für die Bewertung der klinischen Prüfvariablen zu verwendende Prüfgeräte und Regelungen für die Überwachung der Instandhaltung und Kalibrierung.

f) Etwaige Verfahren für den Ersatz von Prüfungsteilnehmern (prinzipiell nicht anwendbar auf randomisierte klinische Prüfungen).

g) Prüfstellen: Anzahl, Standorte und gegebenenfalls Unterschiede bezüglich des Umfelds der Prüfstelle.

h) Definition des Abschlusses der klinischen Prüfung (siehe 8.1).

A.6.2 Prüfprodukt(e) und Komparator(en)

a) Beschreibung der Exposition gegenüber dem/den Prüfprodukt(en) oder dem/den Komparator(en), wenn letztere vorgesehen sind.

b) Aufstellung aller während der klinischen Prüfung anzuwendenden sonstigen Medizinprodukte oder Medikationen, sofern diese nicht bereits in der Gebrauchsanweisung angegeben sind.

c) Anzahl der zu verwendenden Prüfprodukte und eine Begründung dazu.

A.6.3 Prüfungsteilnehmer

a) Einschlusskriterien für die Auswahl der Prüfungsteilnehmer.

b) Ausschlusskriterien für die Auswahl der Prüfungsteilnehmer.

c) Kriterien und Verfahrensweisen für das Ausscheiden von Prüfungsteilnehmern oder für den Fall, dass Prüfungsteilnehmer nicht nachverfolgt wurden

   1) Angaben dazu, wann und wie ein Prüfungsteilnehmer aus der klinischen Prüfung ausscheiden oder die Anwendung des Prüfprodukts beenden sollte,

2) Angaben zu den Anstrengungen, die zu unternehmen sind, Prüfungsteilnehmer ausfindig zu machen, die sich der Nachverfolgung entziehen, und mögliche Gründe dafür,

3) Angaben dazu, ob und wie Prüfungsteilnehmer zu ersetzen sind.

d) Aufnahmezeitpunkt.

e) Zeitpunkt der Randomisierung, falls zutreffend.

f) Erwartete Gesamtdauer der klinischen Prüfung.

g) Erwartete Dauer der Teilnahme der einzelnen Prüfungsteilnehmer.

h) Anzahl der in die klinische Prüfung aufzunehmenden Prüfungsteilnehmer und gegebenenfalls die zu erwartende Anzahl an den einzelnen Prüfstellen aufzunehmender Prüfungsteilnehmer.

i) Geschätzter Zeitraum, der für Auswahl dieser Personenzahl erforderlich ist (d. h. Aufnahmedauer).

j) Beziehung der Prüfpopulation zur Zielpopulation.

k) Gegebenenfalls Angaben zu vulnerablen Gruppen, zu Schwangeren und Stillenden.

A.6.4 Untersuchungen

a) Beschreibung aller Untersuchungen, die während der klinischen Prüfung an den Prüfungsteilnehmern durchgeführt werden, einschließlich Abweichungen von der üblichen klinischen Praxis.

b) Beschreibung der von Vertretern des Sponsors ausgeführten Aktivitäten (ausschließlich Monitoring).

c) Alle bekannten oder vorhersehbaren Faktoren, die die Ergebnisse der klinischen Prüfung oder deren Interpretation beeinträchtigen können.

   BEISPIEL Zu solchen Faktoren zählen Merkmale der Prüfungsteilnehmer beim Ausgangszeitpunkt, Begleitmedikationen, die Anwendung anderer Medizinprodukte oder mit der Person verbundene Faktoren wie Alter, Geschlecht oder Lebensführung.

d) Die Verfahren mit denen diese Faktoren der klinischen Prüfung behandelt werden, z. B. durch Auswahl der Prüfungsteilnehmer, Design der klinischen Prüfung (z. B. stratifizierte Randomisierung) oder statistische Analyse, müssen beschrieben werden.

e) Der Beobachtungszeitraum während der klinischen Prüfung muss den Nachweis der klinischen Leistungsfähigkeit, Wirksamkeit oder Sicherheit über einen ausreichend langen Zeitraum erlauben, damit eine realistische Prüfung des Prüfprodukts möglich ist und alle mit unerwünschten Wirkungen des Produkts verbundenen Risiken identifiziert und bewertet werden können.

f) Gegebenenfalls Angaben dazu, welche spezielle medizinische Versorgung geeignet ist, um sie den Prüfungsteilnehmern nach Abschluss der klinischen Prüfung zur Verfügung zu stellen.

g) Angaben zur empfohlenen Nachsorge für die Prüfungsteilnehmer nach Abschluss der klinischen Prüfung.

h) Gegebenenfalls Angaben zur endgültigen Disposition oder zu einer möglichen zukünftigen Verwendung der den Prüfungsteilnehmern entnommenen Proben.

A.6.5 Monitoringplan

Eine allgemeine Beschreibung des einzuhaltenden Monitoringplans, einschließlich des Verfahrens zum Zugriff auf die Quelldaten und des geplanten Umfangs der Verifizierung der Quelldaten.

Es ist möglich, einen detaillierten Plan für Monitormaßnahmen separat vom CIP zur Verfügung zu stellen.

A.7 Statistische Planung und Analyse

Mit Verweis auf A.5 und A.6 muss die Beschreibung und Rechtfertigung der statistischen Planung und die Analyse der klinischen Prüfung Folgendes abdecken.

a) Analysepopulation (z. B. Intention-to-treat, Per-Protocol, As-treated) sowie Verfahren, die alle Daten berücksichtigen.

b) Deskriptive Statistik der Ausgangsdaten, Behandlungen, Sicherheitsdaten und gegebenenfalls primäre und sekundäre Endpunkte.

c) Analytische Verfahren, falls vorhanden, einschließlich Maße für die Präzision, wie z. B. Konfidenzintervalle.

d) Falls zutreffend, Signifikanzniveau und die Teststärke des/der primären Endpunkts/e und der statistischen Teststrategie insgesamt.

   Beim Test einer Hypothese brauchen ein Signifikanzniveau Alpha von 0,05 (zweiseitig) und 0,025 (einseitig) sowie eine statistische Teststärke von 0,8 bis 1 minus Alpha nicht begründet werden. Je nach den Eigenschaften des medizinischen Prüfprodukts oder der klinischen Prüfung kann ein höheres oder niedrigeres Signifikanzniveau verwendet werden. Beispiele für mögliche Begründungen sind u. a.: Produktnormen, wissenschaftliche Gründe oder Diskussionen mit Aufsichtsbehörden.

e) Berechnung der Stichprobengröße mit Begründung, die Folgendes berücksichtigt:

   1) falls zutreffend, alle relevanten klinischen Daten zu Ergebnisvariablen und Effektstärke;
   2) falls zutreffend, Annahmen zum erwarteten Ergebnis für alle Behandlungsgruppen;
   3) falls zutreffend, Anpassungen infolge geplanter Zwischenanalysen;
   4) falls zutreffend, die nachweisbare Effektstärke und Nichtunterlegenheitsschranke, die kleiner sein muss als die nachweisbare Effektstärke und mit der Wirkung des Komparators als Referenz zu rechtfertigen ist;
   5) falls zutreffend, das Randomisierungsverhältnis (z. B. 1:1, 1:2);
   6) die erwartete Abbrecherquote, wie z. B. Ausscheiden, keine Nachuntersuchung möglich, Tod (wenn der Tod kein Endpunkt ist).

   Alle statistischen Parameter und Verfahren, die zur Berechnung der Stichprobengröße oder der Nichtunterlegenheitsmarge verwendet werden, müssen verständlich angegeben werden.

   Bei explorativen und beobachtenden klinischen Prüfungen (siehe Anhang I), bei denen es nicht erforderlich ist, die Stichprobengröße durch Berechnung zu ermitteln, muss die wissenschaftliche Begründung für die gewählte Stichprobengröße gegeben werden.

f) Falls zutreffend, die Begründung für die Anzahl der Verfahren, deren Durchführung durch einen einzelnen Anwender im Rahmen der Einarbeitung erforderlich ist, und wie Daten hierzu zu analysieren sind.

g) Die auf die Ergebnisse der klinischen Prüfung anzuwendenden Kriterien für Annahme/Zurückweisung.

h) Wo zutreffend, Angaben hinsichtlich der Durchführung einer Interimanalyse, Kriterien für einen aus statistischen Gründen notwendigen Abbruch der klinischen Prüfung.

i) Umgang mit Verzerrungen und, wenn randomisiert, gematched oder verblindet wird, ein Plan für eine entsprechende Erfolgskontrolle.

j) Umgang mit möglichem Confounding (z. B. Adjustierung, Stratifizierung oder stratifizierte Randomisierung).

k) Falls zutreffend, Beschreibung der Verfahren für die Anpassung von Fehlerwahrscheinlichkeiten wegen multipler Prüfungen.

l) Falls zutreffend, Spezifizierung von Untergruppen für die Analyse und Angaben dazu, ob in diesen Gruppen ein unterschiedliches Ansprechen auf die Behandlung zu erwarten ist.

m) Umgang mit sowie Rechtfertigung und Dokumentation von fehlenden, nicht verwendeten oder falschen Daten, einschließlich Abbrechern.

n) Falls zutreffend, eine explorative Analyse und Sensitivitätsanalyse (z. B. zur Untersuchung der Robustheit der Ergebnisse der primären und sekundären Analyse im Hinblick auf die Verwendung unterschiedlicher Methoden zum Umgang mit fehlenden Daten).

o) Verfahren zur Meldung jeglicher Abweichung(en) vom ursprünglichen statistischen Analyseplan.

p) Bei multizentrischen klinischen Prüfungen eine Strategie zum Umgang mit dem möglichen Ungleichgewicht hinsichtlich der Anzahl der Prüfungsteilnehmer zwischen den Prüfstellen.

q) Falls zutreffend, eine Strategie für das Poolen von Daten.

Weitere oder speziellere Informationen können den Normen für verschiedene Typen von Medizinprodukten oder nationalen Bestimmungen oder Leitlinien entnommen werden (siehe Literaturhinweise [9], [10], [13]).

A.8 Datenmanagement

a) Verfahren (z. B. CRFs) für die Eingabe und Sammlung von Daten.

b) Verfahren zur Nachverfolgung von CRFs, Datenüberprüfung, Säuberung von Datenbanken und zum Starten und Ausführen von Rückfragen zu Daten. Insbesondere sind zeitnahe und zuverlässige Prozesse für die Erfassung von Daten und die Korrektur von Fehlern und Auslassungen, Einheitlichkeit bei der medizinischen Codierung und gegebenenfalls ein Abgleich erforderlich, um die Erstellung einer Datenbank von hoher Qualität und die Erreichung der Ziele der klinischen Prüfung durch die Umsetzung der geplanten Analyse sicherzustellen.

c) Gegebenenfalls Verfahren zur Verifizierung, Validierung und Sicherung elektronischer klinischer Datensysteme.

d) Verfahren zur Wahrung der Vertraulichkeit und zum Schutz personenbezogener Daten.

e) Verfahren für das Schließen der Datenbank zu Beginn der Analyse und Speicherung nach Abschluss der klinischen Prüfung.

f) Verfahren zur Aufbewahrung von Daten.

g) Festgelegte Aufbewahrungszeit.

h) Gegebenenfalls sonstige Aspekte der Qualitätssicherung.

A.9 Änderungen am klinischen Prüfplan

Beschreibung der Verfahren zum Ändern des klinischen Prüfplans.

A.10 Abweichungen vom klinischen Prüfplan

a) Erklärung, die festlegt, dass es dem Prüfer nicht gestattet ist, vom CIP abzuweichen, außer wie in 5.6.4 c) beschrieben.

b) Anweisungen zum Aufzeichnen, Melden und Analysieren von Abweichungen vom klinischen Prüfplan.

c) Anforderungen an die Meldung und den zeitlichen Rahmen.

d) Korrektur- und Vorbeugungsmaßnahmen und Kriterien für den Ausschluss des Hauptprüfers.

A.11 Verwendungsnachweis des Produkts

a) Beschreibung der Verfahren für den Verwendungsnachweis der Prüfprodukte, wie in 7.9 beschrieben.

b) Verfahren und spezielle Materialien und Anweisungen für die sichere Rückführung von Prüfprodukten, einschließlich potentiell gefährlicher Produkte.

A.12 Übereinstimmungserklärung

a) Erklärung, die festlegt, dass die klinische Prüfung in Übereinstimmung mit den ethischen Grundsätzen, die ihren Ursprung in der Deklaration von Helsinki haben (siehe Literaturhinweis [7]), durchgeführt werden muss.

b) Erklärung, die festlegt, dass dieses Dokument eingehalten wird sowie gegebenenfalls darüber hinaus alle regionalen oder nationalen Bestimmungen.

c) Erklärung, die festlegt, dass die klinische Prüfung nicht beginnen darf, bevor gegebenenfalls die geforderte positive Stellungnahme/Zustimmung der EK bzw. der Aufsichtsbehörde erhalten wurde.

d) Erklärung, die festlegt, dass gegebenenfalls mögliche zusätzliche Anforderungen der EK oder der Aufsichtsbehörde eingehalten werden müssen.

e) Erklärung, die die Art der Versicherung festlegt, die den Prüfungsteilnehmern zur Verfügung gestellt werden muss, sofern zutreffend.

f) Erklärung zur Finanzierung der klinischen Prüfung, einschließlich einer Beschreibung der Vereinbarung zwischen dem Sponsor und der/den Prüfstelle(n) sowie gegebenenfalls dem/den Prüfer/n, es sei denn, mit den letzteren wird eine separate Vereinbarung geschlossen.

A.13 Verfahren zum Einholen der Einwilligung nach Aufklärung

a) Beschreibung des allgemeinen Verfahrens zum Einholen der Einwilligung nach Aufklärung, einschließlich des Verfahrens zur Weitergabe neuer Informationen an die Prüfungsteilnehmer und gegebenenfalls des Verfahrens im Zusammenhang mit Anreizen für Prüfungsteilnehmer.

b) Beschreibung des Verfahrens zum Einholen der Einwilligung nach Aufklärung unter Umständen, in denen der Prüfungsteilnehmer nicht in der Lage ist, diese abzugeben. Für den Fall von Notfallbehandlungen müssen die in 5.8.3.4 beschriebenen Punkte einbezogen werden.

A.14 Unerwünschte Ereignisse, unerwünschte Wirkungen des Produkts und Produktmängel

a) Definitionen unerwünschter Ereignisse und unerwünschter Wirkungen des Produkts.

b) Definitionen von Produktmängeln.

c) Definitionen schwerwiegender unerwünschter Ereignisse, einschließlich schwerwiegender Gesundheitsgefahren und schwerwiegender unerwünschter Wirkungen des Produkts sowie gegebenenfalls unvorhersehbarer schwerwiegender unerwünschter Wirkungen des Produkts.

d) Gegebenenfalls Auflistung nicht meldepflichtiger unerwünschter Ereignisse mit Begründung.

e) Zeitrahmen für den Hauptprüfer, in dem alle unerwünschten Ereignisse und Produktmängel dem Sponsor und, sofern gefordert, der Ethik-Kommission/den Ethik-Kommissionen und der Aufsichtsbehörde zu berichten sind.

f) Einzelheiten zum Verfahren der Berichterstattung über unerwünschte Ereignisse (Datum des unerwünschten Ereignisses, Behandlung, Ausgang, Bewertung sowohl des Schweregrades als auch der Beziehung zum Prüfprodukt und der jeweiligen Behandlung).

g) Einzelheiten über das Verfahren zur Aufzeichnung von Produktmängeln.

h) Liste vorhersehbarer unerwünschter Ereignisse und zu erwartender unerwünschter Wirkungen des Produkts, zusammen mit deren wahrscheinlicher Häufigkeit, der Linderung oder Behandlung.

i) Einzelheiten zu Notfallkontakten für die Meldung schwerwiegender unerwünschter Ereignisse und schwerwiegender unerwünschter Wirkungen des Produkts.

j) Informationen im Zusammenhang mit dem DMC, sofern ein solches eingerichtet ist.

A.15 Vulnerable Population (falls zutreffend)

a) Beschreibung der in die klinische Prüfung aufzunehmenden vulnerablen Population.

b) Beschreibung des Screening-Prozesses zur Identifizierung und zum Schutz der vulnerablen Population.

c) Beschreibung des speziellen Verfahrens für das Einholen der Einwilligung nach Aufklärung.

d) Beschreibung der besonderen Verantwortung der EK.

e) Beschreibung der medizinischen Versorgung, sofern vorgesehen, die den Prüfungsteilnehmern nach Abschluss der klinischen Prüfung zur Verfügung gestellt werden wird.

A.16 Unterbrechung oder vorzeitige Beendigung der klinischen Prüfung

a) Kriterien und Maßnahmen für eine Unterbrechung oder vorzeitige Beendigung der gesamten klinischen Prüfung oder der klinischen Prüfung an einer Prüfstelle oder mehreren Prüfstellen.

b) Kriterien für den Zugriff auf und das Entsperren des Verblindungs-/Maskierungscodes bei einer Unterbrechung oder vorzeitigen Beendigung der klinischen Prüfung, sofern die klinische Prüfung mit Verblindungs-/Maskierungstechniken arbeitet.

c) Anforderungen an die Nachbeobachtung und die fortgesetzte Versorgung der Prüfungsteilnehmer.

A.17 Veröffentlichungspolitik

a) Erklärung, dass die klinische Prüfung in einer öffentlich zugänglichen Datenbank registriert wird (siehe 5.4).

b) Erklärung, dass die Ergebnisse der klinischen Prüfung öffentlich zugänglich gemacht werden.

c) Erklärung zu den Bedingungen und zum Zeitrahmen für die Freigabe der Ergebnisse der klinischen Prüfung zur Veröffentlichung sowie zur Rolle des Sponsors und zu den Kriterien für die Urheberschaft.

A.18 Literaturhinweise

Liste der Literaturhinweise in Bezug auf die klinische Prüfung.

Anhang B
(normativ)

Prüferbroschüre (IB)

B.1 Allgemeines

B.1.1 Einleitung

Wenn die von der IB geforderten Informationen in einem anderen Dokument zur Verfügung gestellt werden (z. B. im CIP oder der Gebrauchsanweisung), muss in der IB auf diese Dokumente verwiesen und sie müssen auf Wunsch zur Verfügung gestellt werden.

Der Inhalt der IB muss mindestens alle in diesem Anhang aufgeführten Punkte umfassen.

ANMERKUNG Möglicherweise sind für klinische Prüfungen nach dem Inverkehrbringen nicht alle Anforderungselemente relevant oder Informationen können in anderen Dokumenten zum Produkt aufgeführt werden (siehe I.7).

Die Informationen müssen in einer prägnanten, einfachen, objektiven, ausgewogenen und nicht werbenden Form dargestellt werden, die es einem Arzt oder möglichen Prüfer ermöglicht, sie zu verstehen und eine eigene unvoreingenommene Nutzen-Risiko-Analyse hinsichtlich der Zweckmäßigkeit der geplanten klinischen Prüfung anzustellen. Aus diesem Grund muss generell eine medizinisch qualifizierte Person an der Bearbeitung einer IB beteiligt sein, der Inhalt der IB muss jedoch von den Fachrichtungen genehmigt werden, die die dargestellten Daten generiert haben.

B.1.2 Bezeichnung der IB

a) Bezeichnung des Prüfprodukts.

b) Referenznummer des Dokuments, wenn vorhanden.

c) Version oder Datum der IB.

d) Vertraulichkeitserklärung, wenn zutreffend.

e) Zusammenfassung der Abfolge der Revisionen im Falle von Änderungen, wenn erforderlich.

f) Versions-/Ausgabenummer und Referenznummer, wenn vorhanden, mit der Seitenzahl und der Gesamtseitenzahl auf jeder Seite der IB.

g) Inhaltsverzeichnis.

B.1.3 Sponsor/Hersteller

Name und Adresse des Sponsors der klinischen Prüfung und des Herstellers des Prüfproduktes, wenn Letzterer nicht mit dem Sponsor identisch ist.

B.2 Informationen über das Prüfprodukt

a) Zusammenfassung der Literatur und eine Bewertung, die die Begründung für das Design und die bestimmungsgemäße Verwendung des Prüfprodukts stützt.

b) Aussage über die gesetzliche Klassifizierung des Prüfproduktes, wenn von Bedeutung.

c) Allgemeine Beschreibung des Prüfprodukts und seiner Bestandteile, einschließlich aller verwendeten Materialien sowie Einzelheiten über diejenigen Materialien, die mit Geweben oder Körperflüssigkeiten in Kontakt kommen. Darin müssen Einzelheiten zu medizinischen Substanzen, Geweben menschlicher oder tierischer Herkunft oder davon abgeleiteten Produkten, anderen biologisch aktiven Substanzen sowie Hinweise zur Einhaltung der geltenden nationalen Bestimmungen enthalten sein.

d) Zusammenfassung relevanter Herstellungsprozesse und entsprechender Validierungsprozesse, um zu zeigen, dass die Prüfprodukte in einem kontrollierten Prozess hergestellt und geprüft werden, der den geltenden Vorschriften entspricht.

e) Beschreibung des Wirkmechanismus des Prüfprodukts zusammen mit der unterstützenden wissenschaftlichen Literatur.

f) Herstelleranweisungen für Installation, Aufrechterhaltung hygienischer Bedingungen und Gebrauch des Prüfproduktes, einschließlich Lagerungs- und Handhabungsanforderungen, Angaben zur Vorbereitung auf die Verwendung und eine eventuell vorgesehene Wiederverwendung (z. B. Sterilisation), zur Kontrolle der Sicherheit und Leistungsfähigkeit vor Gebrauch sowie zu Vorkehrungen, die gegebenenfalls nach der Verwendung (z. B. Entsorgung) getroffen werden müssen.

g) Muster für das Etikett, zum Beispiel ein Sticker oder eine Kopie, die Gebrauchsanweisung oder eine Verweisung auf diese sowie Informationen über eine eventuell erforderliche Schulung.

h) Beschreibung der vorgesehenen klinischen Leistungsfähigkeit.

B.3 Vorklinische Prüfung

Zusammenfassung der am zu prüfenden Produkt vorgenommenen vorklinischen Prüfungen zur Begründung seiner Verwendung an menschlichen Prüfungsteilnehmern, einschließlich einer Bewertung der Ergebnisse derartiger Prüfungen.

Die Zusammenfassung muss Folgendes enthalten oder, sofern zutreffend, verweisen auf Ergebnisse von

a) Designberechnungen,

b) *In-vitro*-Prüfungen,

c) mechanischen und elektrischen Sicherheitsprüfungen,

d) Überprüfungen der Zuverlässigkeit,

e) Validierung von Software, die sich auf die Funktion des Produkts bezieht,

f) Leistungsprüfungen,

g) *Ex-vivo*-Prüfungen,

h) *In-vivo*-Prüfungen an Tieren,

i) Bewertung der biologischen Sicherheit,

j) Validierung der Reinigungs-, Desinfektions- oder Sterilisationsverfahren.

ANMERKUNG 1 Eine Anleitung zur biologischen Bewertung von Medizinprodukten liefert ISO 10993-1.

ANMERKUNG 2 Bei Prüfungen an Tieren sind die Spezies und Anzahl der Tiere pro Gruppe, die verwendeten Produkte und die Dauer der Exposition anzugeben.

B.4 Vorliegende klinische Daten

a) Zusammenfassung der relevanten früheren klinischen Erfahrung mit dem Prüfprodukt sowie mit Medizinprodukten mit ähnlichen Eigenschaften, einschließlich anderer Indikationen in Bezug auf die Verwendung des Prüfproduktes.

b) Analyse der unerwünschten Wirkungen des Produktes und jede vorausgegangene Änderung oder Rückruf.

B.5 Risikomanagement des Prüfprodukts

a) Zusammenfassung der Nutzen-Risiko-Analyse, einschließlich der Angabe der Restrisiken.

b) Gegenanzeigen und Warnhinweise für das Prüfprodukt.

B.6 Regulatorische und andere Referenzen

a) Eine Aufstellung Internationaler Normen, sofern vorhanden, mit denen das Prüfprodukt vollständig oder teilweise übereinstimmt.

b) Übereinstimmungserklärung mit nationalen Regelungen, wo zutreffend.

c) Liste der Referenzen, wenn von Bedeutung.

Anhang C
(informativ)

Prüfbögen (CRFs)

C.1 Allgemeines

CRFs werden erarbeitet, um den CIP umzusetzen, die Beobachtung der Prüfungsteilnehmer zu erleichtern und die Daten zu diesen Personen und dem Medizinprodukt während der klinischen Prüfung entsprechend dem CIP aufzuzeichnen. Sie können als gedruckte, optische oder als elektronische Dokumente abgefasst und in einem separaten Abschnitt für jeden Prüfungsteilnehmer angeordnet sein. Der CRF sollte den Inhalt des CIP widerspiegeln und die Art des Prüfprodukts berücksichtigen.

C.2 Inhalt und Gestaltung

C.2.1 Gesamtbetrachtung

Die CRFs können so organisiert sein, dass sie alle Daten eines einzelnen Verfahrens oder eines einzelnen Besuchs oder andere Datengruppierungen widerspiegeln, die klinisch oder chronologisch sinnvoll sind.

Die CRFs sollten so gestaltet sein, dass Fehler minimiert werden, die von den Personen gemacht werden können, die Daten eintragen oder Daten in andere Systeme übertragen.

Bei der Gestaltung von CRFs können die in diesem Anhang aufgelisteten Datenkategorien und -formate berücksichtigt werden.

C.2.2 Deckblatt/Anmeldefenster

a) Name oder Logo des Sponsors.

b) CIP-Version und Datum (wenn benötigt).

c) Nummer der Version der CRFs.

d) Name der klinischen Prüfung oder Referenznummer (wenn zutreffend).

C.2.3 Kopf- oder Fußzeile — e-CRF-Kennung

a) Name der klinischen Prüfung oder Referenznummer.

b) Versionsnummer der CRFs.

c) Identifikationsnummer der Prüfstelle/des Hauptprüfers.

d) Identitätsbezeichnung des Prüfungsteilnehmers und zusätzliche Kennungen, wie Geburtsdatum oder Initialen.

   ANMERKUNG Es können nationale Bestimmungen gelten.

e) CRF-Nummer oder Datum des Besuchs oder Besuchsnummer.

f) Seitenzahl/Bildschirmseitenzahl des CRF und Gesamtzahl der Seiten/Bildschirmseiten (z. B. „Seite *x* von *xx*").

Um wiederholte Eintragungen zu vermeiden, ist es möglich, einige der oben genannten Elemente vorzudrucken oder vom Programm vorzugeben.

C.2.4 Arten von CRFs

Die nachstehende Liste enthält empfohlene CRFs, die zur Unterstützung einer klinischen Prüfung entworfen werden können. Hierbei handelt es sich nicht um eine vollständige Liste, sie ist lediglich zur Orientierung gedacht.

a) Screening.

b) Dokumentation der Einwilligung nach Aufklärung des Prüfungsteilnehmers.

c) Einschluss/Ausschluss.

d) Anfangsbesuch:

   1) demografische Daten;
   2) medizinische Diagnose;
   3) relevante frühere Medikationen oder Vorbehandlungen;
   4) Datum der Aufnahme in die Studie;
   5) sonstige Merkmale.

e) Eingriff(e) oder Behandlung(en).

f) Nachuntersuchungsbesuch(e).

g) Verfahren im Rahmen der klinischen Prüfung.

h) Unerwünschte(s) Ereignis(se).

i) Produktmängel.

j) Begleiterkrankung(en)/-medikation(en)/-behandlung(en).

k) Außerplanmäßige(r) Besuch(e).

l) Tagebuch des Prüfungsteilnehmers.

m) Prüfungsteilnehmer ausgeschieden oder entzieht sich den Nachuntersuchungen.

n) Formular zum Ende der klinischen Prüfung für einen einzelnen Prüfungsteilnehmer, mit Unterschrift des Hauptprüfers oder seines autorisierten Vertreters.

o) Abweichung(en) vom CIP.

C.3 Verfahrensfragen

Ein System sollte eingerichtet werden, um Querverweisungen zwischen CRFs und CIP-Versionen zu ermöglichen.

Ergänzende CRFs dürfen erarbeitet werden, um bei multizentrischen Prüfungen Zusatzdaten an einzelnen Prüfstellen zu erfassen.

Anhang D
(normativ)

Klinischer Prüfbericht

D.1 Allgemeines

Dieser Anhang legt den Inhalt des klinischen Prüfberichts fest, der Angaben zu Design, Durchführung, statistischer Analyse und Ergebnissen der klinischen Prüfung enthält.

Das in diesem Anhang angegebene Format darf auch für Zwischen-, Fortschritts- oder Jahresberichte verwendet werden, falls solche Berichte erforderlich sind, jedoch treffen einige Abschnitte wahrscheinlich nur auf den Abschlussbericht zu.

D.2 Deckblatt

Die Titelseite muss Folgendes enthalten:

a) Titel der klinischen Prüfung;

b) sofern es nicht deutlich aus dem Titel hervorgeht, ein einzelner Satz, der die Art der Prüfung, die Vergleichsgruppe, den Zeitraum, das Anwendungsverfahren und die Patientenpopulation beschreibt;

c) Identifizierung der Prüfprodukte, einschließlich Namen und Modelle, wie sie für die vollständige Bezeichnung wichtig sind;

d) Name und Kontaktangaben des Sponsors oder des Vertreters des Sponsors;

e) Identifizierung des CIP;

f) Registrierungsnummer der öffentlich zugänglichen Datenbank;

g) Name und Abteilung des koordinierenden Prüfers und Namen anderer relevanter Parteien (z. B. Experten, Biostatistiker, Laborpersonal);

h) Erklärung, dass die klinische Prüfung in Übereinstimmung mit diesem Dokument, anderen anwendbaren Richtlinien und anwendbaren Vorschriften durchgeführt wurde;

i) Datum des Prüfberichtes;

j) Verfasser des Berichts.

D.3 Inhaltsverzeichnis

Das Inhaltsverzeichnis muss Folgendes enthalten:

a) die Seitenzahl oder eine Angabe zum Auffinden der einzelnen Abschnitte, einschließlich zusammenfassender Tabellen, Bilder und grafischer Darstellungen;

b) eine Aufstellung und Angaben zum Auffinden der Anhänge.

D.4 Zusammenfassung

Die Zusammenfassung muss Folgendes enthalten:

a) den Titel der klinischen Prüfung;

b) eine Einleitung;

c) den Zweck der klinischen Prüfung;

d) die Beschreibung der Population für die klinische Prüfung;

e) das Verfahren der klinischen Prüfung;

f) die Ergebnisse der klinischen Prüfung;

g) die Schlussfolgerung;

h) das Datum des Beginns der klinischen Prüfung;

i) das Datum des Abschlusses der klinischen Prüfung oder bei einer Unterbrechung der klinischen Prüfung das Datum der vorzeitigen Beendigung.

D.5 Einleitung

Die Einleitung muss eine kurze Erklärung enthalten, in welchem Zusammenhang die klinische Prüfung zur Entwicklung des Prüfprodukts steht, und dabei die kritischen Bestandteile der klinischen Prüfung (z. B. Ziele und Hypothesen, Zielpopulation, Behandlung und Dauer der Nachuntersuchungen) in Bezug zu dieser Entwicklung setzen.

Es sollten die Richtlinien, die bei der Entwicklung des klinischen Prüfplans befolgt wurden, oder sonstige Vereinbarungen/Besprechungen zwischen dem Sponsor und Aufsichtsbehörden benannt oder beschrieben werden, die für die jeweilige klinische Prüfung relevant sind.

D.6 Prüfprodukt und Prüfverfahren

D.6.1 Beschreibung des Prüfprodukts

Die Beschreibung des Prüfprodukts muss Folgendes enthalten:

a) eine Beschreibung des Prüfprodukts;

b) die bestimmungsgemäße Verwendung des/der Prüfprodukts/Prüfprodukte;

c) frühere bestimmungsgemäße Verwendungen und Indikationen, wenn zutreffend;

d) alle Änderungen am Prüfprodukt während der klinischen Prüfung oder Abweichungen von der IB, einschließlich

   1) Ausgangsmaterialien,

   2) Software,

   3) Bestandteile,

   4) Haltbarkeitsdauer,

   5) Lagerbedingungen,

   6) Gebrauchsanweisungen und

   7) sonstige Änderungen.

D.6.2 Klinischer Prüfplan (CIP)

Es muss eine Zusammenfassung des CIP, einschließlich späterer Änderungen mit einer Begründung für jede Änderung, zur Verfügung gestellt werden. Die Zusammenfassung muss eine kurze Beschreibung des Folgenden enthalten:

a) die Ziele der klinischen Prüfung;

b) das Design der klinischen Prüfung, einschließlich

   1) des Typs der klinischen Prüfung,
   2) der Endpunkte der klinischen Prüfung und
   3) der Kontrollgruppe;

c) die ethischen Erwägungen;

d) die Qualitätssicherung der Daten;

e) die Population der Prüfungsteilnehmer für die klinische Prüfung mit

   1) Einschluss- und Ausschlusskriterien und
   2) Stichprobengröße;

f) die Behandlung und Zuordnung der Behandlung;

g) die Begleitmedikationen/-behandlungen;

h) die Dauer der Nachuntersuchungen;

i) das statistisches Design, die statistische Analyse und Begründungen, einschließlich

   1) der Hypothese der klinischen Prüfung oder Kriterien für Annahme/Zurückweisung,
   2) einer Berechnung der Stichprobengröße,
   3) Verfahren der statistischen Analyse,
   4) gegebenenfalls Interimanalysen.

D.7 Ergebnisse

Der Ergebnisabschnitt muss Folgendes enthalten:

a) das Datum des Beginns der klinischen Prüfung;

b) das Datum des Prüfungsabschlusses/der Unterbrechung der klinischen Prüfung;

c) die Verfügbarkeit von Prüfungsteilnehmern; Anzahl gescreenter, randomisierter und behandelter Personen;

d) die Verfügbarkeit von Prüfprodukten;

e) demografische Angaben zu den Prüfungsteilnehmern und sonstige relevante Merkmale zum Ausgangszeitpunkt;

f) Angaben zur Einhaltung des CIP;

g) eine Analyse mit Begründung und Rechtfertigung, die Folgendes umfasst:

   1) alle im CIP vorgesehenen Analysen der klinischen Leistungsfähigkeit, der Wirksamkeit oder der Sicherheit;

   ANMERKUNG Bei Verwendung kombinierter Endpunkte sind Ergebnisse für deren Komponenten eingeschlossen.

   2) eine Zusammenfassung aller unerwünschten Ereignisse und unerwünschten Wirkungen des Produkts sowie eine Diskussion des Schweregrades, erforderlicher Behandlungen, des Ausganges sowie eine Einschätzung des Hauptprüfers hinsichtlich eines kausalen Zusammenhangs mit dem Prüfprodukt oder dem Verfahren;

   3) eine Auflistung aller beobachteten Produktmängel, die zu einer schwerwiegenden unerwünschten Wirkung des Produkts hätten führen können, und jede während der klinischen Prüfung durchgeführte Korrekturmaßnahme, sofern zutreffend;

   4) alle erforderlichen Untergruppenanalysen für spezielle Populationen (d. h. nach Geschlecht, rassischen/kulturellen/ethnischen Hintergründen), wenn erforderlich;

   5) eine Rechenschaftsablegung über alle Prüfungsteilnehmer mit einer Beschreibung, wie fehlende Daten oder Abweichungen in der Analyse behandelt wurden, einschließlich Angaben zu Prüfungsteilnehmern,

      i) die den Screeningtest nicht bestanden haben,

      ii) die nicht an der Nachverfolgung teilgenommen haben und

      iii) die aus der klinischen Prüfung ausgeschlossen wurden oder ausgeschieden sind und der Grund dafür;

   6) klare Unterscheidungen zwischen primären Analysen, anderen vorab festgelegten Analysen und zusätzlichen Analysen;

h) Auflistung der Todesfälle und deren Ursachen.

D.8 Diskussion und Gesamtschlussfolgerungen

Die Schlussfolgerungen müssen sich auf die bestimmungsgemäße Verwendung und die Zielpopulation für das Prüfprodukt beziehen und Folgendes umfassen:

a) die Ergebnisse zur klinischen Leistungsfähigkeit, Wirksamkeit und Sicherheit und gegebenenfalls zu anderen Endpunkten;

b) eine Bewertung der Nutzen und Risiken;

c) eine Diskussion der klinischen Relevanz und Bedeutung der Ergebnisse im Hinblick auf andere vorliegende Daten;

d) besonderer Nutzen oder erforderliche besondere Vorsichtsmaßnahmen bei einzelnen Prüfungsteilnehmern oder Risikogruppen;

e) alle Folgerungen für die Durchführung zukünftiger klinischer Prüfungen;

f) alle Einschränkungen der klinischen Prüfung, aber nicht beschränkt auf:

   1) Auswahl, Dauer der Teilnahme und Compliance der Prüfungsteilnehmer;

2) Auswahl, Dauer der Teilnahme, Adhärenz (gegenüber dem CIP, der Gebrauchsanweisung und den Anforderungen dieses Dokuments) der Prüfstelle und Anwender sowie Arten des Umfeldes der Prüfstellen;

3) Verzerrungen durch fehlende Beobachtungen, durch Confounder und im Zusammenhang mit den oben genannten Punkten 1) und 2).

Die unter f) genannten Anforderungen gelten auch für die Kontrollgruppe(n).

D.9 Abkürzungen und Definitionen

Es muss eine Aufstellung von Abkürzungen und Definitionen spezieller oder unüblicher Begriffe zur Verfügung gestellt werden.

D.10 Ethische Gesichtspunkte

Der Abschnitt zur Ethik muss Folgendes enthalten:

a) Bestätigung, dass der CIP und alle seine Änderungen durch eine EK überprüft wurden (wenn erforderlich);

b) Aufstellung aller konsultierten Ethik-Kommissionen (kann in einem Anhang angegeben werden; siehe D.13);

c) Bestätigung, dass die klinische Prüfung in Übereinstimmung mit den ethischen Grundsätzen der Deklaration von Helsinki durchgeführt wurde;

d) Bestätigung, dass die Einwilligung nach Aufklärung eingeholt wurde und Zeitpunkt der Einholung.

D.11 Prüfer und Verwaltungsstruktur der klinischen Prüfung

Die Übersicht über die Verwaltungsstruktur muss Folgendes enthalten:

a) eine kurze Beschreibung der Organisation der klinischen Prüfung;

b) eine Aufstellung der Prüfer, einschließlich ihrer Zugehörigkeiten zu Institutionen (kann in einem Anhang angegeben werden; siehe D.13);

c) die Namen und Anschriften von externen Organisationen (wie z. B. Zentrallabors, CROs, Berater oder andere Auftragnehmer), die zur klinischen Prüfung beigetragen haben (kann in einem Anhang angegeben werden; siehe D.13);

d) der/die Name(n) und Anschrift(en) des Sponsors (der Sponsoren) oder der/des Vertreter(s) des Sponsors.

D.12 Unterschriftenblatt

Es müssen die Unterschriften des Sponsors und der/des koordinierenden Prüfer(s), einschließlich ihrer Zustimmung zu dem Inhalt des Berichts vorliegen. Sofern kein koordinierender Prüfer benannt wurde, muss die Unterschrift des Hauptprüfers vorliegen. Die Unterschriftenblätter dürfen getrennt vom klinischen Prüfbericht vorliegen.

D.13 Anhänge zum Bericht

Es können Anhänge zum Bericht hinzugefügt werden, die Folgendes enthalten:

a) den CIP einschließlich der Änderungen;

b) die Gebrauchsanweisungen;

c) eine Aufstellung der Hauptprüfer und der Prüfstellen, denen sie angehören, einschließlich einer Zusammenfassung ihrer Qualifikationen oder einer Kopie ihres Lebenslaufes;

d) eine Aufstellung der Namen und Anschriften externer Organisationen (wie z. B. Zentrallabors, CROs, Berater oder sonstige Auftragnehmer), die zur klinischen Prüfung beigetragen haben;

e) das Verzeichnis der Monitore;

f) eine Aufstellung aller EK;

g) eine tabellarische Aufstellung aller relevanten Datensätze, einschließlich

   1) Abweichungen vom CIP, die die Rechte, die Sicherheit oder Gesundheit der Prüfungsteilnehmer oder die wissenschaftliche Integrität der Daten beeinflusst haben können,

   2) aller unerwünschten Ereignisse, unerwünschten Wirkungen des Produkts und Produktmängel und

   3) Zurückziehungen und Unterbrechungen;

h) das Zertifikat, wenn ein Audit durchgeführt wurde.

Anhang E
(informativ)

Wesentliche Dokumente zur klinischen Prüfung

Nationale Aufsichtsbehörden dürfen eine Liste der in den Tabellen E.1, E.2 und E.3 angegebenen Dokumente, die an der Prüfstelle oder beim Sponsor aufbewahrt werden sollten, anfordern. Die nachfolgenden Informationen dürfen zwischen den klinischen Prüfungen unterschiedlich sein.

Der Sponsor und der Hauptprüfer/die Prüfstelle sollten Aufzeichnungen über den Aufbewahrungsort ihrer jeweiligen wesentlichen Dokumente aufbewahren. Das Speichersystem (ungeachtet des verwendeten Mediums) sollte die Identifikation der Dokumente erlauben, Angaben zur Versionshistorie liefern und das Durchsuchen und Abrufen ermöglichen.

Je nach den durchgeführten Aktivitäten sind für einzelne klinische Prüfungen unter Umständen zusätzliche Dokumente erforderlich, die in der Liste wesentlicher Dokumente nicht aufgeführt sind. Der Sponsor oder der Hauptprüfer/die Prüfstelle sollten solche Dokumente zu den wesentlichen Dokumenten der klinischen Prüfung hinzufügen.

Tabelle E.1 — Wesentliche Dokumente zur klinischen Prüfung vor der klinischen Prüfung

Nr.	Titel des Dokuments	Zweck oder Bemerkung	Akten an der Prüfstelle	Akten beim Sponsor	Verweisung in diesem Dokument
E.1.1	IB	Beschreibt das Prüfprodukt, einschließlich Gebrauchsanweisung für das verwendete Produkt.	X	X	6.5 Anhang B
E.1.2	CIP	Beschreibt Design und Verfahren der klinischen Prüfung.	X	X	6.4 Anhang A
E.1.3	Probe des an dem zu prüfenden Produkt befestigten Etiketts	Zur Überprüfung der korrekten Etikettierung (einschließlich Verpackungsetiketten und Gebrauchsanweisung).	X	X	6.10
E.1.4	Lebenslauf des Hauptprüfers: aktuell, unterschrieben und datiert	Identifiziert den Hauptprüfer. Der Prüfstelle liegen die Lebensläufe der Hauptprüfer der jeweiligen Prüfstellen vor; der Sponsor verfügt über die Lebensläufe aller Hauptprüfer von allen Prüfstellen.	X	X	5.6.2 e) 10.2 a) D.13 c)
E.1.5	Lebensläufe der Mitglieder des Teams an der Prüfstelle: aktuell, unterschrieben und datiert	Identifiziert die Mitglieder des Teams an der Prüfstelle. Der Prüfstelle liegen die Lebensläufe der Mitglieder des Teams an der Prüfstelle vor.	X	X	5.6.2 l) 10.3 b)

Nr.	Titel des Dokuments	Zweck oder Bemerkung	Akten an der Prüfstelle	Akten beim Sponsor	Verweisung in diesem Dokument
E.1.6	Lebensläufe oder andere Dokumente über die Qualifikation aller sonstigen Personen, außer denen in E.1.4 und E.1.5, die wesentlich zur klinischen Prüfung beitragen	Dokumente über die Qualifikation aller sonstigen an der klinischen Prüfung beteiligten Parteien.	—	X	6.1 9.2.1 9.2.4.3
E.1.7	eine Liste der Hauptprüfer und der Mitarbeiter des Teams an der Prüfstelle an allen Prüfstellen	Zum Dokumentieren, an wen Verantwortungen übertragen wurden, einschließlich der Unterschriften, Titel und Verantwortlichkeiten in der klinischen Prüfung.	X	X	7.2 9.2.1 f) 9.2.4.5 b)
E.1.8	eine Liste der Prüfstellen	Zum Nachweis, wer die klinische Prüfung durchführt, einschließlich Namen und Anschriften.	—	X	A.1.4
E.1.9	Benachrichtigung der EK, Schriftverkehr und Stellungnahme oder Zustimmung	Zum Nachweis, dass eine qualifizierte, unabhängige EK die klinische Prüfung überprüft hat.	X	X	5.6.3 7.1 9.2.2 h) 10.4 c)
E.1.10	EK-Abstimmungsliste für die klinische Prüfung	Um zu dokumentieren, dass der Prüfer nicht zu den Abstimmenden zählt (abhängig von regulatorischen Anforderungen).	X	X	5.6.3
E.1.11	Benachrichtigung der Aufsichtsbehörde, Schriftverkehr und Zustimmung (sofern gefordert)	Verifiziert die den Aufsichtsbehörden zur Verfügung gestellten Informationen. Bestätigt die Benachrichtigung oder Zustimmung.	X[a]	X	7.1 9.2.2 g) 9.4
E.1.12	unterzeichnete Vereinbarung zwischen Hauptprüfer(n)/ Prüfstelle(n) und Sponsor	Zum Nachweis, dass jede Partei die jeweiligen Verantwortlichkeiten verstanden hat.	X	X	6.9 9.2.1 a)
E.1.13	unterzeichnete Vereinbarungen zwischen Sponsoren und externen Organisation, z. B. CROs, Hauptlaboratorien	Zum Nachweis, dass jede Partei ihre Verantwortlichkeiten verstanden hat.	—	X	6.9 9.2.1 a)
E.1.14	finanzielle Vereinbarungen, wenn separat von den Vereinbarungen über die Verantwortlichkeiten	Zum Nachweis der finanziellen Vereinbarungen zwischen dem Prüfer/der Prüfstelle und dem Sponsor (kann separat von anderen Dokumenten aufbewahrt werden).	X	X	9.2.2 f)

Nr.	Titel des Dokuments	Zweck oder Bemerkung	Akten an der Prüfstelle	Akten beim Sponsor	Verweisung in diesem Dokument
E.1.15	Versicherungsnachweise, sofern zutreffend	Zum Nachweis, dass eine Entschädigung der Prüfungsteilnehmer bei prüfungsbedingten Schäden zur Verfügung stehen wird.	X	X	5.3 5.6.2 j) 9.2.2 e)
E.1.16	Versandaufzeichnungen für Prüfprodukte	Bestätigt den physischen Besitz der Produkte.	X	X	7.9 9.2.2 c) 9.2.3 a) 9.2.4.5 n) 10.6 k)
E.1.17	Versandaufzeichnungen für mit der klinischen Prüfung verbundene Dokumente und Materialien	Bestätigt den physischen Versand von Dokumenten und Materialien.	X	X	9.2.2 a) 9.2.4.4 b)
E.1.18	Musterformulare der Einwilligungserklärungen und der Patienten- oder Probandeninformation für Prüfungsteilnehmer, Werbung, einschließlich Übersetzungen	Zum Nachweis des Inhalts der Einwilligung nach Aufklärung und Informationen für die in der klinischen Prüfung eingesetzten Prüfungsteilnehmern.	X	X	5.6.2 c), d) 5.8.4 7.8.1 9.2.2 b)
E.1.19	Randomisierungsliste für randomisierte klinische Prüfungen	Zur Verifizierung, dass die Randomisierung eingehalten wurde. Abhängig vom Design der klinischen Prüfung kann es sein, dass die Liste für verblindete/maskierte klinische Prüfungen an der Prüfstelle nicht verfügbar ist.	X	X	7.8.1
E.1.20	Decodierverfahren für verblindete/maskierte klinische Prüfungen, sofern anwendbar	Abhängig vom Design der klinischen Prüfung kann es sein, dass dieses nicht an der Prüfstelle stattfindet.	X	X	7.8.1 A.6.1 b) A.16 b) 10.7 e)
E.1.21	Bericht über die Auswahl der Prüfstelle	Als Beleg, dass die Qualifikationen des Prüfers und der Prüfstelle überprüft wurden.	—	X	6.8 9.2.1 c) 9.2.4.3 9.2.4.7
E.1.22	Monitoringbericht zu Beginn der klinischen Prüfung	Als Beleg, dass der Prüfer und das Team an der Prüfstelle in Bezug auf die Verwendung des Produkts und das Einhalten des CIP geschult wurden.	—	X	7.2 9.2.4.4 9.2.4.7

Nr.	Titel des Dokuments	Zweck oder Bemerkung	Akten an der Prüfstelle	Akten beim Sponsor	Verweisung in diesem Dokument
E.1.23	Angabe der Art und des Aufbewahrungsortes von Quelldokumenten	Bezeichnet alle Arten von Quelldokumenten, die für die klinische Prüfung relevant sind, und gibt an, wo sie aufbewahrt werden, um den Zugang zur Einsichtnahme und Prüfung zu ermöglichen und sicherzustellen, dass alle Dateien der Prüfstelle angegeben sind.	X	—	7.5.3 10.6 c)
E.1.24	Verlaufsbericht zum Monitoring zu Beginn der Prüfung, Schriftwechsel mit der Prüfstelle	Weist Befunde und Maßnahmen für die Prüfstelle nach.	X	X	9.2.4.7
E.1.25	CRF	Ein Satz leerer Vordrucke zum Nachweis des Inhalts der zu erfassenden Daten.	X	X	6.6 Anhang C
E.1.26	Vordrucke für unerwünschte Ereignisse	Zum Dokumentieren aller unerwünschten Ereignisse, wie durch dieses Dokument gefordert. Formulare dürfen oder brauchen nicht Teil des CRF sein.	X	X	6.6 7.4.2 Anhang C
E.1.27	Formulare zum Produktmangel	Zum Dokumentieren aller Produktmängel. Formulare dürfen oder brauchen nicht Teil des CRF sein.	X	X	6.6 7.4.3 Anhang C
E.1.28	Name(n)/Kontaktangaben des Monitors (der Monitore)	Zum Nachweis, wer die kontinuierliche Übereinstimmung der Prüfung mit dem Prüfplan sichergestellt hat.	X	X	6.1 9.2.1 a) 9.2.1 g) D.13 e)
E.1.29	Schulungsberichte	Zum Nachweis, dass der (die) Prüfer im Gebrauch des Prüfprodukts und aller maßgeblichen Aspekte der klinischen Prüfung geschult wurde(n).	X	X	9.2.1 h)
E.1.30	Normalwert(e)/-bereich(e) für die klinische Laborprüfung, sofern für die klinische Prüfung von Bedeutung	Zum Dokumentieren der Normalwerte.	X	X	9.2.4.5 q)
E.1.31	Bestätigung der Eignung der Geräte, sofern für die klinische Prüfung von Bedeutung	Zum Dokumentieren der Instandhaltung und Kalibrierung der Geräte.	X	X	9.2.4.5 p) 10.6 i)

Nr.	Titel des Dokuments	Zweck oder Bemerkung	Akten an der Prüf-stelle	Akten beim Spon-sor	Verwei-sung in diesem Doku-ment
E.1.32	— Zertifizierung, Akkreditierung oder eingerichtete Qualitäts-kontrolle oder externe Qualitätsbewertung oder — andere Validierung des Laboratoriums, sofern für die klinische Prüfung von Bedeutung oder — Identifizierung und Qualifikation des Laborleiters, sofern für die klinische Prüfung von Bedeutung	Zum Dokumentieren von Kompetenz und Verantwortlichkeiten der Einrichtung, die geforderte(n) Prüfung(en) durchzuführen und die Zuverlässigkeit der Ergebnisse sicherzustellen.	X	X	6.1 9.2.1 9.2.4.5 q)
E.1.33	Offenlegung von Interessenkonflikten	Dokumentation der Interessenkonflikte, z. B. finanzieller Natur.	X	X	5.6.2 d) 9.2.1 e) 10.2 c)
E.1.34	Vereinbarungen zwischen dem Hauptprüfer und externen Organisationen (z. B. einer Site Management Organisation)	Zum Nachweis, dass jede Partei ihre Verantwortlichkeiten verstanden hat.	X	—	10.1

[a] Möglicherweise wird dies aufgrund gesetzlicher Bestimmungen an der Prüfstelle nicht gefordert.

Tabelle E.2 — Wesentliche Dokumente zur klinischen Prüfung während der klinischen Prüfung

Nr.	Titel des Dokuments	Zweck oder Bemerkung	Akten an der Prüf-stelle	Akten beim Spon-sor	Verwei-sung in diesem Doku-ment
E.2.1	Änderungen der IB, sofern vorhanden	Zum Dokumentieren von Änderungen der IB.	X	X	7.5.1
E.2.2	Änderungen am CIP, sofern vorhanden	Beschreibt Änderungen des Designs der klinischen Prüfung.	X	X	7.5.1
E.2.3	Änderungen des Muster-formulars der Patienten- oder Probandeninformation und der Einwilligungserklärung		X	X	7.5.1
E.2.4	Nicht ablehnende Bewertung/ Stellungnahme der EK zu Änderungen		X	X	5.6.4 e) 5.6.5 a) 7.5.1 9.2.3 b) 9.2.4.5 o) 10.4 c)
E.2.5	sofern gefordert, Mitteilungen zu Änderungen oder zu deren Bestätigung an die Aufsichtsbehörden	Nachweis über zur Verfügung gestellte Informationen an Behörden. Bestätigt die Benachrichtigung oder Zustimmung. Es kann möglicherweise sein, dass gesetzliche Vorschriften dies in den Akten an der Prüfstelle nicht fordern, wenn aber gefordert, dann darf es entweder eine Kopie oder das Original, abhängig von den regulatorischen Anforderungen, sein.	X	X	7.1 7.5.1 9.4 b)
E.2.6	Lebenslauf für neue Hauptprüfer	Identifiziert die Hauptprüfer; an der Prüfstelle befinden sich die Lebensläufe der Hauptprüfer für diese Prüfstelle; der Sponsor verfügt über die Lebensläufe aller Hauptprüfer von allen Prüfstellen.	X	X	5.6.2 e) 10.2 a) D.13 c)
E.2.7	Lebensläufe neuer Mitarbeiter des Teams an der Prüfstelle: aktuell, unterschrieben und datiert	Identifiziert die neuen Mitglieder des Teams an der Prüfstelle. An der Prüfstelle liegen die Lebensläufe der Mitglieder des Teams an der Prüfstelle vor.	X	X	5.6.4 j) 10.3 b)
E.2.8	Versandunterlagen und Verwendungsnachweise für Prüfprodukte		X	X	7.9 9.2.2 c) 9.2.3 a) 9.2.4.5 n) 10.6 k)

Nr.	Titel des Dokuments	Zweck oder Bemerkung	Akten an der Prüf-stelle	Akten beim Spon-sor	Verwei-sung in diesem Doku-ment
E.2.9	Versandunterlagen für mit der klinischen Prüfung verbundene Dokumente und Materialien		X	X	9.2.2 a) 9.2.4.4 a)
E.2.10	Berichte über Besuche des Monitors	Eine Zusammenfassung der wesentlichen Befunde bei dem Hauptprüfer.	(X)	X	9.2.3 e) 9.2.4.7
E.2.11	Schriftwechsel im Zusammenhang mit der klinischen Prüfung, einschließlich E-Mails, Briefe, Besprechungsnotizen, Telefonnotizen		X	X	9.2.3 b) 9.2.4.5 o) 10.6 h)
E.2.12	aktualisierte Liste des Hauptprüfers und des Teams an der Prüfstelle, einschließlich ihrer Unterschrift, Titel und Verantwortlichkeiten in der klinischen Prüfung	Zum Nachweis, an wen die Verantwortung übertragen wurde.	X	X	7.2 9.2.1 f) 9.2.4.5 b)
E.2.13	unterschriebene, datierte und vollständig ausgefüllte Einwilligungserklärungen	Nachweis, dass die Einwilligung erklärt wurde.	X	—	5.8.1 9.2.4.5 f) 10.5
E.2.14	Quelldokumente		X	—	7.5.3 7.8.2 10.6 c) 10.7 f)
E.2.15	Aktualisierung der Dokumentation zur Art und des Aufbewahrungsortes von Quelldokumenten	Bezeichnet alle Arten von Quelldokumenten, die für die klinische Prüfung relevant sind, und gibt an, wo sie aufbewahrt werden, um den Zugang zur Einsichtnahme und Prüfung zu ermöglichen und sicherzustellen, dass alle Dateien der Prüfstelle angegeben sind.	X	—	7.5.3 9.2.4.5 g) 10.6 c)
E.2.16	CRFs, vollständig ausgefüllt	Zum Nachweis, welche Daten erfasst wurden; zum Nachweis der Überprüfung ihrer Echtheit durch den Hauptprüfer.	X	X	7.3 7.8.1 7.8.2 9.2.4.5 h), i), j) 10.6 j)

Nr.	Titel des Dokuments	Zweck oder Bemerkung	Akten an der Prüf-stelle	Akten beim Spon-sor	Verwei-sung in diesem Doku-ment
E.2.17	Berichte über unerwünschte Ereignisse, unerwünschte Wirkungen des Produkts und Produktmängel	Zum Dokumentieren des Auftretens und Lösens unerwünschter Ereignisse und unerwünschter Wirkungen des Produkts.	X	X	7.4 9.2.4.5 k), l) 9.2.5 10.8 D.13 g)
E.2.18	Korrekturen am CRF	Zum Nachweis von Änderungen, Ergänzungen oder Korrekturen am CRF, nachdem Daten zu Beginn aufgezeichnet wurden.	X	X	7.8.2 9.2.4.5 i) 10.6 j)
E.2.19	gegebenenfalls Bericht des Sponsors oder des Haupt-prüfers über unerwünschte Ereignisse oder Produkt-mängel an die Aufsichts-behörden	Einfügen in die Akten an der Prüfstelle nur, wenn eine Benachrichtigung durch den Hauptprüfer durch nationale Bestimmungen gefordert wird.	X	X	7.4 9.2.4.5 l) 9.2.5 d) 9.4 10.8 d)
E.2.20	Bericht des Hauptprüfers oder des Sponsors an die EK über unerwünschte Ereignisse, sofern gefordert		X	X	5.6.4 9.2.4.5 l) 9.2.5 c) 10.8 c)
E.2.21	Bericht des Sponsors an die Prüfer über unerwünschte Ereignisse an anderen Prüfstellen		X	X	9.2.5 f)
E.2.22	gegebenenfalls Zwischen- oder Jahresberichte der Hauptprüfer an die EK		X	X	5.6.4 d) 9.2.3 h) 9.2.4.5 o)
E.2.23	Screening-Protokoll der Prüfungsteilnehmer	In der Akte des Sponsors nur, wenn anonymisiert.	X	X	7.5.2 – ANMERKUNG
E.2.24	Liste zur Identifizierung der Prüfungsteilnehmer		X	—	7.5.2
E.2.25	Aufzeichnungen über die Verwendungsnachweise der Prüfprodukte an der Prüfstelle, falls erforderlich	Zum Abgleichen mit den Versand- und Empfangsauf-zeichnungen des Sponsors.	X	X	7.9 9.2.3 a) 9.2.4.5 n) 10.6 k)
E.2.26	aktualisierte Namen/Kontaktangaben des Monitors (der Monitore)	Zum Dokumentieren, wer die Garantie für die fortlaufende Einhaltung der Vorgaben der Prüfung übernommen hat. Die Akte an der Prüfstelle enthält nur die zugehörige Monitoridentifikation.	X	X	9.2.1 g) D.13 e)

Nr.	Titel des Dokuments	Zweck oder Bemerkung	Akten an der Prüf-stelle	Akten beim Spon-sor	Verwei-sung in diesem Doku-ment
E.2.27	aktualisierte(r) Normal-wert(e)/-bereich(e) für die klinische Laborprüfung, sofern für die klinische Prüfung von Bedeutung	Zum Dokumentieren von Änderungen der Normalwerte während der klinischen Prüfung.	X	X	9.2.4.5 q)
E.2.28	aktualisierte Bestätigung der Eignung der Geräte, sofern für die klinische Prüfung von Bedeutung	Zum Dokumentieren von Änderungen der Geräte sowie der kontinuierlichen Instandhaltung und Kalibrierung während der klinischen Prüfung.	X	X	9.2.4.5 p)
E.2.29	Aktualisierungen der — Zertifizierung, Akkreditierung oder eingerichteten Qualitäts-kontrolle oder externen Qualitätsbewertung oder — andere Validierung des Laboratoriums, sofern für die klinische Prüfung von Bedeutung, oder — Identifizierung und Qualifikation des Laborleiters, sofern für die klinische Prüfung von Bedeutung	Zum Dokumentieren, dass die Prüfungen während der gesamten klinischen Prüfung angemessen sind.	X	X	6.1 9.2.1 9.2.4.5 t)
E.2.30	Aktualisierung der Offenlegung von Interessenkonflikten	Dokumentation der Interessenkonflikte, z. B. finanzieller Natur.	X	X	9.2.1 e) 10.2 c)

Tabelle E.3 — Wesentliche Dokumente zur klinischen Prüfung nach der Prüfung

Nr.	Titel des Dokuments	Zweck oder Bemerkung	Akten an der Prüf-stelle	Akten beim Spon-sor	Verwei-sung in diesem Doku-ment
E.3.1	Aufzeichnungen zum Verwendungsnachweis des Prüfproduktes an jeder Prüfstelle, wo zutreffend		X	X	7.9 8.3 a) 10.6 k) 10.6 q)
E.3.2	gegebenenfalls Dokumentation über die Rückführung oder Entsorgung der Prüfprodukte	Zum Nachweis der sachgerechten Entsorgung biologisch gefährlicher Materialien oder sonstiger Materialien, die eine spezielle Entsorgung erfordern.	X	X	7.9 8.3 a) 10.6 k)
E.3.3	vervollständigte Liste zur Identifizierung der Prüfungsteilnehmer		X	—	7.5.2
E.3.4	Audit-Zertifikat (sofern gefordert oder durchgeführt)		—	X	7.11 9.1 D.13 h)
E.3.5	Monitoringbericht bei Beendigung der klinischen Prüfung		—	X	9.2.4.7
E.3.6	Benachrichtigung der EK über die Beendigung der klinischen Prüfung durch den Haupt-prüfer oder Sponsor, sofern gefordert		X	X	5.6.4 8.3 b) 9.2.6 d) 10.4 f)
E.3.7	Benachrichtigung der Aufsichtsbehörden über die Beendigung der klinischen Prüfung durch den Sponsor oder Hauptprüfer, sofern gefordert	In der Akte der Prüfstelle nur, wenn der Hauptprüfer aufgefordert ist, die Aufsichtsbehörden zu benachrichtigen.	X	X	8.3 b) 9.2.6 d)
E.3.8	statistische Analysen des Sponsors und klinischer Prüfbericht	In der Akte der Prüfstelle nur, wenn durch das Verfahren des Sponsors gefordert.	X	X	8.4 9.2.6 c) Anhang D

Anhang F
(informativ)

Kategorisierung unerwünschter Ereignisse

Tabelle F.1 stellt die Kategorisierung unerwünschter Ereignisse dar.

Tabelle F.1 — Kategorien unerwünschter Ereignisse

<table>
<tr><th>Unerwünschte Ereignisse</th><th>Nicht produktbezogen</th><th colspan="2">Produkt- oder prüfungsverfahrensbezogen</th></tr>
<tr><td>Nicht schwerwiegend</td><td>unerwünschtes Ereignis (AE)[a]
(3.2)</td><td colspan="2">unerwünschte Wirkung des Produkts (ADE)[c]
(3.1)</td></tr>
<tr><td rowspan="3">Schwerwiegend</td><td rowspan="3">schwerwiegendes unerwünschtes Ereignis (SAE)[b]
(3.45)</td><td colspan="2">schwerwiegende unerwünschte Wirkung des Produkts (SADE)
(3.44)</td></tr>
<tr><td>vorhersehbar</td><td>unvorhersehbar</td></tr>
<tr><td>vorhersehbare schwerwiegende unerwünschte Wirkung des Produkts (ASADE)[c]
(3.1, Anmerkung 1 zum Begriff)</td><td>unvorhersehbare schwerwiegende unerwünschte Wirkung des Produkts (USADE)
(3.51)</td></tr>
<tr><td colspan="4">a Beinhaltet alle Kategorien.
b Beinhaltet alle Kategorien, die schwerwiegend sind.
c Beinhaltet alle Kategorien, die produkt- oder prüfungsverfahrensbedingt sind.</td></tr>
</table>

Bild F.1 und Bild F.2 bieten Orientierungshilfe bei Fragen, die bei der Kategorisierung von unerwünschten Ereignissen und Produktmängeln gestellt werden können, sind aber nicht dafür vorgesehen, die Beziehungen der Kategorien untereinander aufzuzeigen. Während der gesamten Dauer des Prozesses sollte auf Signale geachtet werden, die auf eine schwerwiegende Gesundheitsgefahr hinweisen können.

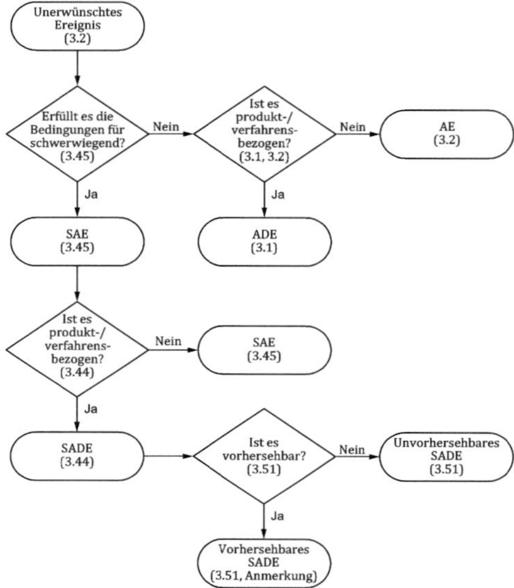

Bild F.1 — Flussdiagramm zur Kategorisierung von unerwünschten Ereignissen

Das nachstehende Flussdiagramm über Produktmängel sollte nur für den Fall verwendet werden, wenn der Produktmangel nicht mit einem unerwünschten Ereignis verbunden ist.

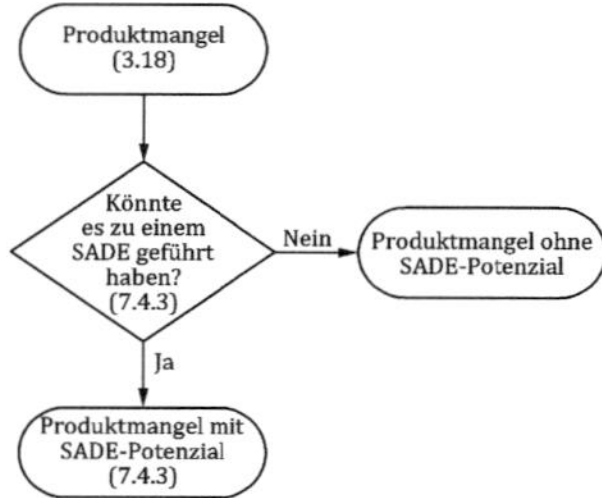

Bild F.2 — Flussdiagramm zur Kategorisierung von Produktmängeln

Anhang G
(informativ)

Verantwortlichkeiten der Ethik-Kommission (EK)

G.1 Allgemeines

Der Inhalt dieses Anhangs ist als Leitfaden für die gute Praxis bei der Arbeit von EKs vorgesehen, die an der Überprüfung von klinischen Prüfungen von medizinischen Geräten beteiligt sind.

ANMERKUNG Anforderungen an die EK sind gegebenenfalls in nationalen oder lokalen Bestimmungen festgelegt (siehe 5.6.1).

G.2 Verantwortlichkeiten

Der Zweck einer EK ist es, die Rechte, Sicherheit und das Wohlbefinden aller an klinischen Prüfungen teilnehmenden Prüfungsteilnehmer zu schützen. Besondere Aufmerksamkeit sollte klinischen Prüfungen gewidmet werden, an denen vulnerable Prüfungsteilnehmer beteiligt sein können.

Die EK sollte, wie in 5.6 dargelegt, Dokumente erhalten, in denen die geplante Durchführung der klinischen Prüfung beschrieben ist. Die EK darf Informationen anfordern, die über die in 5.6 beschriebenen hinausgehen, wenn diese einen sinnvollen Beitrag zum Schutz der Rechte, der Sicherheit und des Wohlbefindens von Prüfungsteilnehmern darstellen.

Die EK sollte eine geplante klinische Prüfung innerhalb eines angemessenen Zeitrahmens überprüfen und ihre Ergebnisse schriftlich dokumentieren, wobei sie die Art und die Fassungen der überprüften Dokumente eindeutig angibt.

Ist in einem CIP ausgeführt, dass eine vorherige Einwilligung nach Aufklärung durch einen Prüfungsteilnehmer der klinischen Prüfung oder ihren gesetzlichen Vertreter nicht möglich ist, sollte die EK festlegen, dass in dem vorgeschlagenen CIP oder sonstigen Dokumenten relevante ethische Bedenken angemessen berücksichtigt und geltende gesetzliche Anforderungen für diese klinischen Prüfungen (z. B. in Notfallsituationen) erfüllt werden.

Die EK sollte sowohl die Höhe als auch die Art und Weise von Zahlungen an Prüfungsteilnehmer überprüfen, um sicherzustellen, dass durch sie keine Probleme im Zusammenhang mit Zwang und unzulässiger Einflussnahme auf die Prüfungsteilnehmer der klinischen Prüfung entstehen, unter besonderer Beachtung von klinischen Prüfungen, an denen vulnerable Prüfungsteilnehmer teilnehmen können. Zahlungen an einen Prüfungsteilnehmer sollten anteilsmäßig erfolgen und nicht vollständig geknüpft an die vollständige Teilnahme des Prüfungsteilnehmers an der klinischen Prüfung sein. Die EK sollte sicherstellen, dass Informationen zu Zahlungen an Prüfungsteilnehmer, wie z. B. zu Zahlungsweise, Höhe und Zeitplan, in der Patienten- oder Probandeninformation und Einwilligungserklärung enthalten sind. Die Art der Aufteilung der Zahlungen sollte angegeben werden.

Die EK sollte die Eignung des Hauptprüfers und der Einrichtungen für die geplante klinische Prüfung überprüfen, z. B. anhand eines aktuellen Lebenslaufs oder anderer relevanter Dokumente, die die EK anfordert.

Wenn die Durchführung einer klinischen Prüfung ohne therapeutischen Nutzen mit dem Einverständnis des gesetzlichen Vertreters des Prüfungsteilnehmers geplant ist, sollte die EK festlegen, dass im vorgeschlagenen klinischen Prüfplan oder sonstigen Dokumenten relevante ethische Bedenken angemessen berücksichtigt werden.

Die EK sollte alle laufenden klinischen Prüfungen kontinuierlich überprüfen, und zwar in Zeitabständen, die der Höhe des Risikos für die Prüfungsteilnehmer angemessen sind, jedoch mindestens einmal pro Jahr.

G.3 Zusammensetzung, Funktionen und Arbeitsweise

Die EK sollte aus Mitgliedern bestehen, die zusammen die Qualifikationen und die Erfahrung besitzen, um die wissenschaftlichen, medizinischen, methodischen, statistischen und ethischen Aspekte der geplanten klinischen Prüfung überprüfen und beurteilen zu können. In einigen Fällen sollte eine EK in jeder medizinischen Institution eingerichtet werden, in der die klinische Prüfung durchgeführt wird. In anderen Fällen darf eine EK eingerichtet werden, die für mehrere Prüfstellen zuständig ist, welche eine multizentrische Prüfung durchführen. Es wird empfohlen, dass einer EK mindestens angehören sollten:

— fünf Mitglieder;

— ein Laie oder ein Mitglied, dessen primäres Interessengebiet nicht wissenschaftlich ist;

— ein Mitglied, das von der Prüfstelle unabhängig ist;

— ein Mitglied jeden Geschlechts.

Eine EK darf gegebenenfalls Nichtmitglieder mit Expertise auf bestimmten Gebieten einladen, an ihren Sitzungen teilzunehmen.

Es sollte eine Liste aller EK-Mitglieder und ihrer Qualifikationen geführt werden.

Über eine Angelegenheit im Zusammenhang mit einer klinischen Prüfung sollten nur diejenigen EK-Mitglieder abstimmen, die unabhängig sowohl vom Hauptprüfer als auch vom Sponsor sind.

Die EK sollte ihre Funktion in Übereinstimmung mit schriftlich niedergelegten Verfahrensanweisungen ausüben, schriftliche Aufzeichnungen von ihren Tätigkeiten und Protokolle ihrer Sitzungen erstellen und die in diesem Dokument beschriebene gute klinische Praxis beachten.

Die EK sollte ihre Entscheidungen in angekündigten Sitzungen treffen, an denen eine in ihren schriftlichen Verfahrensanweisungen festgesetzte Mindestzahl von Mitgliedern anwesend ist. Die Entscheidungen können Folgendes betreffen:

— nicht ablehnende Bewertung/Stellungnahme;

— bedingte Zustimmung, vor ihrer nicht ablehnenden Bewertung/Stellungnahme erforderliche Änderungen;

— Ablehnung/ablehnende Stellungnahme;

— Beendigung/Aussetzung einer früheren nicht ablehnenden Bewertung/ Stellungnahme.

Der Hauptprüfer oder koordinierende Prüfer darf der EK Informationen über alle Aspekte der klinischen Prüfung zukommen lassen, sollte jedoch an den Beratungen oder der Abstimmung der EK nicht teilnehmen.

Die Verfahrensanweisungen der EK sollten Regelungen enthalten, die Voreingenommenheit und Interessenkonflikte aufseiten der EK vermeiden helfen und u. a. die Unabhängigkeit der Überprüfung von klinischen Prüfungen von Sponsorprüfern belegen.

Nur Mitglieder, die an der Überprüfung durch die EK und an deren Beratung teilgenommen haben, können abstimmen. Es sollte eine Liste aller Teilnehmer einer Sitzung und ihrer Qualifikationen geführt werden.

G.4 Erforderliche Informationen

Die folgenden Informationen können für die Überprüfung der ersten Vorlage einer klinischen Prüfung bzw. die fortlaufende Überprüfung hilfreich sein und sollten der EK als Bestandteil des CIP, der IB, der Einwilligungserklärung oder der Patienten- oder Probandeninformation zur Verfügung gestellt werden:

a) eine Bewertung der wissenschaftlichen Qualität und eine Begründung des klinischen Prüfprojekts und des vorgeschlagenen Prüfplans;

b) eine Zusammenfassung dazu, wie die Gesundheit der Prüfungsteilnehmer beeinflusst werden kann, einschließlich des zu erwartenden Nutzens;

c) Angaben zu möglichen Risiken und Pläne zum Umgang damit;

d) eine Beurteilung zu erwartender Beschwerden und Unannehmlichkeiten;

e) einen vorgeschlagenen Plan für die Beaufsichtigung der klinischen Prüfung und Angaben zu Qualifikationen und Erfahrung des Hauptprüfers und wichtiger Mitarbeiter an der Prüfstelle;

f) Angaben zum geplanten Verfahren der Einwilligung nach Aufklärung und Musterformulare;

g) eine Beschreibung der Maßnahmen zur Sicherstellung der Vertraulichkeit;

h) Dokumente zur Identifikation der Prüfungsteilnehmer und für Angaben zur Einhaltung der Vorgaben bei begleitenden Behandlungsmaßnahmen und für eventuelle Notfallsituationen;

i) eine Kopie der Patientenversicherungspolice, falls dies rechtlich relevant ist;

j) Fortschritts- und Abschlussberichte für die fortlaufende Überprüfung;

k) alle Meldungen schwerwiegender unerwünschter Ereignisse und schwerwiegender unerwünschter Wirkungen des Produkts für die fortlaufende Überprüfung;

l) gegebenenfalls Informationen über vulnerable Gruppen.

G.5 Verfahrensanweisungen

Zu Folgendem sollte die EK schriftliche Verfahrensanweisungen erstellen und befolgen.

a) Auswahlkriterien und -verfahren für den Vorsitzenden und die Mitglieder, Namen und Qualifikationen aktueller und früherer Mitglieder und die Rechtsgrundlage, aufgrund derer sie eingerichtet wurde.

b) Planung von Sitzungen und Benachrichtigung der Mitglieder.

c) Durchführung von Sitzungen.

d) Zeitrahmen und Umfang der fortlaufenden Überprüfung der klinischen Prüfungen.

e) Kriterien und Verfahren für eine beschleunigte Überprüfung und nicht ablehnende Bewertung/Stellungnahme für kleinere Änderungen in laufenden klinischen Prüfungen, die bereits die nicht ablehnende Bewertung/Stellungnahme der EK erhalten haben.

f) Zeitrahmen für die Überprüfung durch die EK und Zustimmung im Kontext des Starts der klinischen Prüfung, einschließlich der Werbung vor der klinischen Prüfung, der Rekrutierung von Prüfungsteilnehmern, der Auswahl von Patienten und Prüfungsteilnehmern, der frühen Einholung der Einwilligung nach Aufklärung und der Aufnahme. Prüfungsteilnehmer sollten erst dann zu einer klinischen Prüfung zugelassen werden, wenn die EK ihre schriftliche nicht ablehnende Bewertung/Stellungnahme erteilt hat.

g) Vorlage und Überprüfung von Änderungen am CIP und Zeitrahmen für die Umsetzung.

h) spezielle Punkte, die der Hauptprüfer der EK umgehend mitteilen sollte

   1) Abweichungen vom oder Änderungen des CIP, um unmittelbare Gefahren für den Prüfungsteilnehmer der klinischen Prüfung abzuwenden,

   2) Änderungen, die das Risiko für Prüfungsteilnehmer erhöhen und/oder die Durchführung der klinischen Prüfung erheblich beeinflussen,

   3) alle unerwünschten Ereignisse, die gleichzeitig schwerwiegend und unerwartet sind, und

   4) neue Informationen, die die Sicherheit der Prüfungsteilnehmer oder die Durchführung der klinischen Prüfung negativ beeinflussen können;

i) Sicherstellung, dass die EK den Hauptprüfer umgehend schriftlich über die in G.6 aufgelisteten Punkte benachrichtigt.

G.6 Schreiben der EK über die nicht ablehnende Bewertung/Stellungnahme

Im Schreiben über die nicht ablehnende Bewertung/ Stellungnahme der EK sollten die folgenden Elemente aufgelistet werden:

a) Bezeichnung der überprüften klinischen Prüfung;

b) Bezeichnung der Dokumente und Änderungen, auf die sich die Stellungnahme stützt;

c) Datum, an dem die Sitzung stattfand, und Datum der nicht ablehnenden Bewertung/Stellungnahme;

d) verständliche Erläuterung der Entscheidung/Stellungnahmen zur klinischen Prüfung und deren Begründung;

e) Meldepflichten des Hauptprüfers und des Sponsors während der klinischen Prüfung, einschließlich des Zeitrahmens;

f) Liste der abstimmenden Mitglieder, die während der Überprüfungssitzung anwesend waren;

g) Verfahren für den Einspruch gegen die Entscheidungen/Stellungnahmen der EK;

h) Erklärung, die die Übereinstimmung mit nationalen Bestimmungen nachweist, und gegebenenfalls das nach nationalen Bestimmungen erforderliche Akkreditierungs-/Registrierungsdokument.

G.7 Prüfberichte

Die EK sollte alle relevanten Aufzeichnungen (z. B. schriftliche Verfahrensanweisungen, Mitgliederlisten, Listen mit den Berufsbezeichnungen/Zugehörigkeiten der Mitglieder, eingereichte Dokumente, Sitzungsprotokolle und Korrespondenz) nach dem Abschluss der klinischen Prüfung und dem Eingang des abschließenden klinischen Prüfberichts, einschließlich der Daten über alle Prüfstellen einer bestimmten klinischen Prüfung, aufbewahren und auf Anfrage durch die Aufsichtsbehörden verfügbar machen.

ANMERKUNG Es können nationale Bestimmungen gelten.

Anhang H
(informativ)

Anwendung von ISO 14971 auf klinische Prüfungen

ISO 14971 stellt einen allgemeinen Rahmen für den systematischen Umgang mit Risiken bereit, die mit der Anwendung von Medizinprodukten verbunden sind. Der bei einer klinischen Prüfung erforderliche Risikomanagementprozess ermöglicht die Identifizierung der Gefährdungen und Gefährdungssituationen, die mit dem Prüfprodukt assoziiert sind. Die assoziierten Risiken werden geschätzt (Risikoanalyse), bewertet (Nutzen-Risiko-Analyse) und nötigenfalls auf ein akzeptables Niveau reduziert (Risikokontrolle). Die Wirksamkeit der Risikokontrolle wird während des gesamten Lebenszyklus des Produkts bewertet, u. a. auch während klinischer Prüfungen.

Eine klinische Prüfung ist ein Verfahren zur Erfassung von klinischen Daten, die es erlauben, Rückschlüsse auf die Akzeptabilität des Nutzen-Risiko-Verhältnisses zu ziehen. Diese Schlussfolgerungen werden im Risikomanagementbericht dokumentiert.

Alle an klinischen Prüfungen beteiligten Personen (einschließlich Sponsor, Prüfer, sonstiges Personal an der Prüfstelle, DMC-Mitglieder, Monitore und externe Organisationen) spielen bei dem in Bild H.1 dargestellten Prozess eine wichtige Rolle.

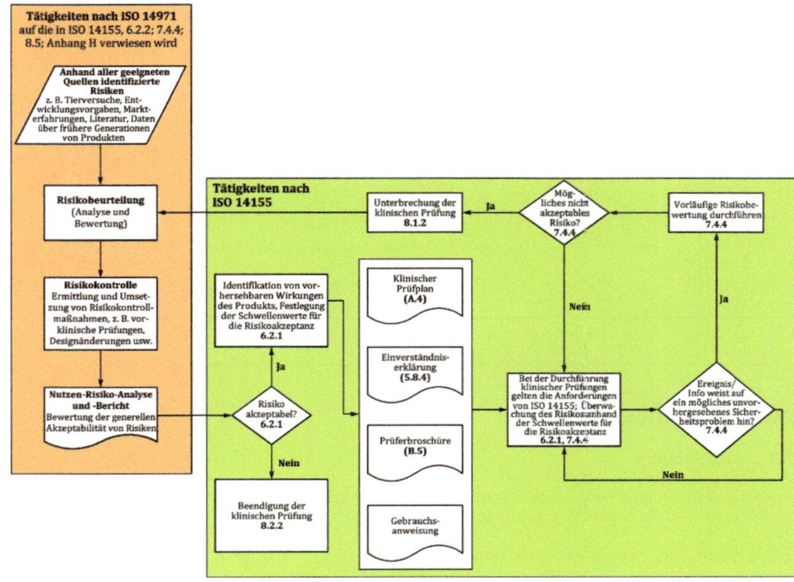

Bild H.1 — Anwendung von ISO 14971 auf den Umgang mit potenziellen Sicherheitsbedenken bei einer klinischen Prüfung

Anhang I
(informativ)

Stadien der klinischen Entwicklung

I.1 Hintergrund

Dieser Anhang enthält allgemeine Angaben zu den Typen klinischer Prüfungen in den verschiedenen, nachstehend beschriebenen Stadien der klinischen Entwicklung, die in Tabelle I.1 schematisch dargestellt sind.

Tabelle I.1 — Synopse der Stadien der klinischen Entwicklung (die Terminologie kann sich je nach Land unterscheiden)

<table>
<tr><th>Regulatorischer Status</th><th colspan="2">Vor Inverkehrbringen</th><th colspan="2">Nach Inverkehrbringen</th></tr>
<tr><td>Stadium der klinischen Entwicklung</td><td>Pilotstadium (I.3.2)</td><td>Bestätigungsstadium (en: pivotal stage) (I.3.3)</td><td colspan="2">Nach Inverkehrbringen (I.3.4)</td></tr>
<tr><td>Design der Prüfung</td><td>explorativ oder konfirmatorisch (I.4.2)</td><td colspan="2">konfirmatorisch (I.4.3)</td><td>beobachtend (I.4.4)</td></tr>
<tr><td>Deskriptoren für klinische Prüfungen</td><td>erste klinische Prüfung am Menschen (I.5.2)
frühe klinische Machbarkeitsstudie (I.5.3)
herkömmliche klinische Machbarkeitsstudie (I.5.4)</td><td>klinische Bestätigungsstudie (I.5.5)</td><td>klinische Prüfung nach Inverkehrbringen (I.2.3)</td><td>Register[a] (I.5.6)
klinische Prüfung nach Inverkehrbringen[a] (I.2.3)</td></tr>
<tr><td>Belastung für den Prüfungsteilnehmer</td><td colspan="3">interventionell (I.6.2)</td><td>nicht interventionell (I.6.3)</td></tr>
<tr><td colspan="5">[a] Registerdaten dürfen vor dem Inverkehrbringen für Zulassungszwecke verwendet werden (siehe I.5.6); dies kann auch für Daten der klinischen Prüfung nach Inverkehrbringen gelten.</td></tr>
</table>

I.2 Regulatorischer Status

I.2.1 Allgemeines

Aus dem Anwendungsbereich dieses Dokuments ergibt sich seine Anwendbarkeit auf klinische Prüfungen sowohl vor als auch nach dem Inverkehrbringen, die nachfolgend definiert werden.

I.2.2 Klinische Prüfung vor Inverkehrbringen

Eine klinische Prüfung, die vor dem erstmaligen Inverkehrbingens des Medizinprodukts durchgeführt wird

ANMERKUNG 1 Zum Zweck einer klinischen Prüfung vor Inverkehrbringen ist „erstmaliges Inverkehrbringen" synonym mit „Verfügbarkeit des Medizinprodukts auf dem Markt".

ANMERKUNG 2 Wenn in Verkehr gebrachte Produkte im Hinblick auf neue Indikationen geprüft werden, die sich von den Indikationen laut Zweckbestimmung unterscheiden, gelten normative Anweisungen für klinische Prüfungen vor Inverkehrbringen.

I.2.3 Klinische Prüfung nach Inverkehrbringen

Eine klinische Prüfung, die nach dem erstmaligen Inverkehrbingens eines Medizinprodukts durchgeführt wird und deren Zweck es ist, spezifische Fragen zur klinischen Leistungsfähigkeit, Wirksamkeit oder Sicherheit eines Medizinprodukts, das entsprechend seiner zugelassenen Indikation verwendet wird, zu beantworten.

ANMERKUNG 1 Zum Zweck einer klinischen Prüfung nach Inverkehrbringen ist „erstmaliges Inverkehrbringen" synonym mit „Verfügbarkeit des Medizinprodukts auf dem Markt".

ANMERKUNG 2 Klinische Prüfungen nach Inverkehrbringen können im Rahmen einer klinischen Überwachung nach dem Inverkehrbringen erfolgen.

Wenn zugelassene Medizinprodukte im Hinblick auf neue Indikationen geprüft werden, die sich von den zugelassenen Indikationen unterscheiden, gelten die Anforderungen für klinische Prüfungen vor Inverkehrbringen.

ANMERKUNG 3 Es können nationale Bestimmungen gelten.

I.3 Klinische Entwicklungsstadien

I.3.1 Allgemeines

Basierend auf der Risikobewertung können Medizinprodukte drei allgemeine Stadien der klinischen Entwicklung durchlaufen. Diese Stadien können voneinander abhängig sein, so dass eine gründliche Beurteilung in einem Stadium das nächste deutlich vereinfachen kann.

Die Population einer klinischen Prüfung kann durch das klinische Entwicklungsstadium beeinflusst werden. So darf z. B. die Population für die Pilotstadien aus einer Untergruppe der gesamten Zielpopulation stammen, für die das Produkt letztendlich vorgesehen ist. Ist jedoch das Bestätigungsstadium erreicht, sollte die Population der klinischen Prüfung die Zielpopulation besser widerspiegeln.

I.3.2 Pilotstadium

Ist ein Pilotstadium erforderlich, werden die Einschränkungen und Vorteile des Medizinprodukts anhand von explorativen klinischen Prüfungen beurteilt. Sie werden im Allgemeinen durchgeführt, um (in einem frühen Stadium der Konzeption, Entwicklung und Validierung des Produkts) vorläufige Informationen über ein Medizinprodukt zu sammeln, wie z. B. erforderliche Änderungen oder Parameter für eine klinische Bestätigungsstudie, um die weiteren Schritte der Produktentwicklung adäquat planen zu können.

In diesem Stadium werden erste klinische Machbarkeitsstudien am Menschen durchgeführt. Explorative klinische Prüfungen mögen zwar keine gegebenen statistischen Hypothesen erfordern, werden im CIP jedoch statistische Überlegungen formuliert, kann dies das Design der klinischen Prüfung und die Interpretation des Ergebnisses deutlich erleichtern.

I.3.3 Bestätigungsstadium (en: pivotal stage)

Im Bestätigungsstadium kann eine oder mehrere konfirmatorische klinische Prüfung(en) durchgeführt werden, um die Informationen zu erhalten, die erforderlich sind, um die klinische Leistungsfähigkeit, Wirksamkeit oder Sicherheit des Prüfprodukts zu bewerten. Eine konfirmatorische klinische Prüfung sollte ein geeignetes Design aufweisen, mit einer vorformulierten Hypothese für den/die primären Endpunkt/e und einer vorgegebenen, fundierten statistischen Methode für die im CIP dargelegten Analysen.

I.3.4 Stadium nach dem Inverkehrbringen

Das Stadium nach dem Inverkehrbringen kann weitere konfirmatorische klinische Prüfungen zur Ermittlung der klinischen Leistungsfähigkeit oder Wirksamkeit des Medizinprodukts in einer breiteren Population von Anwendern und Prüfungsteilnehmern umfassen. Klinische Beobachtungsstudien zum besseren Verständnis der Sicherheit des Produkts, z. B. im Zusammenhang mit seltenen unerwünschten Ereignissen und langfristigen Ergebnissen, werden ebenfalls im Stadium nach dem Inverkehrbringen durchgeführt.

I.4 Design der klinischen Prüfung

I.4.1 Allgemeines

In I.3 wird auf drei wesentliche Designs klinischer Prüfungen Bezug genommen, die im Folgenden weiter erläutert werden.

I.4.2 Explorative klinische Prüfung

Eine klinische Prüfung, wie z. B. eine erste klinische Prüfung am Menschen oder eine klinische Machbarkeitsstudie, möglicherweise ohne primäre Hypothese, wie sie in diesem Anhang definiert sind, und die durchgeführt werden können, um Hypothesen zu generieren, die in anschließenden klinischen Prüfungen bestätigt werden.

I.4.3 Konfirmatorische klinische Prüfung

Eine konfirmatorische klinische Prüfung ist eine adäquat kontrollierte klinische Prüfung, bei der die Hypothesen für den primären Endpunkt/die primären Endpunkte vor dem Beginn der klinischen Prüfung im CIP formuliert und in Übereinstimmung mit dem CIP analysiert werden, d. h. ein solider, konfirmatorischer statistischer Test ist vorspezifiziert, beabsichtigt und wird durchgeführt.

I.4.4 Klinische Beobachtungsstudie

Eine klinische Prüfung, bei der Rückschlüsse auf die mögliche Wirkung einer Intervention auf Prüfungsteilnehmer gezogen werden, der Prüfer teilt jedoch keine Prüfungsteilnehmer in Behandlungsgruppen ein und macht keine Versuche, Daten zu sammeln, die über die im Verlauf der normalen klinischen Praxis verfügbaren Daten hinausgehen und die die Prüfungsteilnehmer belasten würden.

I.5 Bezeichnungen für klinische Prüfungen

I.5.1 Allgemeines

Im gesamten Verlauf der oben erwähnten klinischen Entwicklungsstadien können verschiedene Bezeichnungen für klinische Prüfungen anwendbar sein. Die häufigsten Beispiele werden im Folgenden definiert.

I.5.2 Erste klinische Prüfung am Menschen

Eine klinische Prüfung, bei der die Anwendung eines Medizinprodukts für eine bestimmte Indikation zum ersten Mal an menschlichen Prüfungsteilnehmern beurteilt wird.

I.5.3 Frühe klinische Machbarkeitsstudie

Eine begrenzte klinische Prüfung eines Produkts für eine bestimmte Indikation in einem frühen Stadium seiner Entwicklung, üblicherweise vor der endgültigen Entwicklung des Designs (z. B. ein innovatives Produkt für eine neue oder etablierte bestimmungsgemäße Verwendung, ein zugelassenes Produkt für eine neue klinische Anwendung). Sie kann eingesetzt werden zur Beurteilung des Designkonzepts des Produkts im Hinblick auf die anfängliche klinische Sicherheit und die klinische Leistungsfähigkeit oder (gegebenenfalls) Wirksamkeit des Produkts bei der vorgesehenen Verwendung bei einer kleinen Anzahl von Prüfungsteilnehmern, wenn diese Informationen nicht auf einfache Weise durch weitere nichtklinische Experimente erhalten werden können oder geeignete nichtklinische Tests nicht verfügbar sind. In einer frühen klinischen Machbarkeitsstudie erhaltene Informationen können zu sinnvollen Änderungen führen. Bei einer frühen klinischen Machbarkeitsstudie findet nicht unbedingt die erste klinische Anwendung eines Produkts statt.

ANMERKUNG Eine frühe klinische Machbarkeitsstudie kann auch als „Proof-of-Concept"-Studie bezeichnet werden.

I.5.4 Herkömmliche klinische Machbarkeitsstudie

Eine klinische Prüfung, die in der Regel eingesetzt wird, um vorläufige Informationen zur klinischen Leistungsfähigkeit, Wirksamkeit oder Sicherheit eines fast abgeschlossenen oder abgeschlossenen Produktdesigns zu sammeln, mit deren Hilfe eine geeignete klinische Bestätigungsstudie adäquat geplant werden kann. Da die klinische Prüfung eines fast abgeschlossenen oder abgeschlossenen Produktdesigns später in der Entwicklung stattfindet als eine frühe klinische Machbarkeitsstudie, werden mehr nichtklinische oder vorklinische Daten erwartet als bei einer frühen klinischen Machbarkeitsstudie. Einer herkömmlichen klinischen Machbarkeitsstudie braucht nicht unbedingt eine frühe klinische Machbarkeitsstudie vorauszugehen.

I.5.5 Klinische Bestätigungsstudie

Eine konfirmatorische klinische Prüfung zur Sammlung von Daten zur klinischen Leistungsfähigkeit, Wirksamkeit oder Sicherheit eines Produkts für eine bestimmte bestimmungsgemäße Verwendung, in der Regel durchgeführt an einer statistisch gerechtfertigten Zahl an menschlichen Prüfungsteilnehmern. Eine frühe und/oder herkömmliche klinische Machbarkeitsstudie kann, braucht ihr aber nicht vorauszugehen.

I.5.6 Register

Ein organisiertes System, bei dem Beobachtungsmethoden eingesetzt werden, um unter normalen Verwendungsbedingungen definierte klinische Daten zu einem oder mehreren Medizinprodukten zu sammeln und auf diese Weise bestimmte Ergebnisse für eine Population mit einer speziellen Krankheit, Störung oder Exposition zu erhalten. Das System dient vorgegebenen wissenschaftlichen, klinischen oder politischen Zwecken.

ANMERKUNG 1 Der Begriff „Registerstudie" ist synonym mit „Produktregister" oder „Register".

ANMERKUNG 2 Einzelne Registerstudien können verwendet werden im Rahmen des IMDRF N33R1 Registersystems „Patient Registry; Essential Principles" (deckt mehrere anwendbare Register ab), siehe Literaturhinweise [14] und [15].

I.6 Belastung für Prüfungsteilnehmer

I.6.1 Allgemeines

Klinische Prüfungen können des Weiteren nach der Art der Störung der normalen klinischen Praxis unterteilt werden, wie nachstehend erläutert wird. Diese Unterteilungen werden in der Regel herangezogen, um die Anforderungen für die Umsetzung ethischer Aspekte zu definieren (siehe weitere Informationen in I.7).

I.6.2 Interventionelle klinische Prüfung

Eine interventionelle klinische Prüfung ist eine klinische Prüfung vor oder nach dem Inverkehrbringen, bei der die Zuordnung eines Prüfungsteilnehmers zu einem bestimmten Medizinprodukt im Voraus durch einen CIP festgelegt wird, oder die im CIP geforderten Diagnose- oder Überwachungsverfahren werden zusätzlich zu den Verfahren durchgeführt, die in der üblichen klinischen Praxis verfügbar sind, und belasten den Prüfungsteilnehmer.

I.6.3 Nicht interventionelle klinische Prüfung

Eine nicht interventionelle klinische Prüfung ist eine klinische Prüfung nach dem Inverkehrbringen, bei der das Medizinprodukt in Übereinstimmung mit seiner Kennzeichnung verwendet wird. Die Zuordnung eines Prüfungsteilnehmers zu einem bestimmten Medizinprodukt wird nicht im Voraus durch einen CIP festgelegt, sondern wird im Rahmen der aktuellen klinischen Praxis entschieden. Die Verwendung des Medizinprodukts ist klar von der Entscheidung, den Prüfungsteilnehmer in die klinische Prüfung aufzunehmen, getrennt. Es werden keine zusätzlichen invasiven oder belastenden Diagnose- oder Überwachungsverfahren bei den Prüfungsteilnehmern angewendet, und zur Analyse der gesammelten Daten werden epidemiologische Methoden angewendet.

ANMERKUNG Klinische Beobachtungsstudien sind generell „nicht interventionell".

I.7 Anwendbarkeit der Grundsätze dieses Dokuments

Je nach dem klinischen Entwicklungsstadium und dem Design der klinischen Prüfung können die Grundsätze dieses Dokuments ganz oder teilweise angewendet werden. Wesentliche Abweichungen von den Anforderungen dieses Dokuments sollten ausreichend begründet und im CIP oder in anderen regulatorischen Unterlagen des Sponsors vermerkt werden.

Es wird erwartet, dass die folgenden Kategorien der Anwendbarkeit der Anforderungen dieses Dokuments vor dem Hintergrund der Rechte, der Sicherheit und des Wohlbefindens der Prüfungsteilnehmer, der wissenschaftlichen Ergebnisse und der Glaubwürdigkeit der klinischen Daten sowie des generellen Risikomanagements im Zusammenhang mit dem Erreichen der Ziele der klinischen Prüfung berücksichtigt werden.

a) Explorative klinische Prüfung vor dem Inverkehrbringen: Alle Grundsätze dieses Dokuments sind anwendbar, mit der Ausnahme, dass keine vorgegebene statistische Hypothese erforderlich ist.

b) Konfirmatorische klinische Prüfung vor dem Inverkehrbringen: Alle Grundsätze dieses Dokuments sind anwendbar.

c) Konfirmatorische (interventionelle) klinische Prüfung nach dem Inverkehrbringen: Dieses Dokument ist anwendbar, mit Begründung minimaler Ausnahmen, zum Beispiel:

    1) Verwendungsnachweis für das Produkt in klinischen Prüfungen, bei denen in Verkehr gebrachte Medizinprodukte im Rahmen ihrer Indikation verwendet werden;

    2) Kennzeichnung „nur für klinische Prüfungen";

    3) IB, in der ausreichende Informationen für die Verwendung eines Medizinprodukts im Rahmen seiner zugelassenen Indikation verfügbar sind;

    4) Berichterstattung an die Regulierungsbehörden.

    ANMERKUNG 1 Solche Berichtspflichten können in nationalen Bestimmungen festgelegt sein.

d) Beobachtende klinische Prüfung (nicht interventionell) nach dem Inverkehrbringen. Die Anforderungen dieses Dokuments sind anwendbar, mit Begründung minimaler Ausnahmen, zum Beispiel:

    1) Verwendungsnachweis für das Produkt bei klinischen Prüfungen, bei denen kommerzielle Produkte verwendet werden;

    2) Kennzeichnung „nur für klinische Prüfungen";

    3) Prüferbroschüre, in der ausreichend Informationen für die Verwendung eines Medizinprodukts verfügbar sind;

4) Berichterstattung an die Regulierungsbehörden;

5) Einwilligung nach Aufklärung, bei Erlass durch die Ethik-Kommission mit Ausnahme der Einwilligung nach Aufklärung in Bezug auf den Schutz personenbezogener Daten;

   ANMERKUNG 2 In nationalen Bestimmungen können andere Berichtspflichten festgelegt sein.

6) Lebenslauf der Mitglieder des Teams an der Prüfstelle.

ANMERKUNG 3 Bei bestimmten Typen von klinischen Prüfungen mit Mindestanforderungen sind möglicherweise nicht alle Elemente der normativen Anhänge A, B und D erforderlich.

Anhang J
(informativ)

Audits von klinischen Prüfungen

J.1 Allgemeines

Dieser Anhang enthält allgemeine Anweisungen zu den Bereichen, die während der Durchführung von Audits des Sponsors, des Prüfers und der Praktiken und Verfahren an der Prüfstelle im Rahmen von klinischen Prüfungen überprüft werden sollten, um die Einhaltung der Vorgaben dieses Dokuments und gegebenenfalls von nationalen Bestimmungen festzustellen. Die während der Inspektionen durch nationale Aufsichtsbehörden untersuchten Bereiche richten sich nach den Praktiken, Verfahren und Richtlinien dieser nationalen Aufsichtsbehörden.

Der Sponsor sollte Belege dafür vorlegen, dass die klinische Prüfung in Übereinstimmung mit der GCP durchgeführt wird, z. B. in Form interner oder externer Audits.

J.2 Sponsor

Ein Audit der Organisation und der Dokumente des Sponsors ist dazu vorgesehen, die Einhaltung der Vorgaben der eigenen Verfahren des Sponsors, dieses Dokuments und gegebenenfalls nationaler Bestimmungen zu überprüfen. Bei dem Audit sollte Folgendes untersucht werden

a) die Organisation der klinischen Forschungstätigkeit des Sponsors insgesamt und ein Monitoring der ausgewählten klinischen Prüfungen (siehe 9.1),

b) Organigramme, die die Struktur aller klinischen Forschungsaktivitäten darstellen sowie die entsprechenden Verantwortlichkeiten (siehe 9.2.1),

c) Qualifikation und Schulung der Personen, die an den verschiedenen Stadien des klinischen Prüfprozesses beteiligt sind [siehe 9.2.1 g) und h)],

d) Computersysteme, die bei der Durchführung und Verwaltung der klinischen Prüfung eingesetzt werden, und gegebenenfalls der Validierungsstatus des Systems (siehe 7.8.3),

e) klinische Qualitätssicherungsverfahren (siehe 9.1), das sich mit Folgendem befasst:

   1) Planung, Durchführung und Beendigung einer klinischen Prüfung;

   2) Verfahren zur Auswahl der Prüfstelle;

   3) erforderliche Vereinbarungen;

   4) finanzielle Offenlegung;

   5) CIP und Vorgehensweise bei Änderungen;

   6) Vorgehensweise bei Abweichungen vom CIP und regulatorischen Bestimmungen durch die Prüfstelle;

   7) Vorgehensweise bei schwerwiegender oder fortgesetzter Nichteinhaltung des CIP oder regulatorischer Bestimmungen durch die Prüfstelle, Sponsor, Vertragspartner oder Drittparteien;

   8) Kriterien für die Auswahl des Monitors;

9) Monitoringverfahren;

10) Kontrolle des Prüfprodukts und Verwendungsnachweis;

11) Produktmängel;

12) Bewertung der Sicherheit und des Meldeverfahrens für unerwünschte Ereignisse;

13) Gestaltung der CRFs, Dateneingabe und Korrekturverfahren;

14) Behandlung und Analyse der Daten und die Kontrolle dieser Tätigkeiten;

15) klinischer Prüfbericht;

16) Aufbewahrung von Dokumenten;

17) externe Vergabe von Verantwortlichkeiten und Funktionen der klinischen Prüfung;

18) bei der Durchführung von klinischen Prüfungen verwendete computergestützte Systeme;

f) Dokumente im Zusammenhang mit einer bestimmten klinischen Prüfung (siehe 9.2.2) zu:

1) Planung, Durchführung und Beendigung der klinischen Prüfung, wie z. B. interne Genehmigungen, Zuweisung von Verantwortlichkeiten, herausgegebene Dokumente, Auswahl von Prüfern, Vereinbarungen im Rahmen der klinischen Prüfung, nicht ablehnende Bewertung/Stellungnahme durch die EK und Aufsichtsbehörden und Schulungen;

2) Registrierung der klinischen Prüfung in einer öffentlich zugänglichen Datenbank;

3) den CIP und alle Änderungen daran;

4) Qualifikationen des Monitors;

5) Monitoringaktivitäten (z. B. Monitoringplan, Qualifikationen und Schulung des Monitors, Besuchsberichte und -überprüfung, Weiterverfolgung von Monitoringbefunden und Korrekturmaßnahmen);

6) Verwendungsnachweis (z. B. Freigabe der Prüfprodukte für Prüfstellen, Nachverfolgungssysteme für die Prüfprodukte und Lager- und Transportbedingungen);

7) für die Lagerung des Prüfprodukts verwendeten Räumlichkeiten;

8) Produktmängel;

9) Sicherheit und Meldeverfahren für unerwünschte Ereignisse;

10) CRFs und Nachweis der Einhaltung des CIP und der anwendbaren klinischen Qualitätsverfahren;

11) Dokumentation der Vorgehensweise bei schwerwiegender oder fortgesetzter Nichteinhaltung des CIP oder behördlicher Bestimmungen durch die Prüfstelle sowie etwaiger Unterbrechungen oder Beendigungen der klinischen Prüfung an einzelnen Prüfstellen;

12) Behandlung der Daten und klinischer Prüfbericht;

13) Verfügbarkeit, Richtigkeit, Lesbarkeit und Vollständigkeit der Dokumente zur klinischen Prüfung;

14) bei der Durchführung von klinischen Prüfungen verwendete computergestützte Systeme;

15) Übersicht über extern vergebene klinische Verantwortlichkeiten, Funktionen und Tätigkeiten.

J.3 Prüfstelle

Ein Audit der Prüfstelle ist dazu vorgesehen, die Einhaltung von getroffenen Vereinbarungen, Verfahren des Sponsors, Anforderungen der EK, dem CIP, den Anforderungen dieses Dokuments und gegebenenfalls nationalen Bestimmungen zu überprüfen. Bei dem Audit sollte Folgendes beurteilt werden:

a) der Genehmigungsstatus der klinischen Prüfung (z. B. Vorliegen der Zustimmung/Genehmigung der EK und der Aufsichtsbehörde und der Korrespondenz sowie von Versicherungsdokumenten);

b) Organisation von Personal und Einrichtungen an der Prüfstelle (z. B. Delegationsprotokoll, geeignete Qualifikation und Erfahrung des Personals an der Prüfstelle, Schulungsaufzeichnungen, Verfügbarkeit des Personals an der Prüfstelle, unterschriebene Vereinbarungen zwischen Sponsor und Prüfer, Eignung der Einrichtungen und der Ausrüstung, Instandhaltung der Ausrüstung und Aufzeichnungen zur Kalibrierung und validierte prüfstellenspezifische Computersysteme);

c) finanzielle Offenlegung und Aktualisierungen;

ANMERKUNG Die nationalen Anforderungen in Bezug auf Aktualisierungen können unterschiedlich sein.

d) Datenintegrität, Aufbewahrung, Verfügbarkeit, Vollständigkeit und Lagerung der Dokumente;

e) Verwendung des CIP, der die Zustimmung der EK und der Aufsichtsbehörden erhalten hat;

f) Abweichungen vom CIP (z. B. dokumentierte Gründe für Abweichungen), Vorgehensweise bei Abweichungen, (gegebenenfalls) Zustimmung und Meldung;

g) Einwilligung nach Aufklärung (z. B. Verwendung der Einwilligungserklärung und der Patienten- oder Probandeninformation, das die Zustimmung der EK und gegebenenfalls die Genehmigung der Aufsichtsbehörden erhalten hat, Verfahren der Prüfstelle zur Einholung der Einwilligung nach Aufklärung, Nachweis der Einhaltung der Anforderungen der Einwilligung nach Aufklärung und gegebenenfalls der Verfahren zur Einholung der Einwilligung nach Aufklärung von vulnerablen Prüfungsteilnehmern, die unter Druck gesetzt werden können);

h) verfügbare Quelldokumente (z. B. Organisation, Zustand, Vollständigkeit und Lesbarkeit);

i) CRFs (z. B. Verfahren der Erfassung und Aufzeichnung von Informationen in CRFs, etwaige Korrekturen an CRFs, Einhaltung der Verfahren der klinischen Prüfung);

j) Monitoring (z. B. Protokolle von Monitoringbesuchen, Umfang der Besuche und Weiterverfolgung, Rechenschaftsablegung über Prüfungsteilnehmer, Verifikation der Quelldaten, Einschluss-/Ausschlusskriterien, Terminpläne der Prüfungsteilnehmer, Daten zur Sicherheit, klinischen Leistungsfähigkeit oder Wirksamkeit, Verarbeitung der Patientendaten, Wahrung der Vertraulichkeit der Daten von Prüfungsteilnehmern und Vorkehrungen für Aufzeichnung und die Aufbewahrung von Daten);

k) Behandlung des Prüfprodukts (z. B. Übereinstimmung des Protokolls zum Verwendungsnachweis mit der Quelldatenverifikation und der physischen Anzahl, Eignung der Lagerbedingungen, kontrollierter Zugang);

l) Berichterstattung zur Sicherheit (z. B. Aktualität der Berichte des Prüfers an den Sponsor, an die Ethik-Kommissionen und Aufsichtsbehörden, wie jeweils anwendbar).

Literaturhinweise

[1] ISO 10993 (all parts), *Biological evaluation of medical devices*

[2] ISO 13485:2016, *Medical devices — Quality management systems — Requirements for regulatory purposes*

[3] ISO 15223-1, *Medical devices — Symbols to be used with medical device labels, labelling and information to be supplied — Part 1: General requirements*

[4] Software as a Medical Device (SaMD): Clinical Evaluation [IMDRF/ SaMD WG/ N41 FINAL:2017], available at: http://www.imdrf.org/docs/imdrf/final/technical/imdrf-tech-170921-samd-n41-clinical-evaluation_1.pdf

[5] GLOBAL HARMONISATION TASK FORCE. Clinical Evaluation [SG5/N2R8:2007], available at: http://www.imdrf.org/docs/ghtf/final/sg5/technical-docs/ghtf-sg5-n2r8-2007-clinical-evaluation-070501.pdf

[6] Global Harmonisation Task Force, Essential Principles of Safety and Performance of Medical Devices [SG1-N41R9:2005], available at: http://www.imdrf.org/docs/imdrf/final/technical/imdrf-tech-181031-grrp-essential-principles-n47.pdf

[7] Declaration of Helsinki, available at: https://www.wma.net/policies-post/wma-declaration-of-helsinki-ethical-principles-for-medical-research-involving-human-subjects/

[8] MEDDEV 2.7.1, Clinical Evaluation: A Guide for Manufacturers and Notified Bodies, available at: http://ec.europa.eu/growth/sectors/medical-devices/guidance/index_en.htm

[9] Design considerations for pivotal clinical investigations for medical devices - guidance for industry, clinical investigators, institutional review boards and Food and Drug Administration staff, November 7, 2013, available at: https://www.fda.gov/media/87363/download

[10] EXEMPTIONS I.D. (IDEs) for early feasibility medical device clinical studies, including certain first in human (FIH) studies, guidance for industry and Food and Drug Administration staff, October 1, 2013, available at: https://www.fda.gov/training-and-continuing-education/cdrh-learn/transcript-ides-early-feasibility-medical-device-clinical-studies-including-first-human-fih-studies

[11] Oversight of clinical investigations — A risk-based approach to monitoring, August 2013, available at: http://www.fda.gov/downloads/Drugs/Guidances/UCM269919.pdf

[12] FDA guidance for industry; Electronic Source Data in Clinical Investigations; September 2013, available at: http://www.fda.gov/downloads/drugs/guidancecomplianceregulatoryinformation/guidances/ucm328691.pdf

[13] MHRA Guidance on legislation; clinical investigations of medical devices - statistical guidance; September 2017, available at: https://www.gov.uk/government/uploads/system/uploads/attachment_data/file/645296/Statistical_considerations_-_September_2017.pdf

[14] IMDRF/REGISTRY WG/N33 FINAL. 2016 'Patient registry; Essential Principles' registry system', available at: http://www.imdrf.org/docs/imdrf/final/consultations/imdrf-cons-essential-principles-151124.pdf

[15] IMDRF/Registry WG/N42FINAL:2017 'Methodological Principles in the Use of International Medical Device Registry Data' (covering multiple applicable registries), available at: http://www.imdrf.org/docs/imdrf/final/technical/imdrf-tech-170316-methodological-principles.pdf

[16] Guideline on data monitoring committees, available at: https://www.ema.europa.eu/documents/scientific-guideline/guideline-data-monitoring-committees_en.pdf

16 Stichwortverzeichnis

17 Bildverzeichnis

18 Tabellenverzeichnis

Annex I – Vorschriften des Medizinprodukterechts, die für klinische Prüfungen gelten

Die im Folgenden genannten Vorschriften gelten für klinische Prüfungen von Medizinprodukten mit Ausnahme der „Risikoarmen klinischen Prüfungen“ und sind thematisch sortiert.

Anforderung	KP vor dem Inverkehr-bringen	KP nach dem Inverkehr-bringen	Sonstige KP § 47 Abs. 1 – 2 MPDG
Anforderungen an den Sponsor –SP–			
SP, der nicht in EU nieder-gelassen ist, hat rechtlichen Vertreter	Art. 62 Abs. 2 § 25 MPDG	§ 25 MPDG	Art. 82 Abs. 1 i. V. m. Art. 62 Abs. 2 MDR § 25 MPDG
SP oder sein rechtlicher Vertreter oder ein Ansprech-partner ist in der EU nieder-gelassen	Art. 62 Abs. 4c MDR	Art. 74 Abs. 1 i. V. m. Art. 62 Abs. 4c MDR	Art. 82 Abs. 1 i. V. m. Art. 62 Abs. 4c MDR
SP benennt Monitor, um sicherzustellen, dass MDR eingehalten wird	Anh. XV Kap. III Nr. 4 MDR	Art. 74 Abs. 1 i. V. m. Anh. XV Kap. III Nr. 4 MDR	–
SP weist nach, dass KP nach der guten klinischen Praxis durchgeführt wird	Anh. XV Kap. III Nr. 6 MDR	Art. 74 Abs. 1 i. V. m. Anh. XV Kap. III Nr. 6 MDR	–
SP hat qualifizierte Haupt-prüfer und einen Leiter, soweit erforderlich, bestimmt	§ 30 MPDG	–	§ 30 MPDG

Anforderung	KP vor dem Inverkehr-bringen	KP nach dem Inverkehr-bringen	Sonstige KP § 47 Abs. 1 – 2 MPDG
Anforderungen an die KP			
KP ist nach einem angemessenen CIP, der dem Stand von Wissenschaft und Technik entspricht, durchzuführen	Anh. XV Kap. I Nr. 2.1 MDR § 62 Abs. 1 MPDG	Anh. XV Kap. I Nr. 2.1 MDR § 62 Abs. 1 MPDG	§ 62 Abs. 1 MPDG
Der Schutz der PT ist gewährleistet und die klinischen Daten sind wissenschaftlich fundiert, zuverlässig und solide	Art. 62 Abs. 3 S. 1 MDR	–	Art. 82 Abs. 1 i. V. m. Art. 62 Abs. 3 S. 1 MDR
Nutzen rechtfertigt die vorhersehbaren Risiken und Nachteile	Art. 62 Abs. 4e MDR	Art. 74 Abs. 1 i. V. m. Art. 62 Abs. 4e MDR	§ 47 Abs. 1 Nr. 1 MPDG
Schmerzen, Beschwerden, Angst und Risiken für die PT minimiert. Risikoschwelle und Belastung sind im CIP definiert und werden ständig überprüft	Art. 62 Abs. 4i MDR	Art. 74 Abs. 1 i. V. m. Art. 62 Abs. 4i MDR	§ 47 Abs. 1 Nr. 2 MPDG
KP wird von einer ausreichenden Zahl vorgesehener Anwender sowie in einer Umgebung durchgeführt, die der späteren Anwendung entspricht	Anh. XV Kap. I Nr. 2.4 MDR	Art. 74 Abs. 1 i. V. m. Anh. XV Kap. I Nr. 2.4 MDR	–
Prüfstelle ist geeignet	Art. 62 Abs. 7 MDR	–	§ 47 Abs. 1 Nr. 5 MPDG
Versicherungsschutz liegt vor	Art. 69 § 26 MPDG	§ 26 MPDG	§ 26 MPDG
KP ist nach den ethischen Grundsätzen durchzuführen	Anh. XV Kap. I Nr. 1 MDR	Anh. XV Kap. I Nr. 1 MDR	–

Anforderung	KP vor dem Inverkehrbringen	KP nach dem Inverkehrbringen	Sonstige KP § 47 Abs. 1 – 2 MPDG
Anforderungen an das Prüfprodukt			
Prüfprodukt entspricht den grundlegenden Sicherheits- und Leistungsanforderungen mit Ausnahme der Punkte, die Gegenstand der Prüfung sind	Art. 62 Abs. 4l MDR	– CE-Kennzeichnung liegt vor	Art. 82 Abs. 1 i. V. m. Art. 62 Abs. 4l MDR
KP ist an das zu prüfende Produkt angepasst.	Anh. XV Kap. I Nr. 2.2, 2.3 und 2.5 MDR	Art. 74 Abs. 1 i. V. m. Anh. XV Kap. I Nr. 2.2, 2.3 und 2.5 MDR	–
Es wird ein Verzeichnis der Merkmale des Produktes und der erwarteten klinischen Ergebnisse erstellt.	Anh. XV Kap. I Nr. 2.5 MDR	Art. 74 Abs. 1 i. V. m. Anh. XV Kap. I Nr. 2.5 MDR	–
Reglungen zu Prüfungsteilnehmer (PT)			
Schutzbedürftige PT werden angemessen geschützt	Art. 62 Abs. 4d MDR	Art. 74 Abs. 1 i. V. m. Art. 62 Abs. 4d MDR	Art. 82 Abs. 1 MDR
Einwilligung nach Aufklärung liegt vor	Art. 62 Abs. 4f MDR § 28 Abs. 1 u. 2 MPGD	Art. 74 Abs. 1 i. V. m. Art. 62 Abs. 4f MDR	Art. 82 Abs. 1 i. V. m. Art. 62 Abs. 4f MDR § 28 Abs. 1 u. 2 MPGD
Kontaktdaten einer Stelle für weitere Informationen für PT	Art. 62 Abs. 4g MDR	Art. 74 Abs. 1 i. V. m. Art. 62 Abs. 4g MDR	–
Rechte des PT auf Unversehrtheit, Privatsphäre und Schutz seiner personenbezogenen Daten bleiben gewahrt	Art. 62 Abs. 4h MDR	Art. 74 Abs. 1 i. V. m. Art. 62 Abs. 4h MDR	Art. 82 Abs. 1 i. V. m. Art. 62 Abs. 4h MDR

Anforderung	KP vor dem Inverkehr-bringen	KP nach dem Inverkehr-bringen	Sonstige KP § 47 Abs. 1 – 2 MPDG
KP mit nicht einwilligungs-fähigen PT	Art. 64 MDR § 28 Abs. 1-3 MPDG	§ 28 Abs. 3 MPDG	§ 28 Abs. 1-3 MPDG
KP mit Minderjährigen	Art. 65 MDR § 28 Abs. 4 MPDG	§ 28 Abs. 4 MPDG	§ 28 Abs. 4 MPDG
KP mit schwangeren oder stil-lenden Frauen	Art. 66 MDR	–	–
KP in Notfällen	Art. 68 MDR § 28 Abs. 5 MPDG	§ 28 Abs. 5 MPDG	§ 28 Abs. 5 MPDG
Verbot der Durchführung bei untergebrachten Personen	§ 27 MPDG	§ 27 MPDG	§ 27 MPDG
Einwilligung in die Ver-arbeitung personenbezogener Daten erteilt	§ 29 MPDG	–	§ 29 MPDG
PT werden keiner unzulässigen Beeinflussung ausgesetzt	Art. 62 Abs. 4k MDR	Art. 74 Abs. 1 i. V. m. Art. 62 Abs. 4k MDR	–
PT kann seine Teilnahme an der KP beenden	Art. 62 Abs. 5 MDR	–	§ 28 Abs. 6 MPDG
Voraussetzungen für den Beginn			
Genehmigung/Anzeige der KP			
Genehmigung wird mit Bescheid der Bundesober-behörde erteilt	Art. 62 Abs. 4a MDR § 31 Abs. 2 MPDG	–	–
Implizite Genehmigung durch Bundesoberbehörde vor-handen	§ 31 Abs. 1 MPDG	–	–

Anforderung	KP vor dem Inverkehr-bringen	KP nach dem Inverkehr-bringen	Sonstige KP § 47 Abs. 1 – 2 MPDG
Antrag auf Genehmigung durch SP	§ 38 MPDG	–	–
Mit Antrag auf Genehmigung vorzulegende Unterlagen	Anh. XV Kap. II MDR	–	–
Anzeige bei Bundesober-behörde vor Beginn der KP	–	–	§ 47 Abs. 2 MPDG
Stellungnahme EK			
EK nach Landesrecht hat zustimmende Stellungnahme erteilt	Art. 62 Abs. 4b MDR § 31 Abs. 1 und 2 MPDG	Art. 74 Abs. 1 i. V. m. Art. 62 Abs. 4b MDR	Arti-kel 82 Abs. 1 i. V. m. Art. 62 Abs. 4b MDR § 47 Abs. 2
Antrag auf zustimmende Stellungnahme durch SP	§ 33 MPDG	–	–
Voraussetzung für die Durchführung			
(Wesentliche) Änderungen			
SP teilt wesentliche Änderun-gen der Bundesoberbehörde mit	Art. 75 Abs. 1 MDR	Art. 74 Abs. 1 i. V. m. Art. 75 Abs. 1 MDR	–
Anzeige wesentliche Ände-rung bei EK	§ 41 MPDG	–	§ 54 MPDG
Anzeige wesentliche Ände-rung bei BoB	Art. 75 MDR	Art. 74 Abs. 1 i. V. m. Art. 75 MDR	§ 54 MPDG
Einführung der wesentlichen Änderung in die KP	Art. 75 Abs. 3 MDR	Art. 74 Abs. 1 i. V. m. Art. 75 Abs. 3 MDR	–

Anforderung	KP vor dem Inverkehr-bringen	KP nach dem Inverkehr-bringen	Sonstige KP § 47 Abs. 1 – 2 MPDG
Prüfer			
Die Verantwortung für die medizinische Versorgung der Prüfungsteilnehmer trägt ein qualifizierter Arzt/Zahnarzt	Art. 62 Abs. 4j MDR	Art. 74 Abs. 1 i. V. m. Art. 62 Abs. 4j MDR	§ 47 Abs. 1 Nr. 3 MPDG
Prüfer haben Zugang zu den Daten des Produktes und wurden im Hinblick auf KP geschult	Anh. XV Kap. I Nr. 2.7 MDR	Art. 74 Abs. 1 i. V. m. Anh. XV Kap. I Nr. 2.7 MDR	–
Prüfer und Mitarbeiter sind qualifiziert	Art. 62 Abs. 6	–	Art. 82 Abs. 1 MDR
Prüfer oder Hauptprüfer stellen Einhaltung CIP sicher	§ 62 Abs. 1 Nr. 1 MPDG	§ 62 Abs. 1 Nr. 1 MPDG	§ 62 Abs. 1 Nr. 1 MPDG
Prüfer oder Hauptprüfer stellen Qualität und Schutz der erhobenen Daten sicher	§ 62 Abs. 1 Nr. 2-4 MPDG	§ 62 Abs. 1 Nr. 2 -4 MPDG	§ 62 Abs. 1 Nr. 2 -4 MPDG
Prüfer oder Hauptprüfer verwerfen Prüfprodukte bei SAE nicht	§ 62 Abs. 2 MPDG	–	§ 62 Abs. 2 MPDG
Verbot der Fortsetzung	§ 46 MPDG	–	§ 61 MPDG
Vigilanz in klinischen Prüfungen			
SP schließt eine Vereinbarung mit Prüfern zur Meldung von SAE	Anh. XV Kap. III Nr. 2 MDR	Ggf. neben Vorkommnis-meldung Art. 74 Abs. 1 i. V. m. Anh. XV Kap. III Nr. 2 MDR	–

Anforderung	KP vor dem Inverkehr-bringen	KP nach dem Inverkehr-bringen	Sonstige KP § 47 Abs. 1 – 2 MPDG
Aufzeichnung und Meldung der unerwünschten Ereignisse und Produktmängel	Art. 80 MDR	Art. 74 Abs. 1 i. V. m. Art. 80 Abs. 5 MDR (Meldung von Vorkomm-nissen)	§ 64 Abs. 1 MPDG
Meldung von SAE durch Prüfer oder Hauptprüfer an SP	§ 63 MPDG	–	§ 63 MPDG
Risikominimierende Maß-nahmen der Durchführenden	§ 66 MPDG	§ 66 MPDG	§ 66 MPDG
Unterbrechung oder Ende der klinischen Prüfung			
Informationen des Sponsors am Ende oder bei vorüber-gehender Aussetzung oder vorzeitigem Abbruch	Art. 77 MDR	Art. 74 Abs. 1 i. V. m. Art. 77 MDR	§ 64 Abs. 2 MPDG (Infor-mationspflicht nur bei Aus-setzung oder Abbruch einer KP)
SP schließt die Nach-beobachtung der PT ab.	Anh. XV Kap. III Nr. 5 MDR	Art. 74 Abs. 1 i. V. m. Anh. XV Kap. III Nr. 5 MDR	–
SP erstellt den klinischen Bericht	Anh. XV Kap. III Nr. 7 MDR	Art. 74 Abs. 1 i. V. m. Anh. XV Kap. III Nr. 7 MDR	–
Vorlage Abschlussbericht bei BOB	–	–	§ 64 Abs. 3 MPDG
Aufbewahrung von Dokumen-ten aus KP	Anh. XV Kap. III Nr. 3 MDR	Art. 74 Abs. 1 i. V. m. Anh. XV Kap. III Nr. 3 MDR	–

Anforderung	KP vor dem Inverkehr-bringen	KP nach dem Inverkehr-bringen	Sonstige KP § 47 Abs. 1 – 2 MPDG
Behördliche Maßnahmen			
Behördliche Korrekturmaß-nahmen bei Nichteinhaltung des Rechts	Art. 76 MDR	Art. 74 Abs. 1 i. V. m. Art. 76 MDR	–
SP hält Unterlagen für Behörde bereit	Anh. XV Kap. III Nr. 1 MDR	Art. 74 Abs. 1 i. V. m. Anh. XV Kap. III Nr. 1 MDR	–

Annex II – Einzureichende Unterlagen einer klinischen Prüfung vor dem Inverkehrbringen

Im Folgenden werden die einzureichenden Unterlagen genannt und dargestellt:

- Genehmigung einer klinischen Prüfung vor dem Inverkehrbringen bei der zuständigen Behörde (§ 38 MPDG) sowie
- zustimmende Stellungnahme einer klinischen Prüfung bei der zuständigen Ethik-Kommission (§ 33 MPDG)

Einzureichende Unterlagen	**Genehmigung**	**Zustimmende Stellungnahme**
Vollständig ausgefülltes Antragsformular (Anhang XV Kap. II Nr. 1 MDR)	☑	☑
Klinischer Prüfplan (Anhang XV Kap. II Nr. 3 MDR)	☑	☑ ohne Nr. 3.1.1
Handbuch des Prüfers (Anhang XV Kap. II Nr. 2 MDR)	☑	☑
Zusammenfassung des Prüfplans in deutscher Sprache (§ 38 Abs. 1 bzw. § 33 Abs. 2 MPDG)	☑	☑
Erklärung, dass Prüfprodukt mit Ausnahme der Punkte, die Gegenstand der klinischen Prüfung sind, den grundlegenden Sicherheits- und Leistungsanforderungen entspricht (Anhang XV Kap. II Nr. 4.1 MDR)	☑	☑
Information und die vorgesehene Einverständniserklärung der Prüfungsteilnehmer bzw. ihrer gesetzlichen Vertreter (Anhang XV Kap. II Nr. 4.4 MDR) in deutscher Sprache (§ 38 Abs. 1 bzw. § 33 Abs. 2 MPDG)	☑	☑
Nachweis einer Versicherung der Prüfungsteilnehmer (Anhang XV Kap. II Nr. 4.3 MDR)	☑	☑

Einzureichende Unterlagen	Genehmigung	Zustimmende Stellungnahme
Verfahrensbeschreibung zum Schutze von personenbezogenen Daten (Anhang XV Kap. II Nr. 4.5 MDR)	☑	☑
Zustimmende Stellungnahme der nach Landesrecht zuständigen Ethik-Kommission (Anhang XV Kap. II Nr. 4.2 MDR)	☑	
Namen, Anschrift und Kontaktdaten des Leiters der klinischen Prüfung, sofern dieser bestimmt ist (§ 33 Abs. 2 MPDG)		☑

Annex III – Einzureichende Unterlagen bei Sonstigen klinischen Prüfungen (§ 47 Abs. 1 – 2 MPDG)

Im Folgenden werden die einzureichenden Unterlagen genannt und dargestellt:

- bei der Anzeige einer Sonstigen klinischen Prüfung (§ 47 Abs. 1 – 2 MPDG) bei der zuständigen Bundesoberbehörde (§ 53 MPDG) sowie
- beim Antrag auf zustimmende Stellungnahme einer Sonstigen klinischen Prüfung (§ 47 Abs. 1 – 2 MPDG) bei der zuständigen Ethik-Kommission (§ 48MPDG).

Einzureichende Unterlagen	Anzeige	Zustimmende Stellungnahme
Vollständig ausgefülltes Antragsformular (Anhang XV Kap. II Nr. 1 MDR)	☑ ohne 1.5.	☑ ohne 1.5., 1.15.
Klinischer Prüfplan (Anhang XV Kap. II Nr. 3 MDR)	☑ ohne Nr. 3.1.1	☑ ohne Nr. 3.1.1
Handbuch des Prüfers (Anhang XV Kap. II Nr. 2 MDR)	☑	☑
Zusammenfassung des Prüfplans in deutscher Sprache (§ 53 Abs. 2 oder § 48 Abs. 2 MPDG)	☑	☑
Erklärung, dass Prüfprodukt mit Ausnahme der Punkte, die Gegenstand der klinischen Prüfung sind, den grundlegenden Sicherheits- und Leistungsanforderungen entspricht (Anhang XV Kap. II Nr. 4.1 MDR)	☑	☑
Information und die vorgesehene Einverständniserklärung der Prüfungsteilnehmer bzw. ihrer gesetzlichen Vertreter (Anhang XV Kap. II Nr. 4.4 MDR) in deutscher Sprache (§ 48 Abs. 2 MPDG)		☑

Einzureichende Unterlagen	Anzeige	Zustimmende Stellungnahme
Nachweis einer Versicherung der Prüfungsteilnehmer (Anhang XV Kap. II Nr. 4.3 MDR)		☑
Verfahrensbeschreibung zum Schutze von personenbezogenen Daten (Anhang XV Kap. II Nr. 4.5 MDR)		☑
Zustimmende Stellungnahme der nach Landesrecht zuständigen Ethik-Kommission (Anhang XV Kap. II Nr. 4.2 MDR)	☑	
Namen, Anschrift und Kontaktdaten des Leiters der klinischen Prüfung, sofern dieser bestimmt ist (§ 48 Abs. 2 Nr. 1 MPDG)		☑
Alle Angaben und Unterlagen, die die EK für ihre Stellungnahme benötigt (§ 48 Abs. 2 Nr. 3 MPDG)		☑
Die vom BfArM nach § 48 Abs. 3 MPDG zugewiesenen Kennnummer (§ 53 Abs. 2 MPDG	☑	☑

Annex IV – Übersicht der zu nutzenden Datenbanken bei klinischen Prüfungen

Im Folgenden werden die für die Anträge und Anzeigen nach Medizinprodukterecht zu nutzenden Datenbanken bei den verschiedenen klinischen Prüfungen dargestellt. Solange EUDAMED nicht funktionsfähig ist, haben alle Einreichungen über das DMIDS zu erfolgen.

	EUDAMED	DMIDS
Klinische Prüfungen vor dem Inverkehrbringen		
Antrag auf Genehmigung bei der BoB (Art. 70 MDR)	☑	
Antrag auf Genehmigung in einem koordinierten Verfahren bei einer BoB (Art. 78 MDR)	☑	
Antrag auf zustimmende Stellungnahme bei der zuständigen EK (Art. 62 Abs. 4b MDR i. V. m. § 33 MPDG)		☑
Antrag bei wesentlichen Änderungen bei der BoB (Art. 75 MDR)	☑	
Meldungen von schwerwiegenden unerwünschten Ereignissen und Produktmängeln bei der BoB (Artikel 80 MDR)	☑	
Anzeigen von Unterbrechung oder Abbruch oder Ende an die BoB (Art. 77 MDR)	☑	
Vorlage des Schlussberichts bei der BoB (Art. 77 Abs. 5 MDR)	☑	
Klinische Prüfungen nach dem Inverkehrbringen (ohne Risikoarme klinische Prüfungen)		
Anzeige einer klinischen Prüfung bei der BoB (Art. 74 MDR)	☑	
Antrag auf zustimmende Stellungnahme bei der zuständigen EK (Art. 74 MDR)		☑

	EUDAMED	DMIDS
Antrag bei wesentlichen Änderungen bei der BoB (Art. 75 MDR)	☑	
Anzeigen von Unterbrechung oder Abbruch oder Ende an die BoB (Art. 77 MDR)	☑	
Vorlage des Schlussberichts bei der BoB (Art. 77 Abs. 5 MDR)	☑	
Sonstige klinische Prüfungen (ohne Risikoarme klinische Prüfungen)		
Anzeigen bei der BoB (Art. 82 MDR i. V. m. § 47 Abs. 2 MPDG)		☑
Antrag auf Stellungnahme bei der zuständigen EK (Art 82 MDR i. V. m. § 48 MPDG)		☑
Anzeige von Änderungen bei der BoB und der zuständigen EK (§ 54 MPDG)		☑
Antrag auf zustimmende Stellungnahme bei wesentlichen Änderungen bei der zuständigen EK (§ 55 MPDG)		☑
Meldungen von schwerwiegenden unerwünschten Ereignissen an die BoB (§ 64 Abs. 1 MPDG)		☑
Mitteilung über Unterbrechung oder Abbruch an die zuständige EK, die zuständige BoB und die für den Sponsor zuständige Landes-behörde (§ 64 Abs. 2 MPDG)		☑
Vorlage Schlussbericht bei der BoB (§ 64 Abs. 3 MPDG)		☑